マトゥー／ブラディ

判読
ER心電図
実際の症例で鍛える
Ⅰ 基本編

監訳◆岩瀬 三紀

西村書店

ECGs for the Emergency Physician 1

Amal Mattu
Director, Emergency Medicine Residency Program
Associate Professor, Department of Emergency Medicine
University of Maryland School of Medicine
Baltimore, Maryland, USA

William Brady
Professor and Vice Chair, Department of Emergency Medicine
and
Professor, Department of Internal Medicine
University of Virginia School of Medicine
Charlottesville, Virginia, USA

Copyright © 2003 BMJ Publishing Group
Japanese edition copyright © 2010 Nishimura Co., Ltd.

All Rights Reserved. Authorised translation from the English language edition published by Blackwell Publishing Limited. Responsibility for the accuracy of the translation rests solely with Nishimura Co., Ltd. and is not the responsibility of Blackwell Publishing Limited. No part of this book may be reproduced in any form without the written permission of the original copyright holder, Blackwell Publishing Limited.

Printed and bound in Japan

監訳者序文

　新医師臨床研修制度が導入されて，10年以上が経過した．私は名古屋大学から，一般研修病院であるトヨタ記念病院へ赴任し，研修責任者となった．最初に私に課された責務は研修医を指導しつつER（救急外来）を立ち上げることであった．当初は戸惑いながらも，私の専門である循環器を中心とした内科救急研修の指導を行ってきた．幸いERにおいてECG（心電図）や心エコーの果たす役割は大きく，当院幹部のERに対する理解も絶大であり，なんとかクビにならず，向上心に富む部下も徐々に増えてきた．

　毎年初々しい研修医を迎え，ERの現場で実際のECGを題材に指導することは一種の楽しみであった．私は，研修医や見学に来た学生のみならず，看護師や救急隊員にも積極的に教えるようにこころがけた．研修医や看護師からは，どの本で勉強すべきですか？　とよく質問された．巷にはおびただしい数の心電図の入門書があるが，いずれも一長一短あり，本人がいいと思うものでよいと答えてきた．

　数年前になるが，Opieの名著"Heart Physiology"（『オピーの心臓生理学』）の訳を疲れ果てつつ終了した頃，西村書店から，Dr.Mattu, Dr.Bradyによる本書"ECGs for the Emergency Physician 1"（『判読ER心電図 実際の症例で鍛える　I基本編』）の翻訳はどうかとの打診を受けた．一瞥すると，ERの臨場感ある簡潔な病歴とボリュームのある心電図ファイルのみならず，的を射た簡明かつ適切な解説が施されており，即座に引け受けた．

　この本のよいところは，ERの現場で役立つクリニカルパールが随所にちりばめられ，また急性冠症候群のようなERにおいて特に重要な救急疾患のECGが繰り返し出てくることである．また，その解釈法については1例ごとに簡潔に説明され完結しているので，忙しいER業務のほんのつかの間にも通読できる．実際の現場のECG記録を解釈する際は，本書で得た知識を思い出し，着実に自分の血や肉にしていってほしい．この本はそういう本である．北アルプスの霊峰からみる大パノラマは，飛行機からも簡単に俯瞰できるが，真夏に生ビールを飲んだときのような爽快感は実際に登ってきた人のみが楽しめるものである．

　本書の続編「II応用編」も引き続いて刊行された．私は循環器科医ではあるが，ECGの専門家ではなく，心エコーを中心とした血行動態や交感神経制御を研究してきたものであり，続編に関しては週末もなく研究に没頭した留学先のハーバード大学ニューイングランド霊長類研究所の先輩や友人である長谷部直幸先生，佐藤直樹先生と一緒に監訳した．読者諸氏には，確実な実力のアップのために，ぜひ引き続き購読し挑戦してほしい．そして，知らぬうちにER心電図解釈のエキスパートになっていることを切望する．

岩瀬　三紀

訳者一覧

監訳者

岩瀬　三紀　　トヨタ記念病院　病院長
　　　　　　　名古屋大学医学部　臨床教授／横浜市立大学　客員教授

訳　者

岩瀬　三紀　　同上　　【1】～【80】
武市　康志　　トヨタ記念病院 救急科　科部長　【81】～【100】
石木　良治　　トヨタ記念病院 内科　科部長　【101】～【120】
梅田　久視　　トヨタ記念病院 循環器科　科部長　【121】～【140】
駒村　和雄　　兵庫医科大学 循環器内科　非常勤講師　【141】～【160】
佐藤　直樹　　日本医科大学武蔵小杉病院 循環器内科　病院教授，集中治療室長
　　　　　　　【161】～【180】
永田　浩三　　名古屋大学医学部 保健学科　教授　【181】～【200】

翻訳協力者

榊原　吉治　　トヨタ記念病院 救急科　医長　【81】～【100】
三隅田直樹　　ベス・イスラエル・メディカルセンター　【121】～【140】
安間　恵子　　京都大学ウイルス研究所

はじめに

　学生向けの導入的な教科書と，循環器専門医が参照する専門書の挟間を埋める，実際に役に立つ使いやすい心電図の教科書が切望されてきました。本書は，まさにその挟間を埋めてくれる良書です。急性期医療および救急医療を担う医師のために，急性期，救急の現場で，臨床と教育両面にわたって活躍中の2名の専門家——Dr.Mattu, Dr.Brady により執筆されました。

　本書は心電図解釈の基本から応用まで読者自身で学べるように構成された，Dr.Mattu, Dr.Brady により新たに書かれた教科書です。心電図の解釈には知識と洞察力と修練が必要であり，「目は，知らないことは見えない」という考えに基づいて執筆されました。心電図の読み方をわかりやすく解説するために，本書は2部構成になっています。第1部は急性期に役立つような心電図の基礎の基礎，第2部はもう少し難解な心電図異常の読み方という構成であり，両方を習得すればあなたはもはや一般臨床医というよりはエキスパートになるでしょう。

　実際のER（救急外来）での心電図の収集と，著者らの洞察力と専門家による監修の合作であるという点は，本書のすばらしい特長です。従って，参考書としても，心電図教育のための心電図集としても，試験のサポートとしても，また一歩進んだ心電図の解釈法を勉強したい救急レジデントの愛読書としても，大変役に立つことと思います。この本は，200の心電図に挑戦し，そこから学びたいと思うすべての人のための本であることは間違いありません。

　あなたに力が湧き出ることを願って。

C. M. スロヴィス
Professor of Emergency Medicine and Medicine
Chairman, Department of Emergency Medicine
Vanderbilt Medical Center
Nashville, Tennessee
Medical Director Metro Nashville Fire EMS

序　文

　救急および急性期の医療現場で働く医師は，12誘導心電図の解釈に関してエキスパートでなければならない．本書は基本的なことではあるが，覚えておくべき非常に重要なポイントを提供する．また本書の作成にあたっては，救急医と急性期の医療現場で働く医師が臨床の場で実践している心電図に関する「技と科学」を伝えるために努力した．

　数多くの患者が，胸痛や心血管系の障害，または心血管系に関連する諸症状を訴えて，救急外来やその他の急性期外来で治療を受けている．早期に正確な診断がなされ，心血管性の急性疾患に対して迅速に適切な治療を受けることは有用であり，医師の十分な心電図解釈能力の重要性は論をまたない．正確な早期診断および迅速かつ適切な治療の提供は医師の責務である．そのためには，12誘導心電図がしばしば有用な手段となる．たとえば，ST上昇を伴った胸痛を訴える患者の場合は，迅速かつ正確に急性心筋梗塞と評価し，適切な治療をただちに開始すべきである．一方，房室ブロックで血行動態が不安定な患者に対しても同様に迅速な治療がなされなければならない．さらに，その他の病態において，蘇生術をはじめとするさまざまな治療方針が心電図をもとに決定される．

　心電図は救急外来や急性期の現場において頻用される検査であるが，多くの症例のプレゼンテーションにおいても12誘導心電図は必須となる．たとえば，救急外来では胸痛に対して心電図を実施することが最も多い．呼吸困難や失神も心電図を実施すべき症状である．急性冠症候群，肺塞栓症，不整脈などの診断のために，心筋梗塞を除外するためのプロトコール，入院のルーチン検査，そして術前検査などのシステムに関連する検査として，救急外来で心電図検査が実施されている[1]．そのため，いかなる心電図実施の理由においても，医師は12誘導心電図の解釈のエキスパートであるべきである．心電図の解釈は，科学というよりはむしろ技といえる．正確な心電図の解釈のためには，救急外来の受診患者の診断に必要な客観的基準について，またさまざまな心電図波形と個々の患者におけるそれらの意味について，しっかりとした心電図の知識が要求される．

　この教科書は，救急外来で働く医師のみでなく，外来，病棟，ICU，その他院外も含め，急性期医療に従事する医師を対象としている．ここで採用した心電図は，実際に当院救急外来において診療した患者の心電図であり，手短であるが正確な病歴を各症例に付記した．実際の救急外来と同様，病歴を手掛かりにできる症例もあれば，最終診断と病歴が関連のない症例もある．各患者について，適切な心電図を記録するよう最大限の努力はしたが，救急外来ということもあり，一部アーチファクトや不完全な記録など，評価しがたい心電図も含まれている（ご容赦いただきたい）．また，心電図は実際の救急外来に即して，ランダムに収録した．読者が12誘導心電図の知識を深め，実際の診療に活かせるように，現場の雰囲気を最大限再現する努力をした．

　読者は，まず各々の心電図に付記された病歴を読み，その後に救急外来において臨床家がするように，12誘導心電図を判読することをおすすめする．臨床的にフォーカスを絞って心電図を見直すことで初めて心電図の解釈がレビュー可能となる．本書は基本的に2部からなる．第1部には「パンとバター」のように非常に基本的な救急の心電図が含まれており，これらは急性期で働く医師が必ず慣れ親しむべき核となる部分である．ここでは，

すべての救急医が知っておくべき心電図診断の代表的なものを掲載した。元来レジデントをはじめとする研修中の医師向けに用意されたものであるが，臨床で活躍されている医師にとっても役に立つものである。第2部には，より難解な心電図が含まれている。心電図から診断を確定することは難しいことであるし，しばしばわずかな所見に依存するものである。ここで扱われている心電図は必ずしも単に困難なものを選んだわけではない。研修医のレベルを超えてはいるが，ある種の教育的見地から選んでいる。

　また，本書は単に初学者向けの心電図の教科書ではないということを理解していただきたい。心電図のエッセンスを集めた教育用ファイルでもある本書は，心電図の基礎に関して十分な知識と理解があり，かつさらに訓練を積み，臨床的に適切なレビューをしたいという臨床医師のために書かれたものである。心電図の初学者は，この教育用ファイルで勉強する前に，初心者向けに書かれた定評のある教科書の1つを通読することからはじめるとよいだろう。

　最後に，本書の読者に対して強調すべきポイントを述べる。多様な心電図の診断基準については，執筆者により異なる。そこで，心電図の解釈を標準化するために，2つの参考文献 Chou and Knilans の "*Electrocardiography in Clinical Practice: Adult and Pediatric*" と Galen の "*Marriott's Practical Electrocardiography*"[2,3] を本書の心電図解釈におけるゴールドスタンダードとした。

【参考文献】
1. Brady W, Adams M, Perron A, Martin M：The impact of the 12-lead electrocardiogram in the evaluation of the emergency department patient. *Ann Emerg Med* (accepted for publication/publication pending).
2. Chou T-C, Knilans TK：*Electrocardiography in Clinical Practice: Adult and Pediatric 4th edn*. Philadelphia, PA: WB Saunders Company, 1996.
3. Galen SW：*Marriott's Practical Electrocardiography 10th edn*. Philadelphia, PA: Lippincott Williams & Wilkins, 2001.

謝　辞

　本書を，多大なる忍耐と果てしないサポートで支えてくれた妻 Sejal，私の人生において何が重要であるかを日々考えさせてくれる息子 Nikhil，ご厚意で心電図を提供してくださったボルチモアの Mercy Medical Center の救急外来スタッフのみなさま，本書執筆にあたって最も鼓舞してくれたメリーランド州立大学救急研修プログラムの指導医およびレジデントのみなさま，指導と教育に対して献身的で面倒見よく親切な Dr. Bill Brady，および今後もこの分野を発展させ，患者ケアをさらに改善し，学び続けることにその身を捧げていく世界中の救急医に捧げる。

A. マトゥー
Director, Emergency Medicine Residency Program
Co-Director, Emergency Medicine/Internal Medicine Combined Residency Program
University of Maryland School of Medicine
Baltimore, Maryland
USA

　本書を執筆するにあたって，妻 King に対して，彼女の愛と，聡明な態度で相談にのってくれたこと，忍耐力をもって接してくれたことに感謝する。彼女なしでは本書は完成しなかった。またわが子 Lauren，Anne，Chip および Katherine に対しては，素晴らしい存在そのものであること，また根本的なインスピレーションを与えてくれたことに，両親の Bill and Joann Brady に対しては，彼らのしてくれたすべてのこと，またそれらを続けてくれていることに感謝を捧げる。ヴァージニア州立大学の過去，現在から未来に至るすべての救急レジデントに対しては，勤勉に働き，非常に献身的であること，また患者に向けたインスピレーションと救急分野のスペシャリティに感謝を捧げる。ヴァージニア州立大学の救急部長である Dr. Marcus Martin に対しては，サポートしつつ適切な方向へと導いてくれたこと，そしてメンターシップに感謝を捧げる。共著者である Dr. Amal Mattu に対しては，特に本書への彼の献身的な努力と救急医療教育への献身，そしてまさに紳士的で，才能豊かな臨床家であり際立った学者であることに感謝を捧げる。

W. ブラディ
Associate Professor, Vice Chair, and Program Director
Department of Emergency Medicine
University of Virginia Health System
Charlottesville, Virginia
USA
and
Medical Director, Charlottesville-Albermarle
Rescue Squad, Charlottesville, Virginia
USA

目次

監訳者序文　iii
訳者一覧　iv
はじめに　v
序　文　vi
謝　辞　viii

第1部

症例(心電図と病歴) …………………………………………………………………………2

1 無症状(45歳女性)…2／**2** 重量挙げ後に生じた胸痛(24歳男性)…2／**3** 呼吸困難(76歳男性)…3／**4** 無症状(45歳男性)…3／**5** 歩行中に強い浮遊感(48歳女性)。最近，新規降圧薬の処方あり…4／**6** 急性心筋梗塞に対する血栓溶解療法を施行され，その45分後(79歳男性)。現在，胸痛は消失…4／**7** 無症状(43歳男性)…5／**8** 最近，β遮断薬が増量された(82歳男性)。労作時の浮遊感…5／**9** 時々生じる胸痛発作(49歳男性)…6／**10** 長い喫煙歴があり，肺気腫が悪化し，その治療目的に来院(65歳女性)…6／**11** 胸骨中央部痛，浮遊感(54歳女性)…7／**12** 全身倦怠感(86歳女性)…7／**13** 動悸，浮遊感(61歳男性)…8／**14** 間欠的な動悸(44歳女性)…8／**15** 3日間続く頻回の嘔吐，妊娠中(24歳女性)…9／**16** 呼気時の胸痛(37歳男性)…9／**17** 動悸，浮遊感(63歳女性)…10／**18** 鋭い胸痛，呼吸困難，肥満患者(33歳男性)…10／**19** 動悸，全身倦怠感(81歳男性)…11／**20** 無症状(61歳男性)…11／**21** 軽い胸痛，動悸(57歳男性)…12／**22** 咳，呼吸困難および喘鳴(75歳男性)…12／**23** 極度の動悸(43歳男性)…13／**24** 通路で臥床中に発見されたアルコール依存症のホームレス(52歳男性)…13／**25** うっ血性心不全の既往歴あり，呼吸困難(68歳男性)…14／**26** 最近発症した失神の既往歴あり(85歳女性)…14／**27** 動悸，浮遊感(40歳女性)…15／**28** 呼吸困難(35歳女性)…15／**29** コカイン吸入後に生じた胸痛(41歳女性)…16／**30** 胸部重圧感，発汗(57歳男性)…16／**31** 胸部重圧感，発汗(57歳男性)。症例**30**の右側前胸部誘導…17／**32** 急性発症の失語症(60歳女性)…17／**33** 急性心筋梗塞に対する血栓溶解療法を施行され，その24時間後(54歳男性)…18／**34** 嘔気，嘔吐(41歳男性)…18／**35** β遮断薬を誤って過量服薬(75歳女性)…19／**36** 動悸，全身倦怠感(68歳男性)…19／**37** 胸痛，嘔気および発汗(38歳男性)…20／**38** 動悸(62歳男性)…20／**39** 胸痛，動悸(74歳男性)…21／**40** 強い左側胸部の圧迫感，嘔気および呼吸困難(45歳男性)…21／**41** 左側胸部の圧迫感(45歳男性)…22／**42** 失神後，現在も浮遊感残存(85歳女性)…22／**43** 肺炎にて入院(81歳男性)…23／**44** 四肢の攣縮，慢性腎不全患者(71歳男性)…23／**45** 胸痛，左上腕痛，嘔吐および発汗(46歳男性)…24／**46** 4日間続く嘔気，嘔吐および浮遊感，糖尿病患者(53歳男性)…24／**47** 胸痛(85歳男性)…25／**48** 極度の浮遊感，発汗(66歳男性)…25／**49** 呼吸困難，下肢浮腫の増悪，うっ血性心不全患者(58歳男性)…26／**50** 左側胸痛，左上腕痛(43歳男性)…26／**51** 胸痛(52歳女性)…27／**52** 2回の透析の未施行後に生じた呼吸困難および起座呼吸の増悪(62歳男性)…27／**53** 動悸，呼吸困難(47歳男性)…28／**54** クロニジンを過量服薬後(48歳女性)…28／**55** 呼吸困難，動悸(23歳男性)…29／**56** 全身倦怠感，動悸(57歳男性)…29／**57** 5日間続く食欲不振，嘔気および嘔吐(54歳男性)…30／**58** 心窩部痛，嘔気および発汗(66歳女性)…30／**59** 9時間続く胸痛および呼吸困難(70歳男性)…31／**60** しばしば嘔吐するアルコール依存症患者(52歳女性)…31／**61** 動悸，ふらつき(45歳女性)…32／**62** 極度のふらつき(45歳男性)…32／**63** 鋭い胸痛(52歳男性)…33／**64** 全身倦怠感(71歳女性)…33／**65** pin-point瞳孔，微弱呼吸を伴う意識障害(34歳女性)…34／**66** 繰り返す間欠的な動悸，ふらつき(36歳女性)…34／**67** 胸部不快感，全身倦怠感(70歳女性)…35／**68** 最近3回の透析が未施行

であり，全身倦怠感，末期腎不全患者(41歳男性)…35／**69** 左側胸痛，上肢痛および呼吸困難(45歳男性)…36／**70** 呼吸困難，嘔気(78歳女性)…36／**71** 失神後(75歳女性)…37／**72** 5時間続く胸痛，発汗(50歳女性)…37／**73** 呼吸困難，咳および顔色不良(59歳女性)…38／**74** 胸痛，徐々に悪化する極度の呼吸困難(62歳女性)…38／**75** 左側胸痛，呼吸困難(40歳男性)…39／**76** 動悸，胸痛(28歳女性)…39／**77** 8時間続く左上肢の絞扼感および嘔気(53歳男性)…40／**78** 激しい嘔気，呼吸困難(69歳女性)…40／**79** 意識消失—血圧108/80(68歳男性)…41／**80** 胸部の奇妙な感覚(65歳女性)…41／**81** 意識消失の既往歴あり，動悸(55歳女性)…42／**82** 呼吸困難，冷汗(69歳男性)…42／**83** 腹痛(79歳男性)…43／**84** 動悸，倦怠感(85歳男性)…43／**85** 悪心，ゲップ，発汗およびめまい感(63歳男性)…44／**86** 呼吸困難，全身倦怠感(70歳女性)…44／**87** 嘔気，嘔吐および冷汗(70歳女性)…45／**88** 腹部全体の疼痛，病的肥満患者(55歳女性)…45／**89** 持続する嘔吐，慢性的アルコール多飲者(44歳)。心電図施行中に意識消失…46／**90** 動悸，めまい感(25歳女性)…46／**91** 胸痛，呼吸困難，妊娠8週—血圧80/40mmHg(28歳女性)…47／**92** 胸痛(47歳女性)。ニトログリセリン舌下後に胸痛は完全寛解…47／**93** 胸痛，呼吸困難および湿性の咳(38歳女性)…48／**94** 発作性の動悸，過度の発汗，過去1カ月に約7kgの体重減少(46歳女性)…48／**95** 嘔気，嘔吐(84歳女性)…49／**96** 胸部圧迫感，呼吸困難および嘔気(57歳男性)…49／**97** 胸部圧迫感，呼吸困難および嘔気(57歳男性)。症例**96**と同一患者の右側前胸部誘導…50／**98** 8時間続く胸痛，左頸部痛(45歳男性)…50／**99** 血液をみた直後に意識消失，疼痛なし(24歳女性)…51／**100** 腎不全の既往歴あり，全身倦怠感，嘔気(26歳女性)…51

解釈とコメント……………………………………………………………………52

第2部

症例(心電図と病歴)……………………………………………………………76

101 呼吸困難，嘔気および冷汗，肥満患者(43歳女性)…76／**102** 以前より動悸および失神発作の既往歴のあるホームレス(54歳男性)…76／**103** 4日間続く下痢，嘔吐(46歳女性)…77／**104** 高度呼吸困難および低酸素血症—血圧88/45，転移性肺癌患者(58歳男性)…77／**105** 嘔吐，下痢(70歳女性)…78／**106** 意識消失後(64歳女性)…78／**107** 薬物(内容不詳)の過量服薬後に精神状態が悪化し，錯乱状態(29歳男性)…79／**108** 呼吸困難，動悸，妊娠26週(18歳女性)。本人は不安発作中であると訴えている…79／**109** うっ血性心不全の既往歴あり，嘔気，嘔吐および全身虚弱(48歳男性)…80／**110** 呼吸困難，胸痛—血圧85/50(40歳男性)…80／**111** 意識消失後，受診時には無症状(37歳男性)…81／**112** 頭のふらつき(53歳女性)…81／**113** 胸骨中央部痛，背部痛(75歳女性)…82／**114** 胸痛，呼吸困難および発汗(45歳男性)…82／**115** 胸部圧迫感，嘔吐およびふらつき(44歳女性)…83／**116** 左腕痛(54歳男性)…83／**117** 激しいふらつき，嘔気(83歳男性)…84／**118** 胸痛，動悸(48歳男性)…84／**119** 慢性心房細動の既往歴あり，失神後(67歳男性)。最近内服薬の変更あり…85／**120** 嘔気，強い倦怠感(74歳男性)…85／**121** 衰弱，嘔気(71歳男性)…86／**122** 労作性動悸，めまい(30歳男性)…86／**123** 3日間続く嘔気，嘔吐および下痢(49歳男性)…87／**124** 増悪する呼吸困難を呈する肺気腫患者(72歳男性)…87／**125** 心筋梗塞の既往歴あり，入院時心電図検査を施行(56歳女性)。今回は下肢の蜂窩織炎で入院，胸部症状なし…88／**126** 嘔吐，呼吸困難(87歳女性)…88／**127** めまい(66歳女性)…89／**128** 胸痛，間欠の動悸(54歳男性)…89／**129** 意識レベルの低下を伴うアルコール依存症患者(53歳男性)…90／**130** うっ血性心不全の既往歴あり，重篤なめまい，嘔気および嘔吐(67歳女性)…90／**131** 失神後(30歳女性)…91／**132** 胸痛，衰弱(58歳男性)…91／**133** 嘔吐，衰弱(74歳女性)…92／**134** 重篤なめまい(41歳女性)…92／**135** めまい，呼吸困難(91歳女性)…93／**136** 動悸，めまい(30歳男性)…93／**137** 両上肢に放散する胸痛(86歳男性)…94／**138** 急性心筋梗塞に対してストレプトキナーゼ静注，その2時間後，現在は無症状—血圧125/70(86歳男性)…94／**139** 歩行中のめまい(54歳男性)…95／**140** 動悸，めまいを伴う重症アルコール性心筋症患者(39歳男性)…95／**141** 1週間続く高熱，喀痰を伴う咳，嘔吐(43歳男性)…96／**142** 失神後，現在は動悸のみ(47歳男性)…96／**143** 意識障害(62歳女性)…97／**144** 全身脱力(63歳女性)…97／**145** 咳

嗽，喘鳴(73歳女性)…98／**146** 左側胸痛，左腕痛(44歳男性)…98／**147** 過量服薬後，統合失調症の既往歴あり(57歳男性)…99／**148** 抗精神病薬の過量服薬後(57歳男性)…99／**149** 脱力，呼吸困難および発汗(68歳女性)…100／**150** 肺気腫の既往歴あり，咳嗽，発熱(65歳男性)…100／**151** 失神後—血圧70/35(82歳男性)…101／**152** 胸痛，全身倦怠感(67歳男性)…101／**153** 脱力，嘔気，慢性腎臓病患者(44歳男性)…102／**154** 突然の腹痛，腟出血(23歳女性)…102／**155** 心筋梗塞の既往歴あり，喀痰を伴う咳嗽，胸痛および呼吸困難(44歳女性)…103／**156** 呼吸困難の悪化と起座呼吸を呈する肺癌患者(52歳男性)…103／**157** 軽労作による呼吸困難，心筋症患者(39歳男性)…104／**158** バスケットボール試合中に出現した重症の動悸および立ちくらみ(25歳男性)…104／**159** 嘔吐，動悸，アルコール依存症患者(53歳男性)…105／**160** 3時間続く胸痛，その後に失神(51歳女性)…105／**161** 間欠的な軽度の動悸(49歳女性)…106／**162** 発熱，湿性咳嗽および呼吸困難(61歳男性)…106／**163** 詳細不明の薬物の過量服薬後(37歳女性)…107／**164** 胸部圧迫感，呼吸困難(50歳男性)…107／**165** 重度衰弱，過食症患者(31歳女性)…108／**166** 慢性心房細動の既往歴あり，衰弱，嘔気および嘔吐(66歳男性)…108／**167** 息切れ—血圧85/45，転移性乳癌患者(54歳女性)…109／**168** 動悸と2日間続く嘔気および下痢(53歳男性)…109／**169** 激しいふらつき，嘔気(54歳女性)…110／**170** 急性心筋梗塞に対して血栓溶解薬静注，その1時間後に動悸—血圧140/85(78歳男性)…110／**171** 1週間続く発熱，食欲不振，嘔吐および下痢(60歳女性)…111／**172** 呼吸困難，嘔気(75歳男性)…111／**173** 胸痛，動悸(52歳男性)…112／**174** 胸痛，発汗および嘔吐(56歳男性)…112／**175** 胸痛，発汗および嘔吐(56歳男性)…113／**176** 胸膜性の胸痛，呼吸困難(32歳男性)…113／**177** 新たに出現した顔面神経麻痺，不明瞭言語および不全麻痺(95歳女性)…114／**178** 動悸，ふらつき(36歳男性)…114／**179** 化学療法後の嘔吐，食欲不振(70歳女性)…115／**180** 慢性気管支炎の既往歴あり，呼吸困難，動悸(60歳男性)…115／**181** 糖尿病の既往歴あり，失神にて来院(63歳女性)。同患者は背部外傷のため，1カ月間非ステロイド系抗炎症薬を服用していた…116／**182** 失神にて来院(54歳女性)…116／**183** 嗜眠傾向があり養護施設から救急外来へ移送(71歳男性)…117／**184** 胸痛，動悸(35歳男性)…117／**185** 胸部圧迫感，激しいめまい(50歳男性)…118／**186** 30分間続く激しいめまい，軽労作でも生じる動悸(29歳男性)…118／**187** 心窩部灼熱感，嘔気，発汗およびめまい—血圧80/35(62歳男性)…119／**188** 胸部・のどの不快感(68歳女性)…119／**189** 胸痛，呼吸困難(78歳女性)…120／**190** 脱力，嘔吐，慢性うっ血性心不全患者(67歳女性)…120／**191** 胸痛，上腹部痛(46歳男性)…121／**192** 胸痛，上腹部痛および発汗(46歳女性)…121／**193** 最近発症した心筋梗塞の既往歴あり，嘔吐，下痢(73歳男性)…122／**194** 腎不全の既往歴あり，嗜眠傾向—血圧75/35(67歳女性)…122／**195** 発熱，呼吸困難および胸部圧迫感—血圧90/35，末期後天性免疫不全症候群(AIDS)患者(39歳男性)…123／**196** 呼吸困難の悪化，起座呼吸および下肢浮腫(81歳女性)…123／**197** 新しい降圧薬の服用開始の翌日に生じた激しいめまい(57歳女性)…124／**198** 動悸(69歳女性)…124／**199** 嘔吐(95歳女性)…125／**200** 転倒後に養護施設から搬送，転移性乳癌患者(54歳女性)。意識不明…125

解釈とコメント …………………………………………………………………………………126

付録A 鑑別診断　**147**
付録B 略語　**148**
索　引　**149**

第1部

第1部

症例（心電図と病歴）

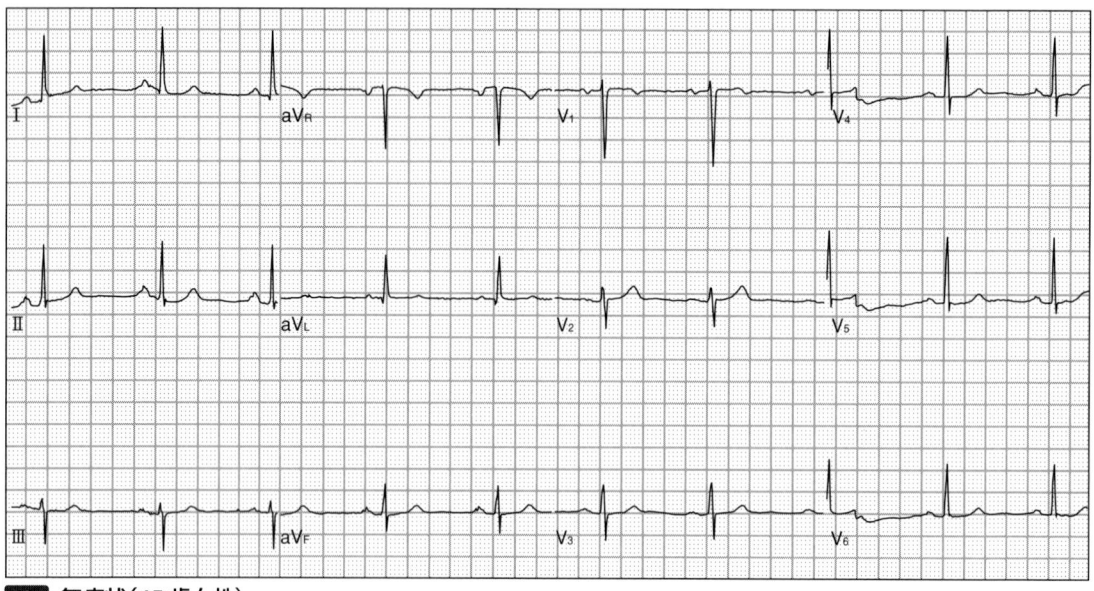

1 無症状（45歳女性）

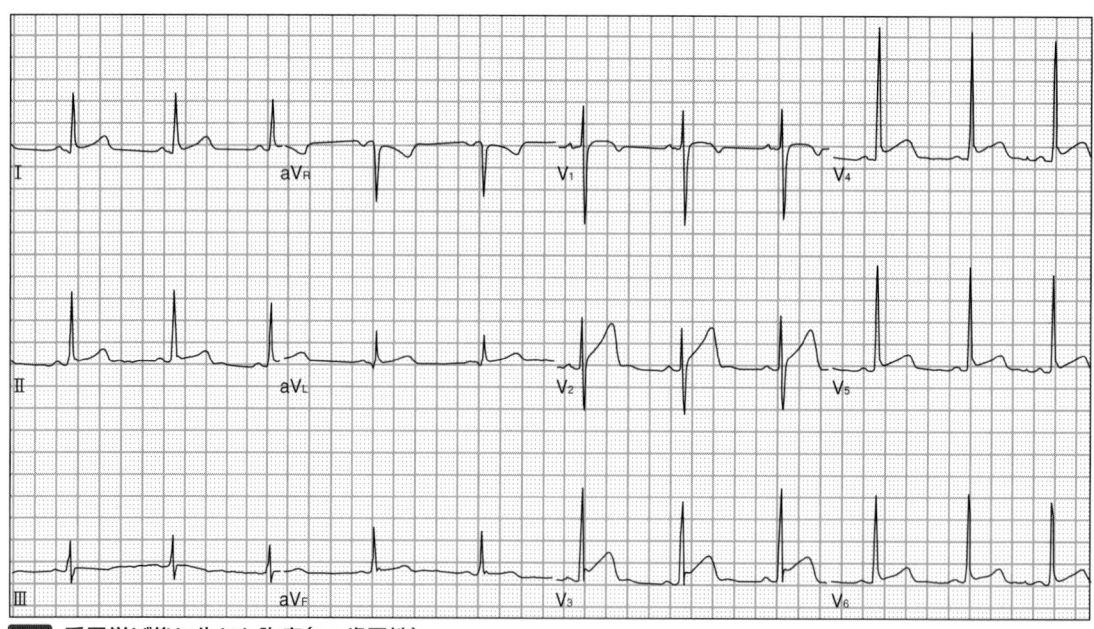

2 重量挙げ後に生じた胸痛（24歳男性）

症例(心電図と病歴)

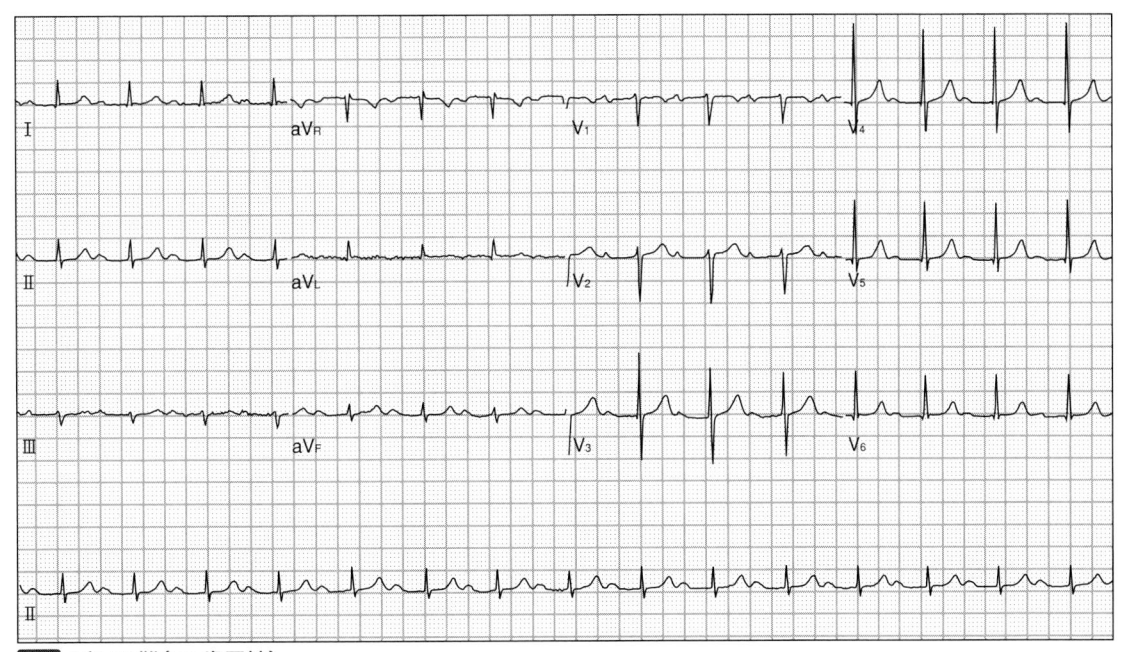

3 呼吸困難(76歳男性)

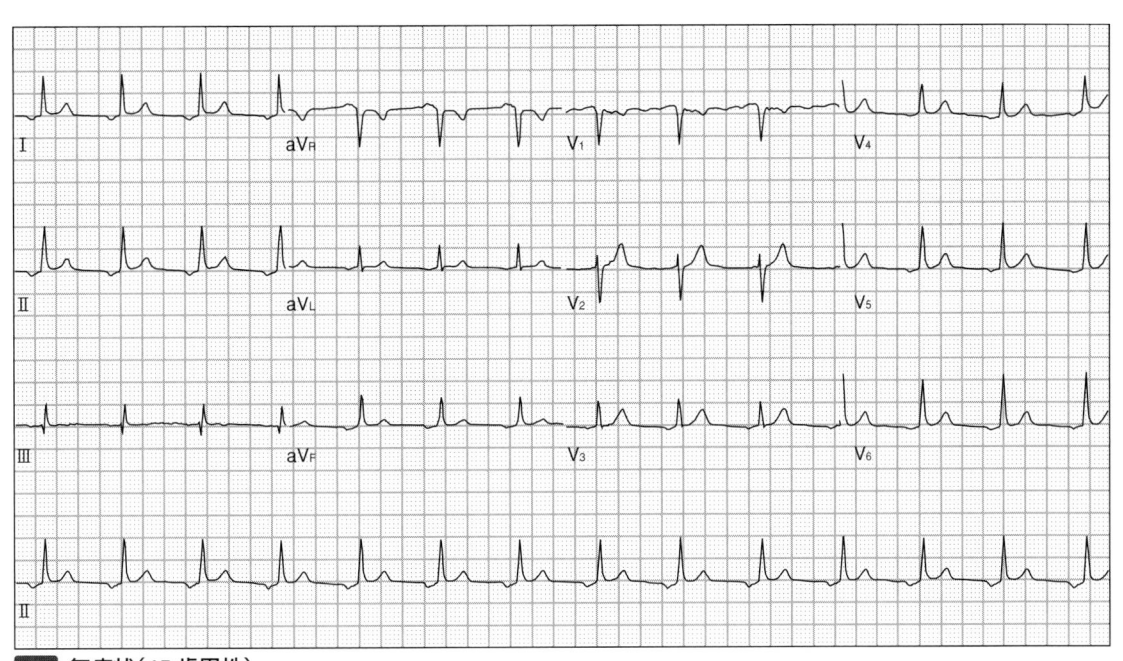

4 無症状(45歳男性)

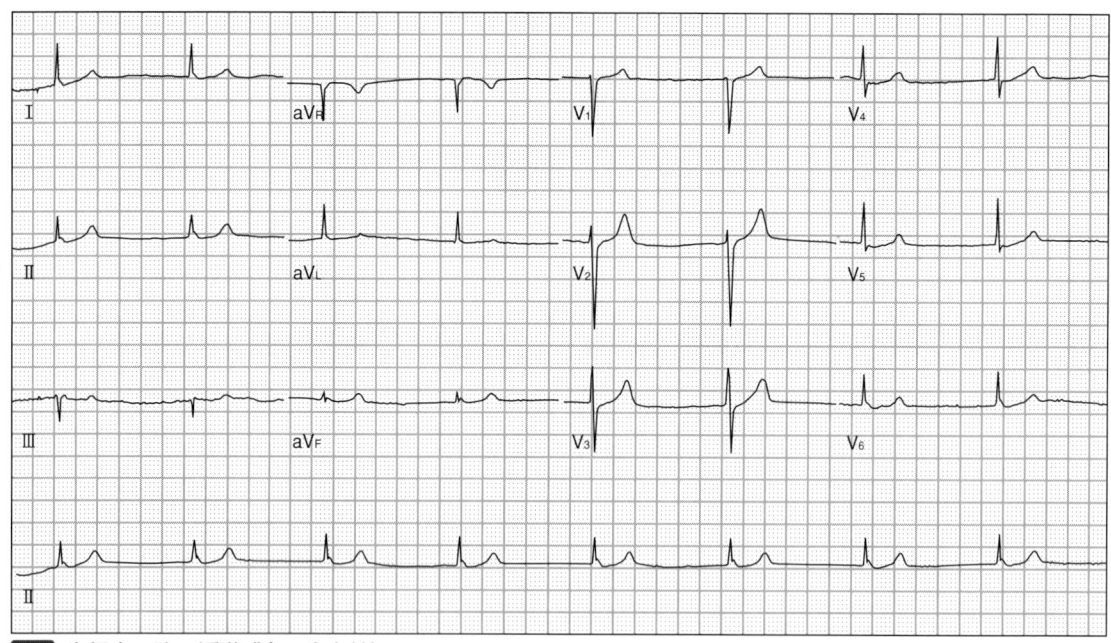

5 歩行中に強い浮遊感（48歳女性）
　　最近，新規降圧薬の処方あり

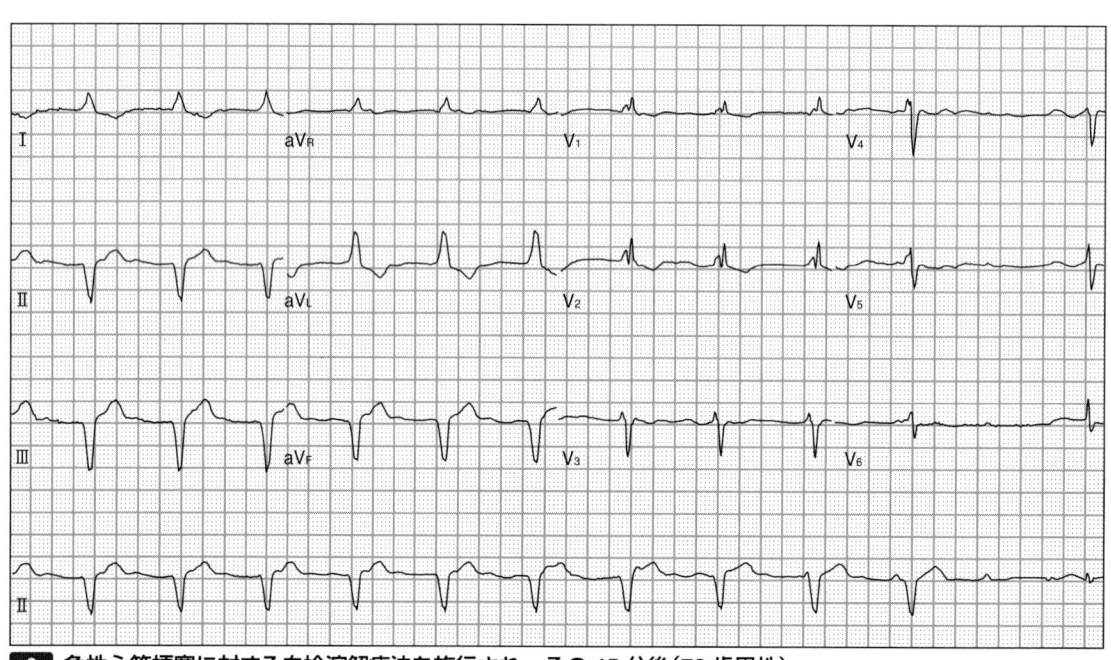

6 急性心筋梗塞に対する血栓溶解療法を施行され，その45分後（79歳男性）
　　現在，胸痛は消失

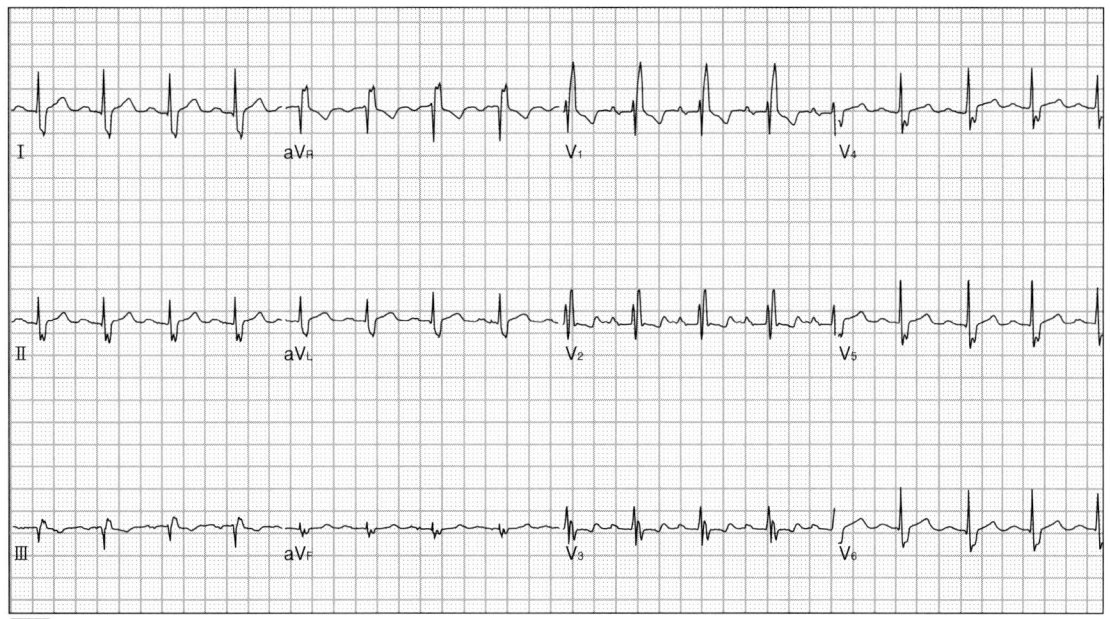

7 無症状（43歳男性）

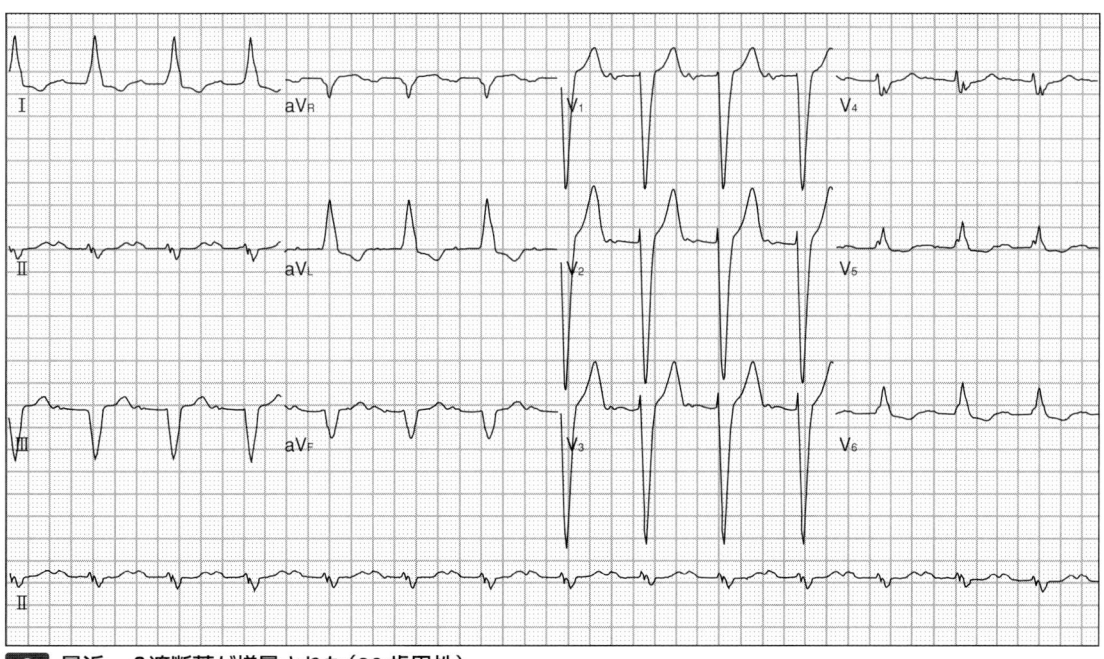

8 最近，β遮断薬が増量された（82歳男性）
　　労作時の浮遊感

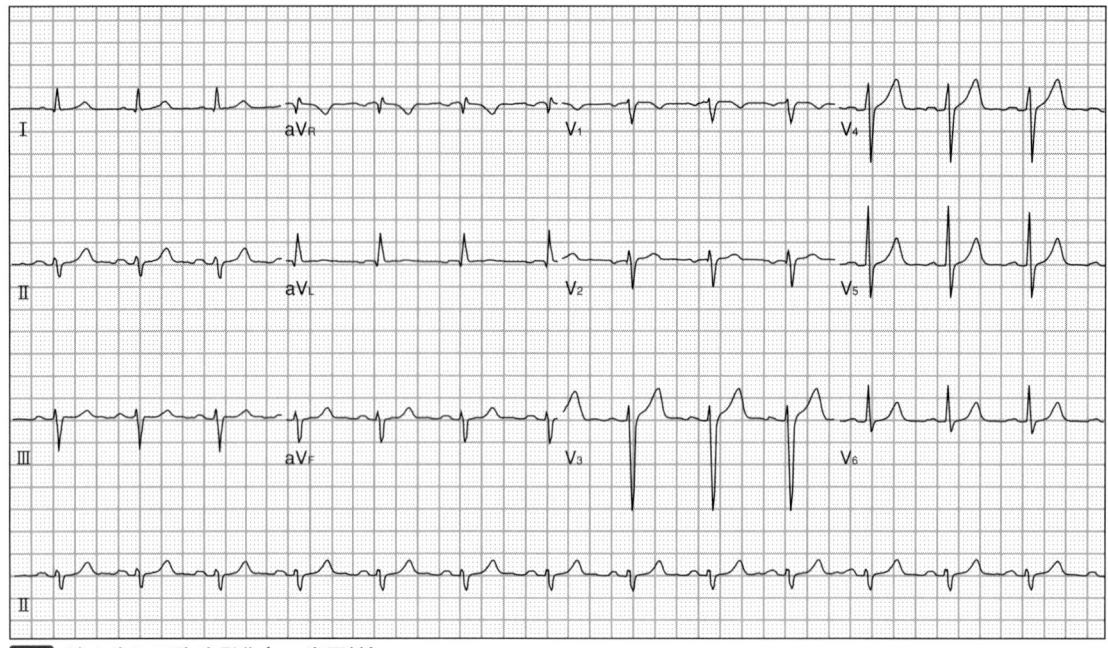

9 時々生じる胸痛発作（49歳男性）

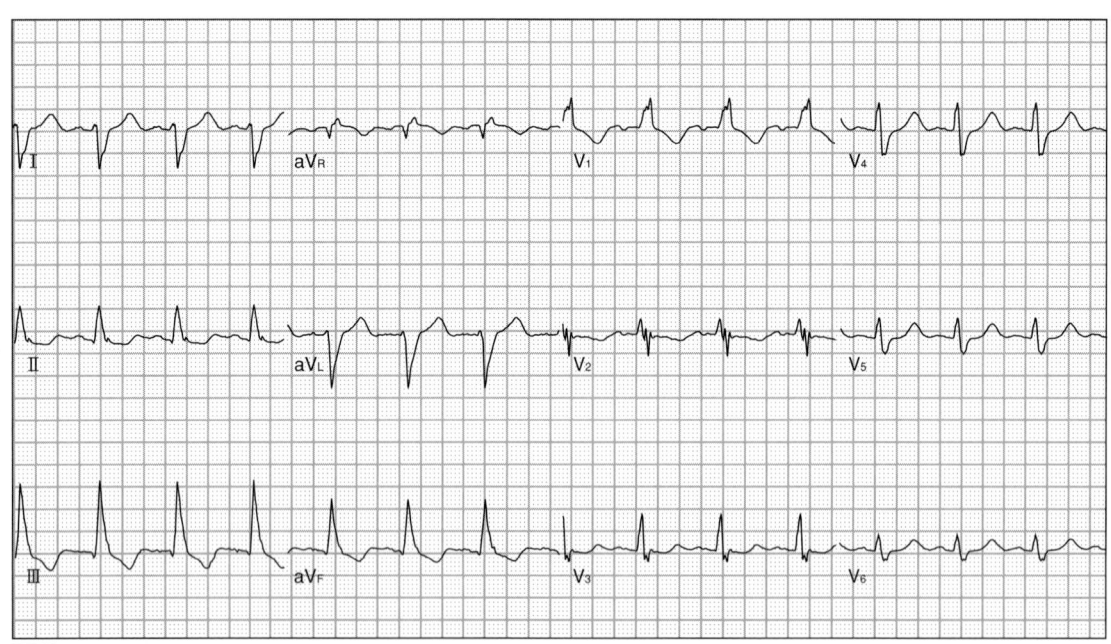

10 長い喫煙歴があり，肺気腫が悪化し，その治療目的に来院（65歳女性）

症例（心電図と病歴）

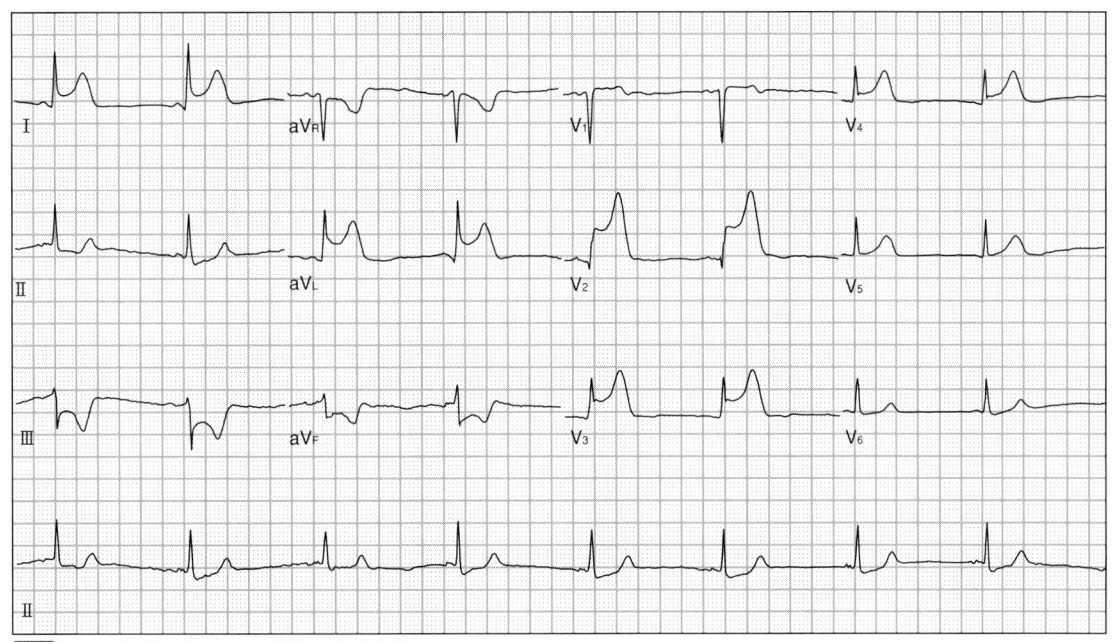

11 胸骨中央部痛，浮遊感（54歳女性）

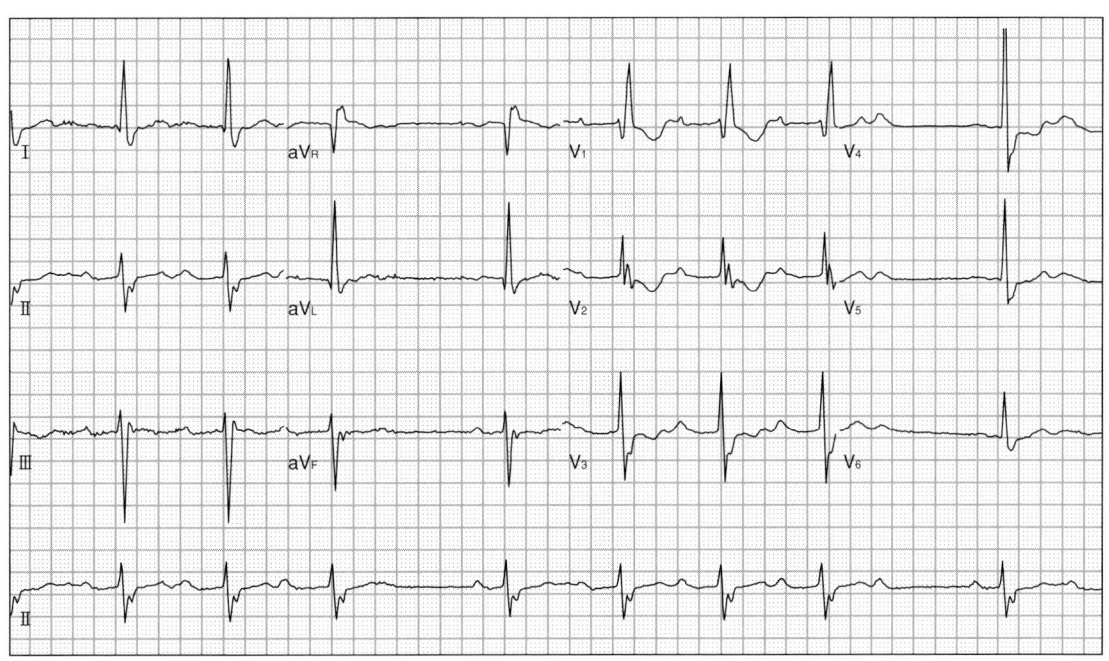

12 全身倦怠感（86歳女性）

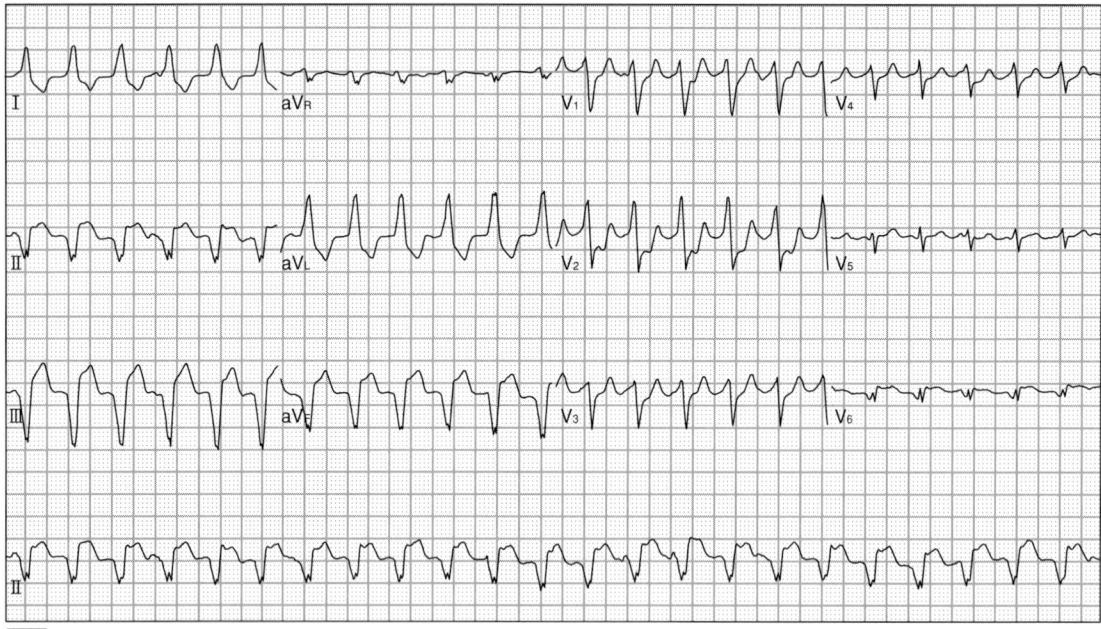

13 動悸，浮遊感（61歳男性）

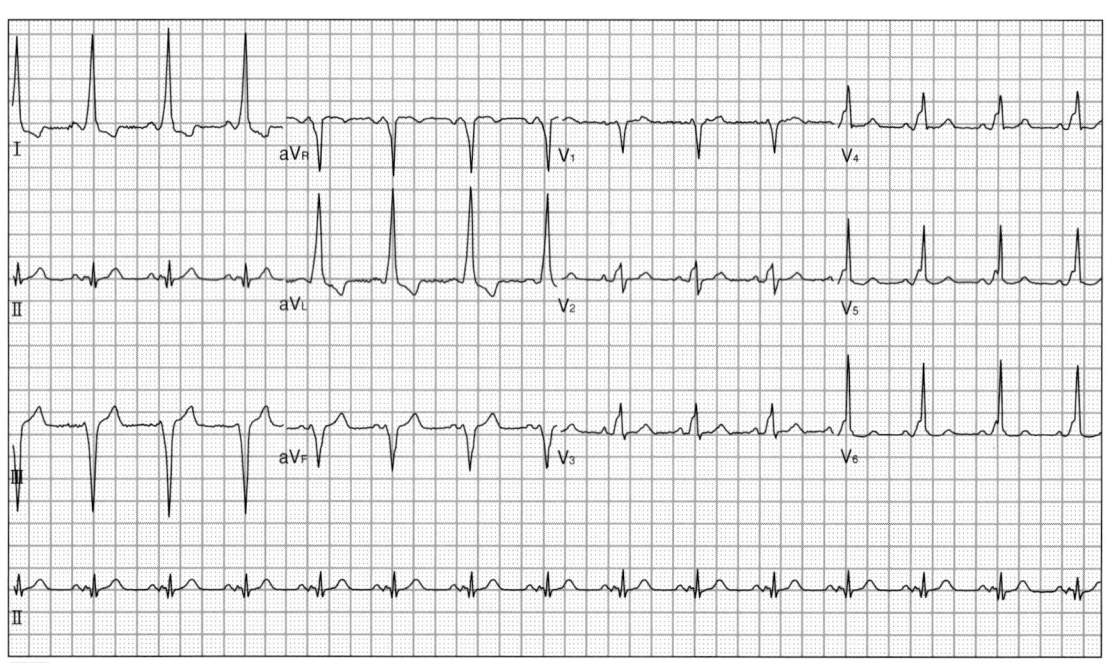

14 間欠的な動悸（44歳女性）

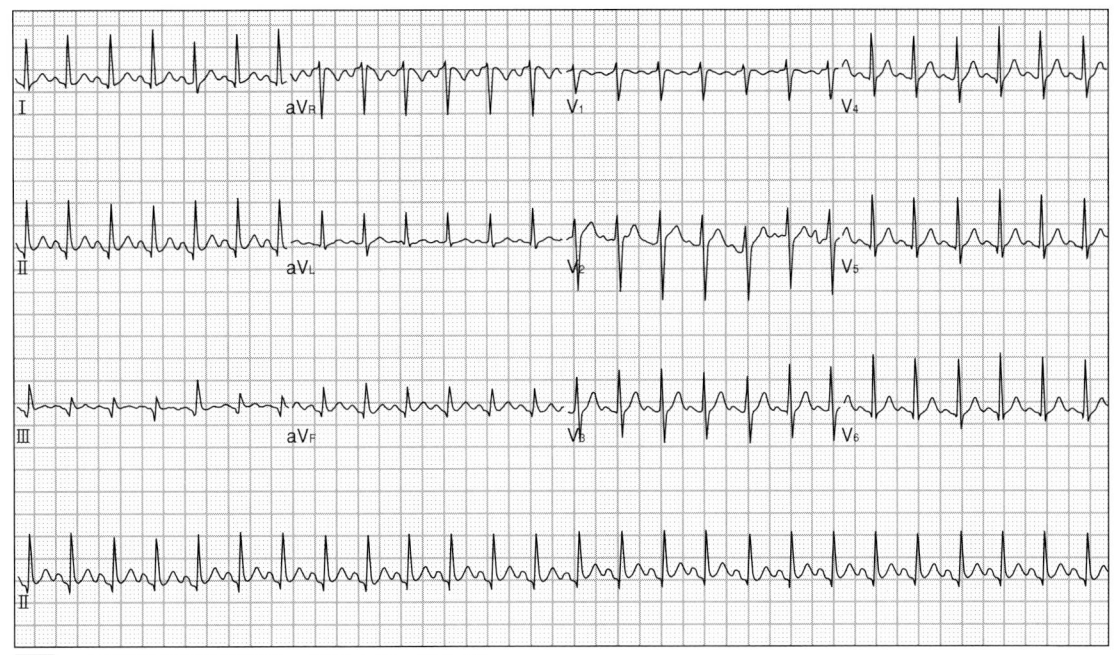

15 3日間続く頻回の嘔吐，妊娠中（24歳女性）

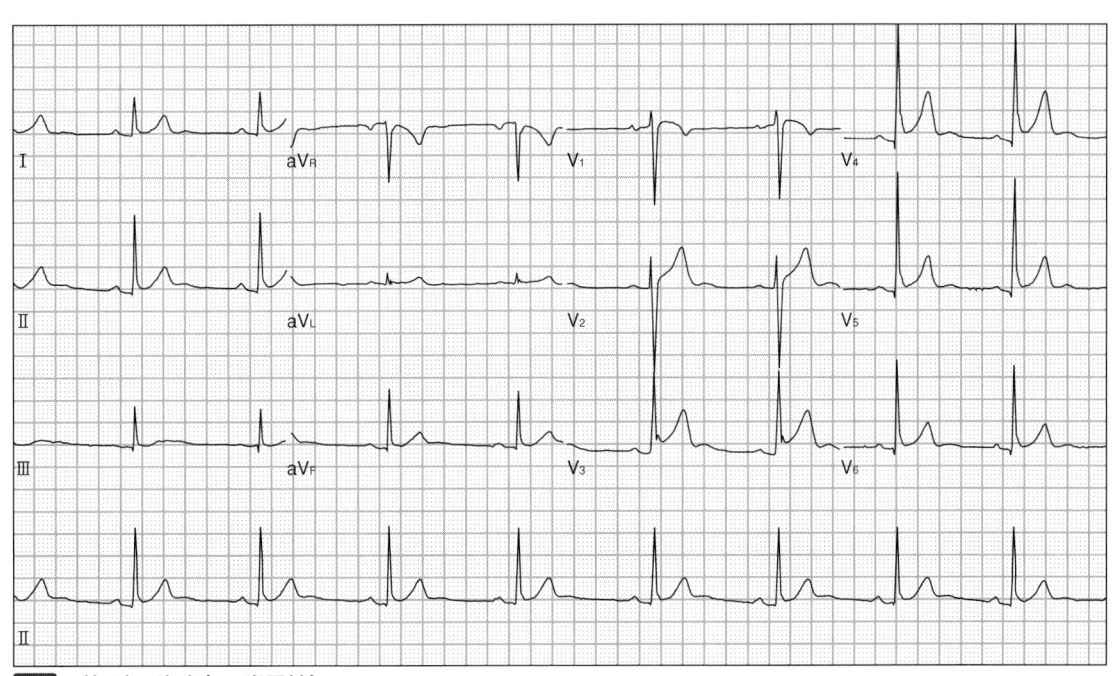

16 呼気時の胸痛（37歳男性）

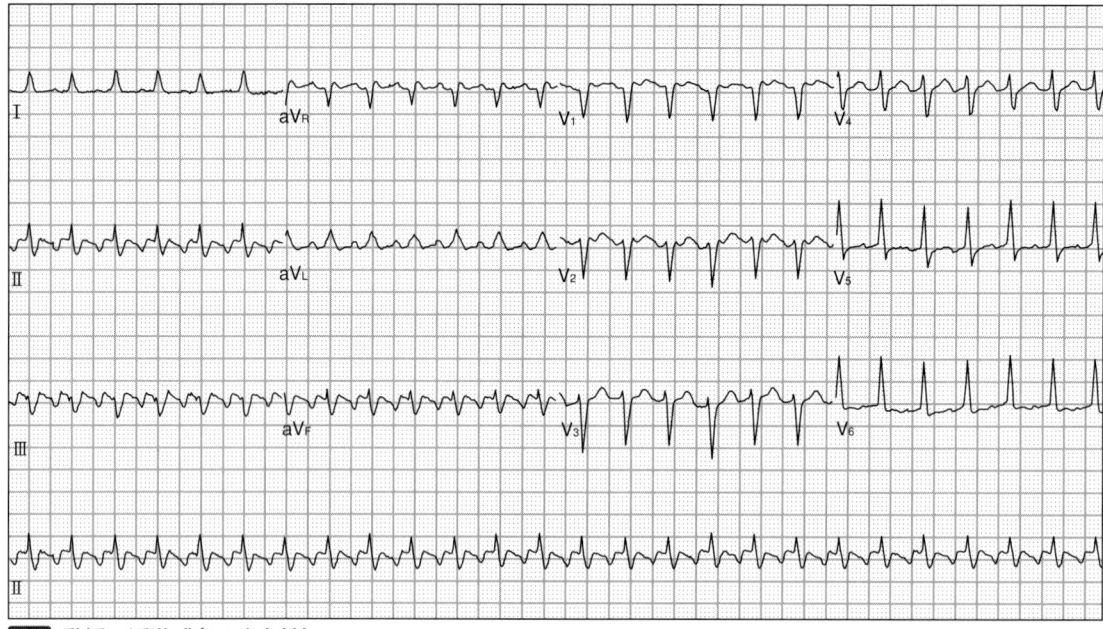

17 動悸, 浮遊感(63歳女性)

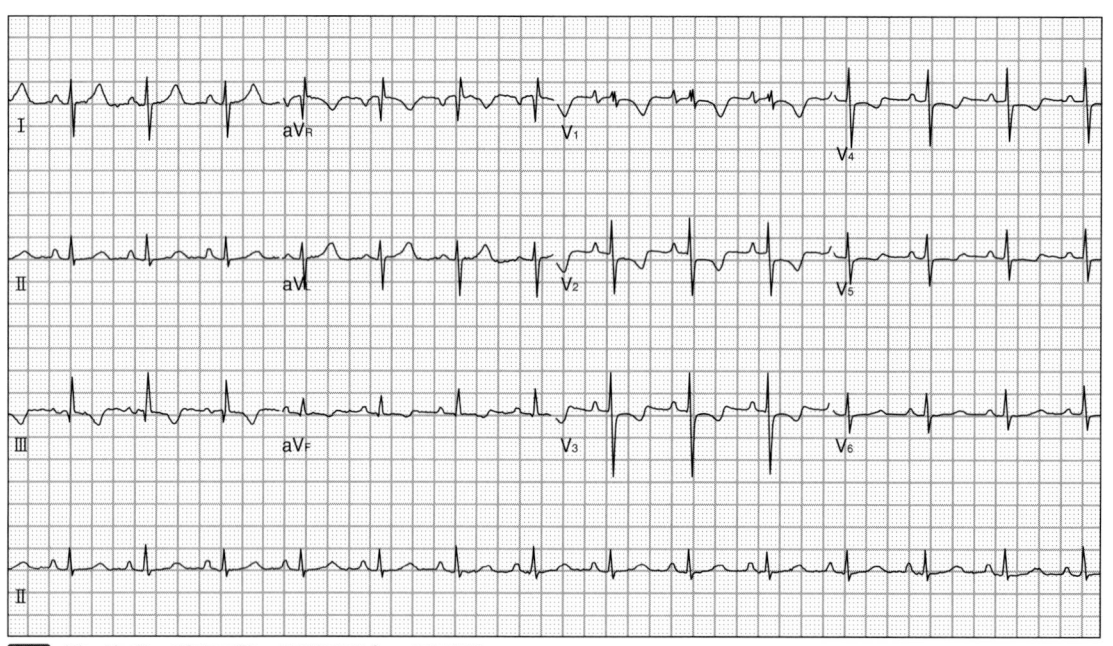

18 鋭い胸痛, 呼吸困難, 肥満患者(33歳男性)

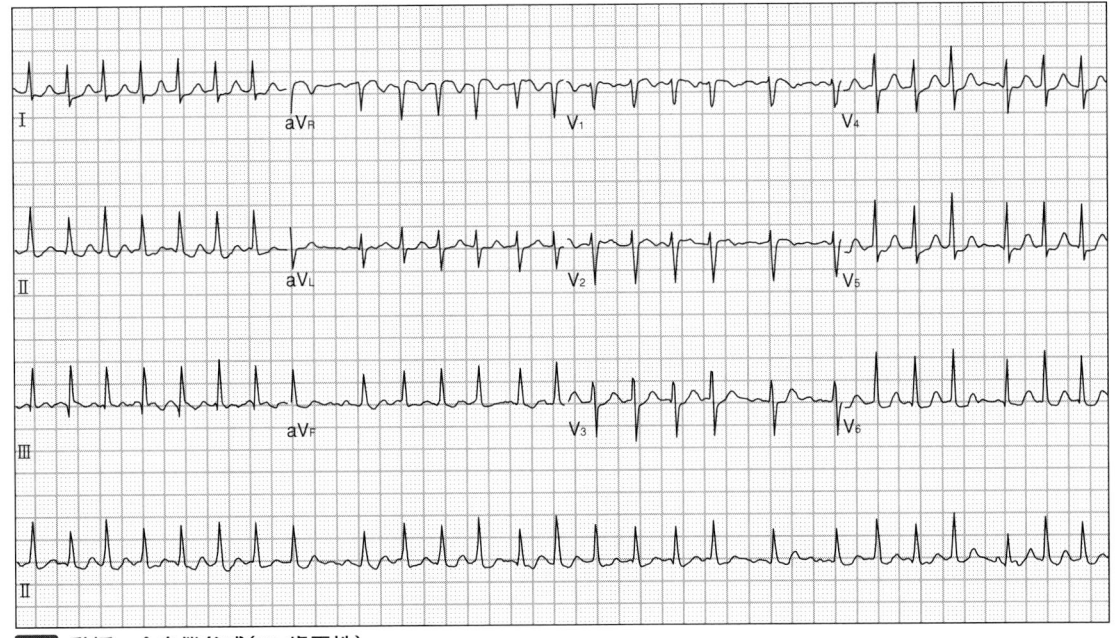

19 動悸，全身倦怠感（81歳男性）

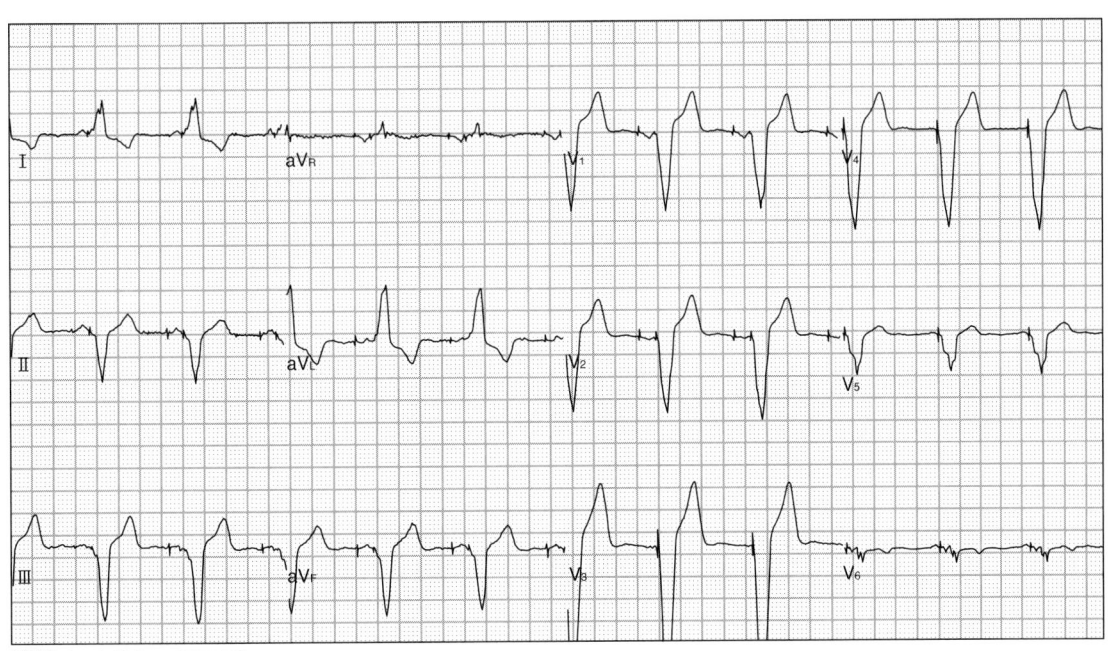

20 無症状（61歳男性）

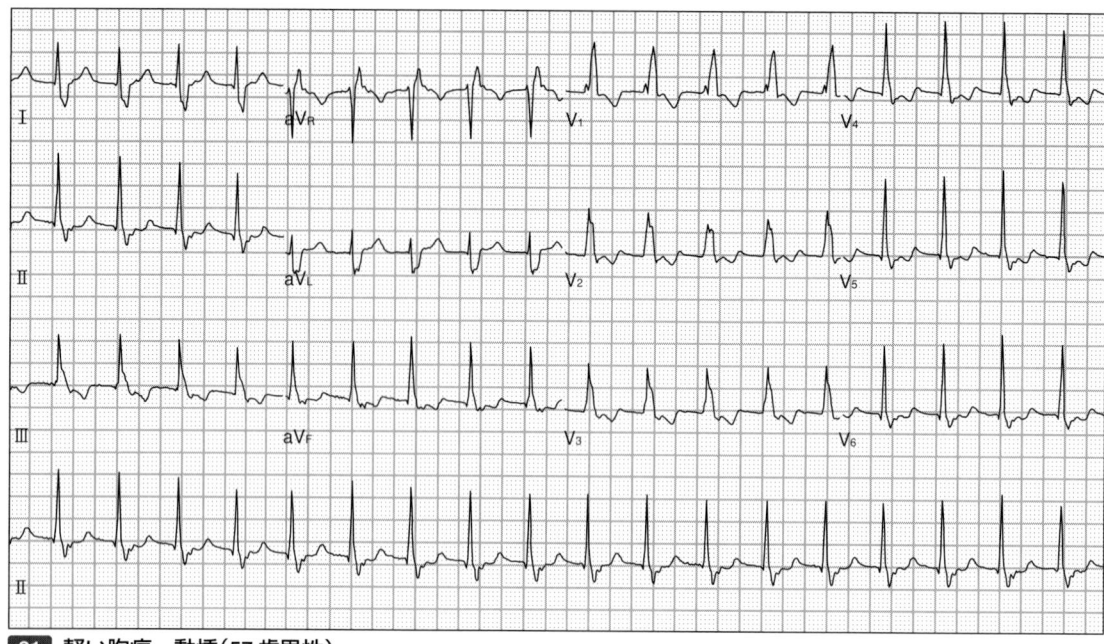

21 軽い胸痛，動悸（57歳男性）

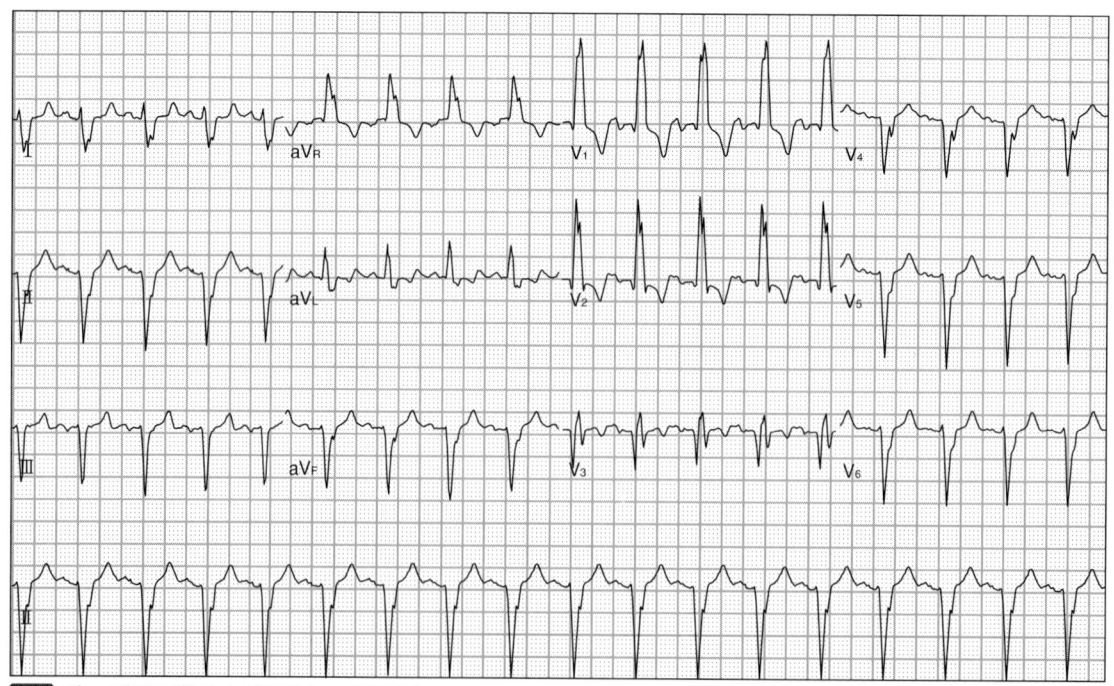

22 咳，呼吸困難および喘鳴（75歳男性）

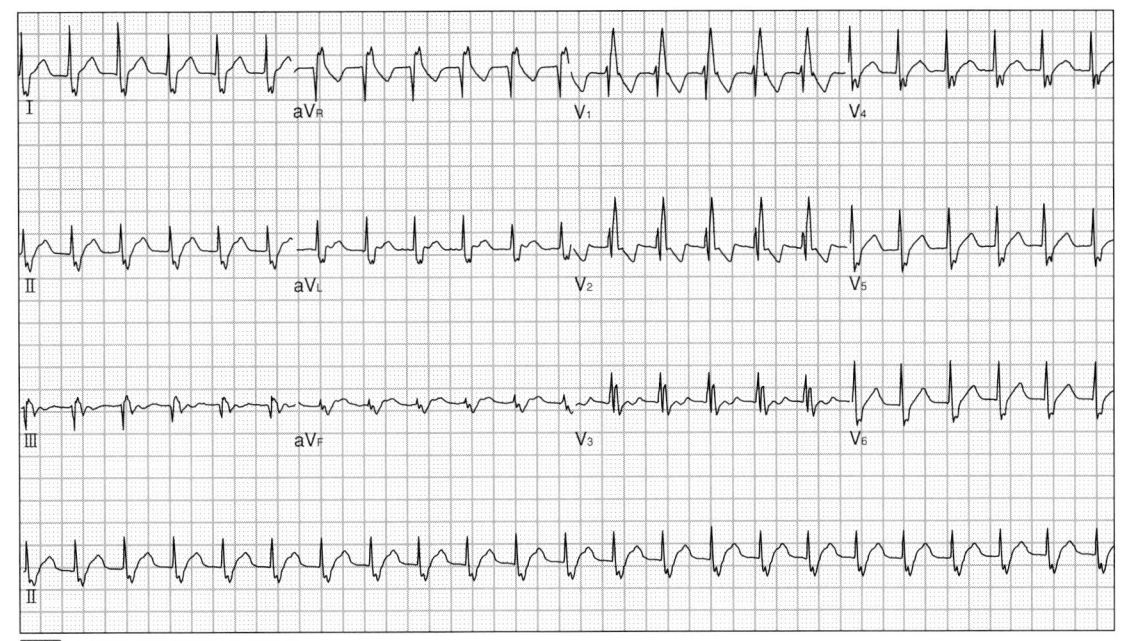

23 極度の動悸（43歳男性）

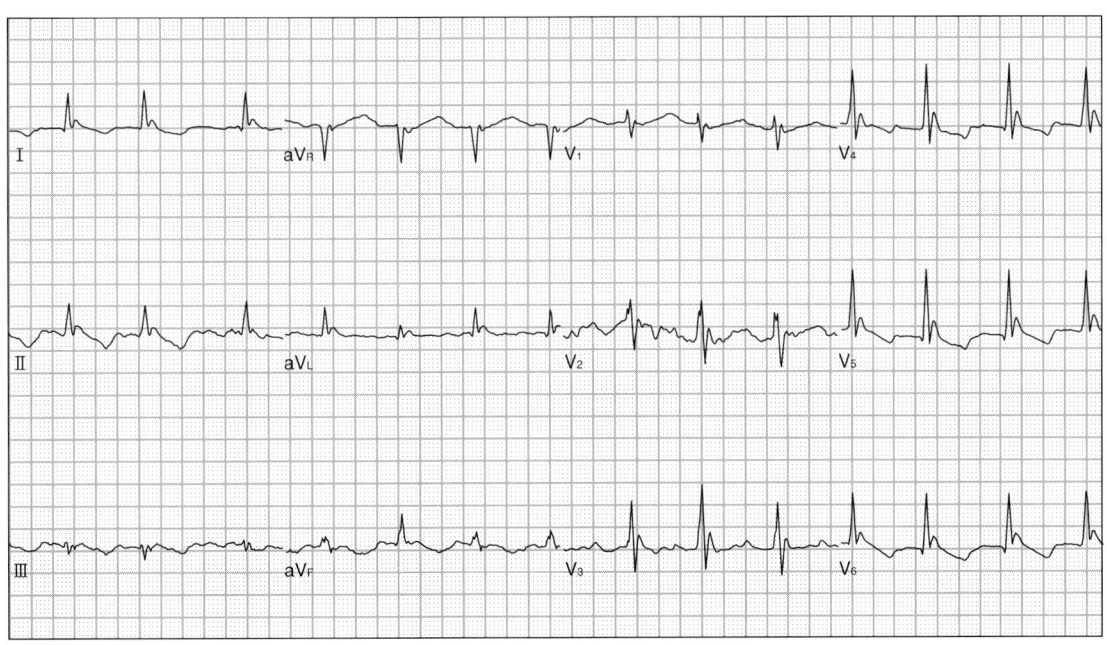

24 通路で臥床中に発見されたアルコール依存症のホームレス（52歳男性）

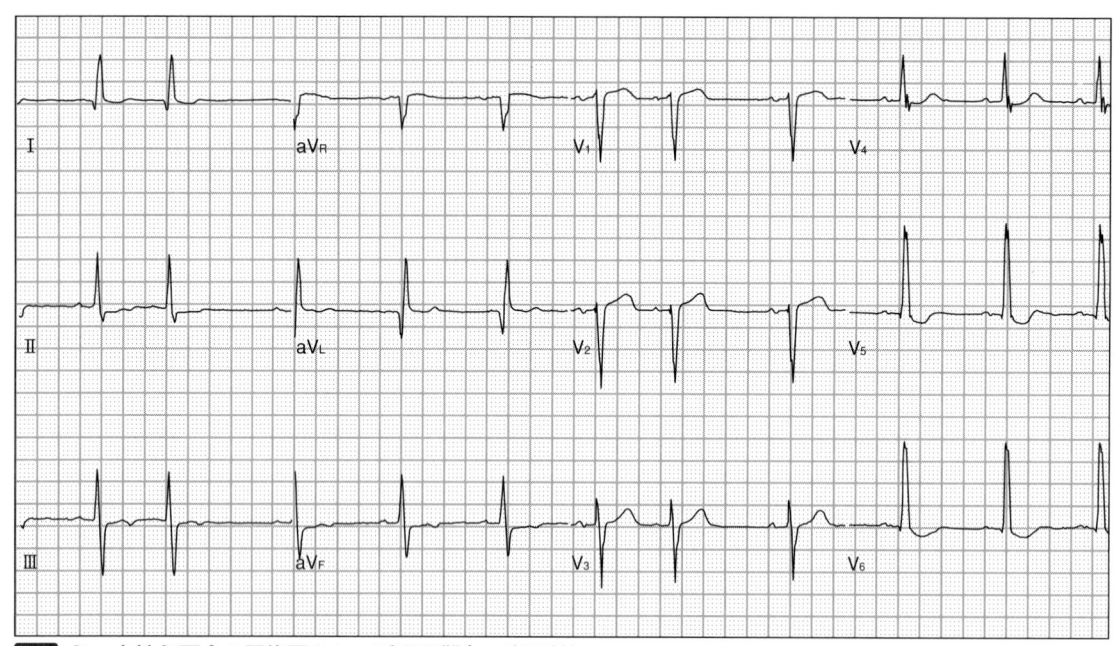

25 うっ血性心不全の既往歴あり，呼吸困難（68 歳男性）

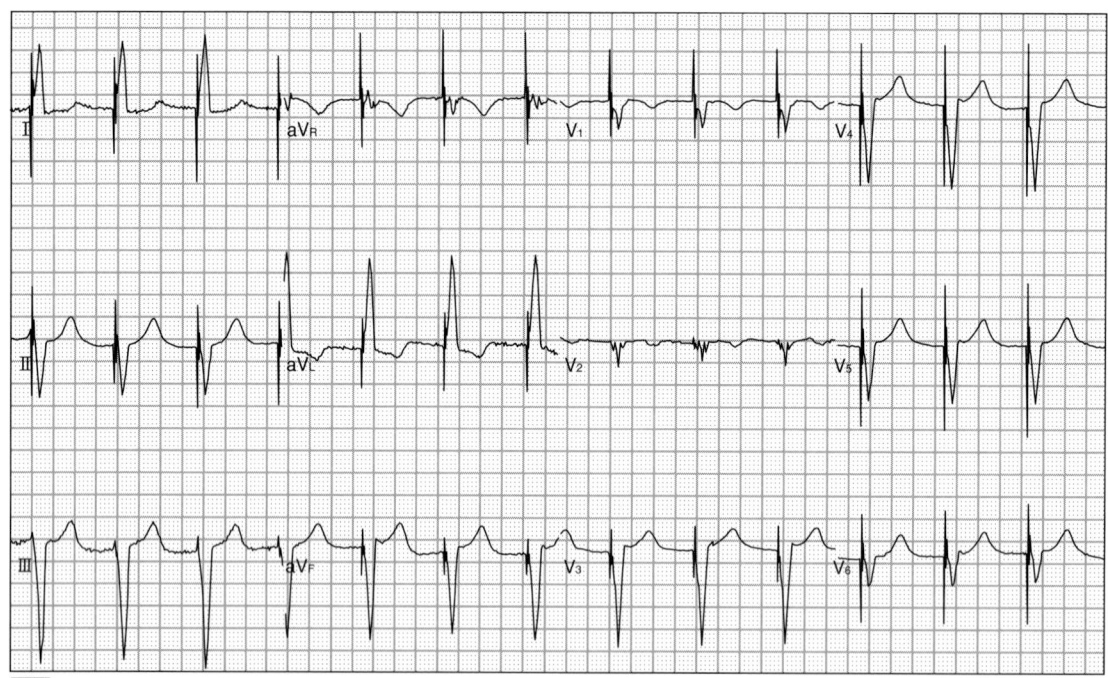

26 最近発症した失神の既往歴あり（85 歳女性）

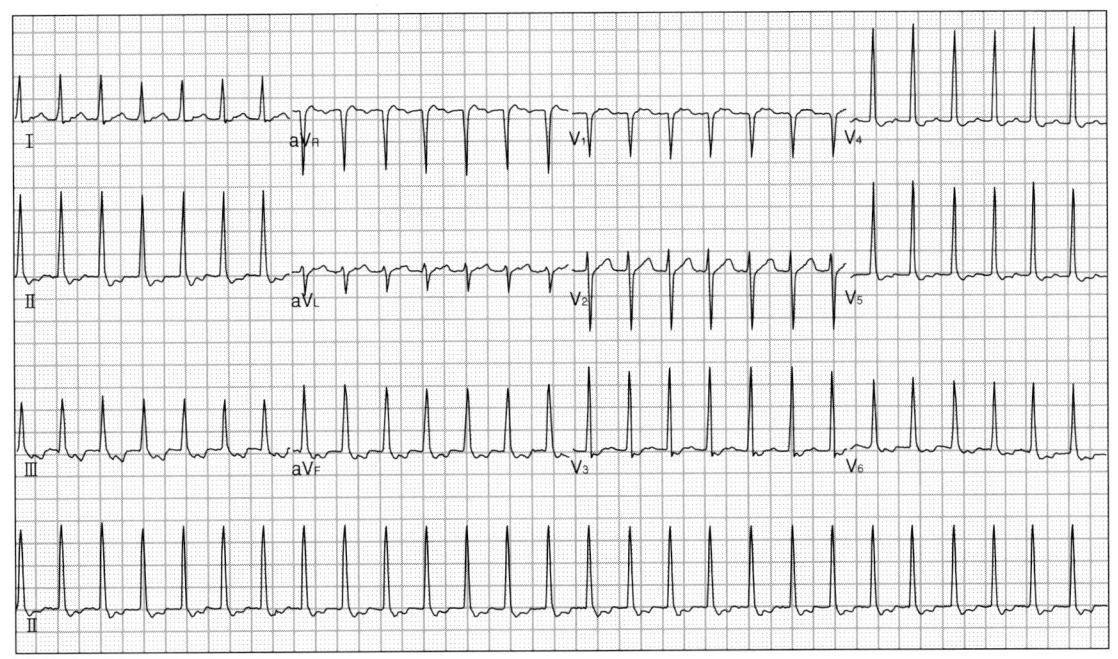

27 動悸, 浮遊感（40歳女性）

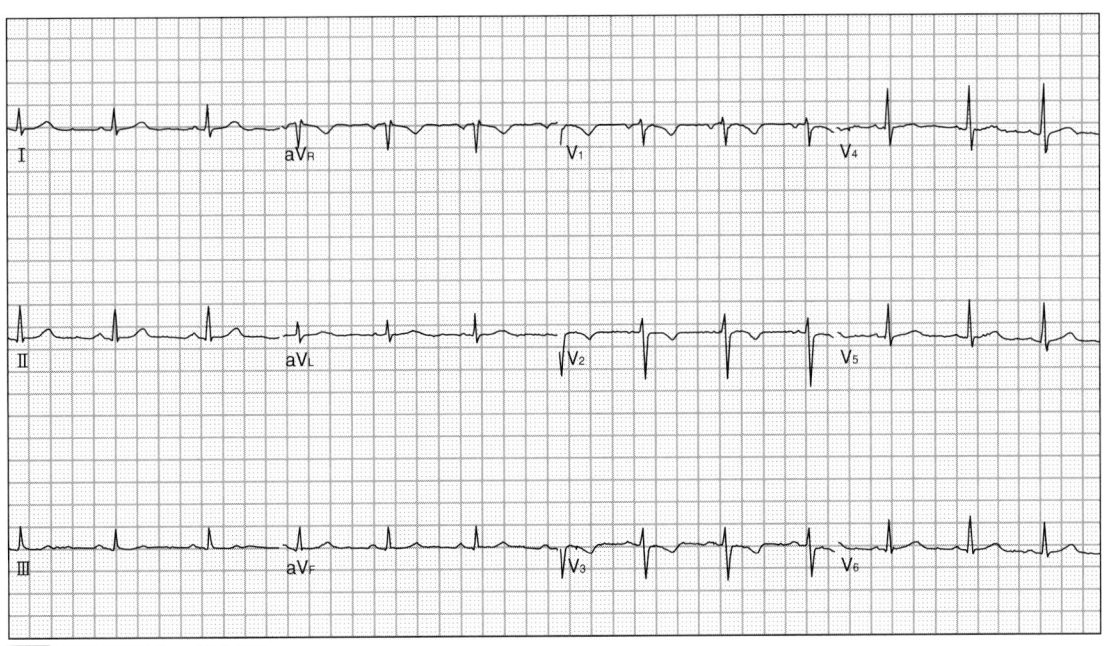

28 呼吸困難（35歳女性）

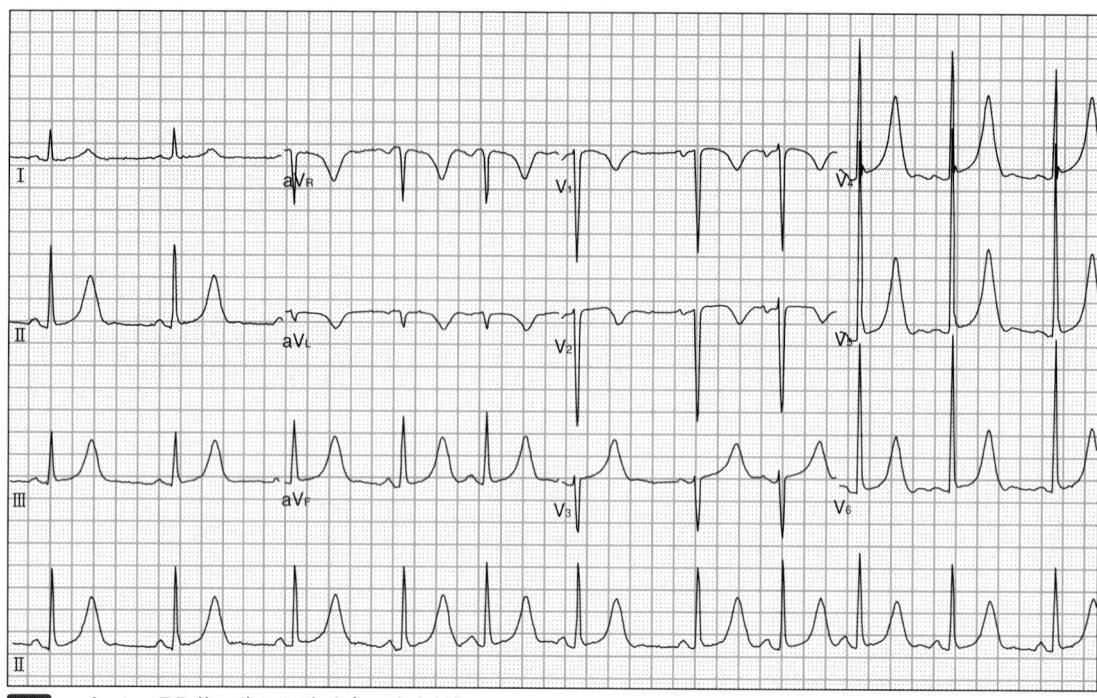

29 コカイン吸入後に生じた胸痛（41歳女性）

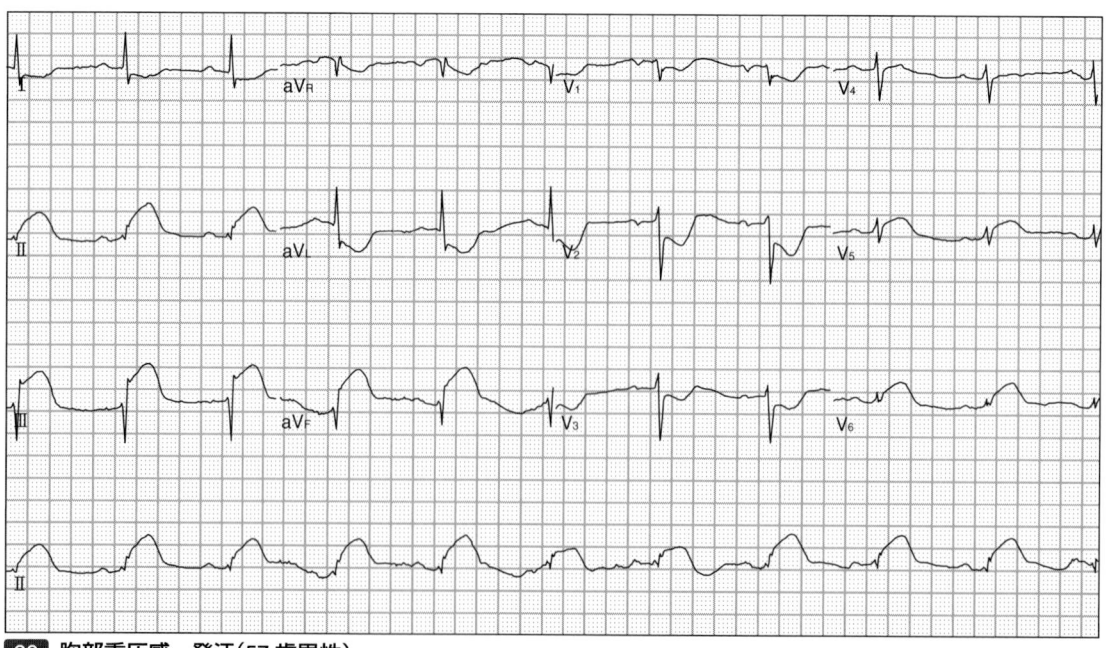

30 胸部重圧感，発汗（57歳男性）

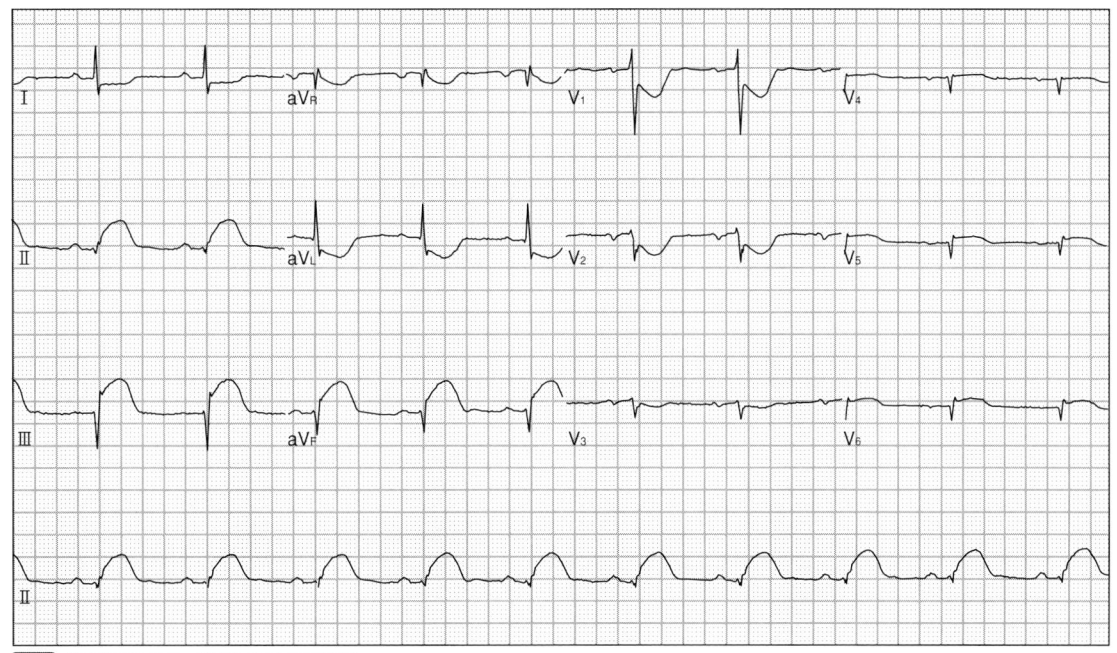

31 胸部重圧感，発汗（57 歳男性）
症例 **30** の右側前胸部誘導

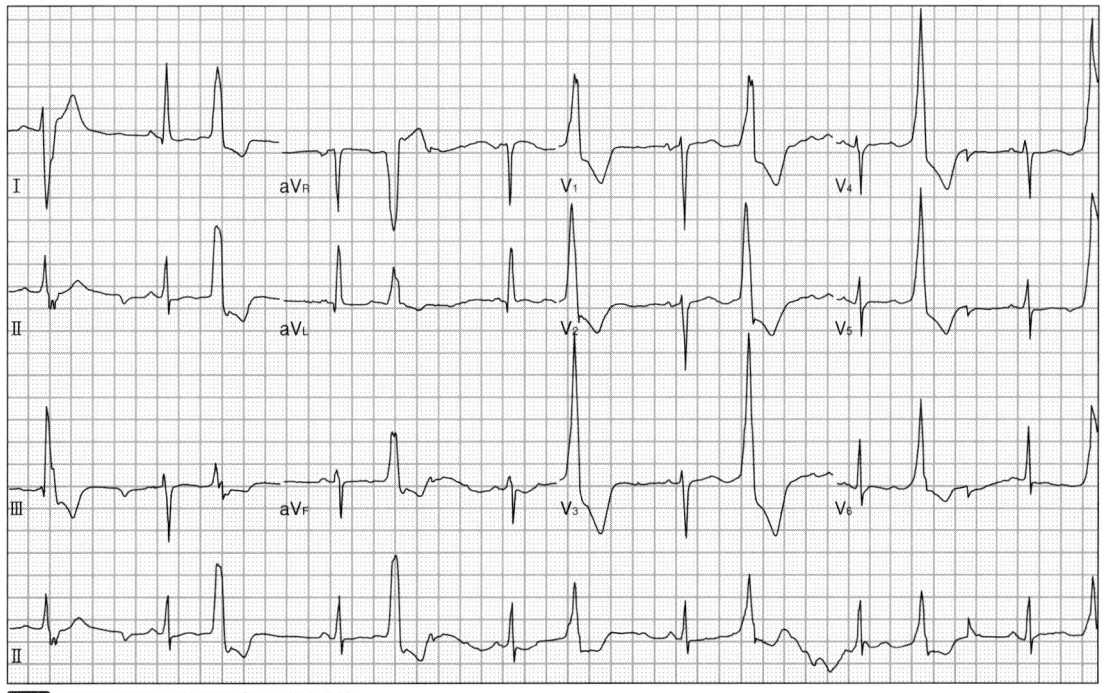

32 急性発症の失語症（60 歳女性）

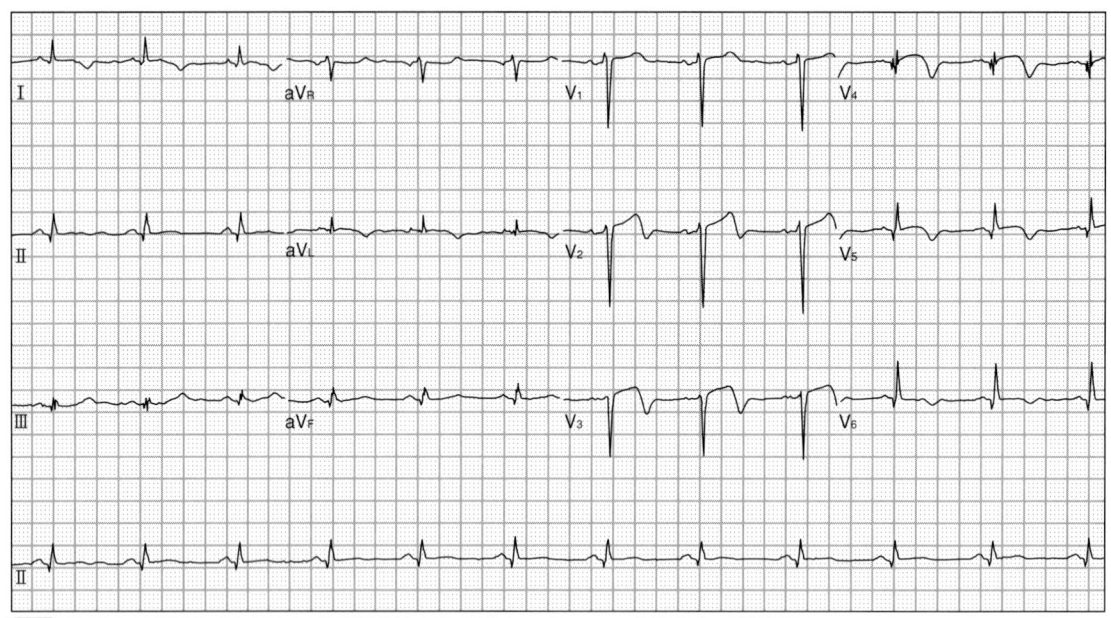

33 急性心筋梗塞に対する血栓溶解療法を施行され，その 24 時間後（54 歳男性）

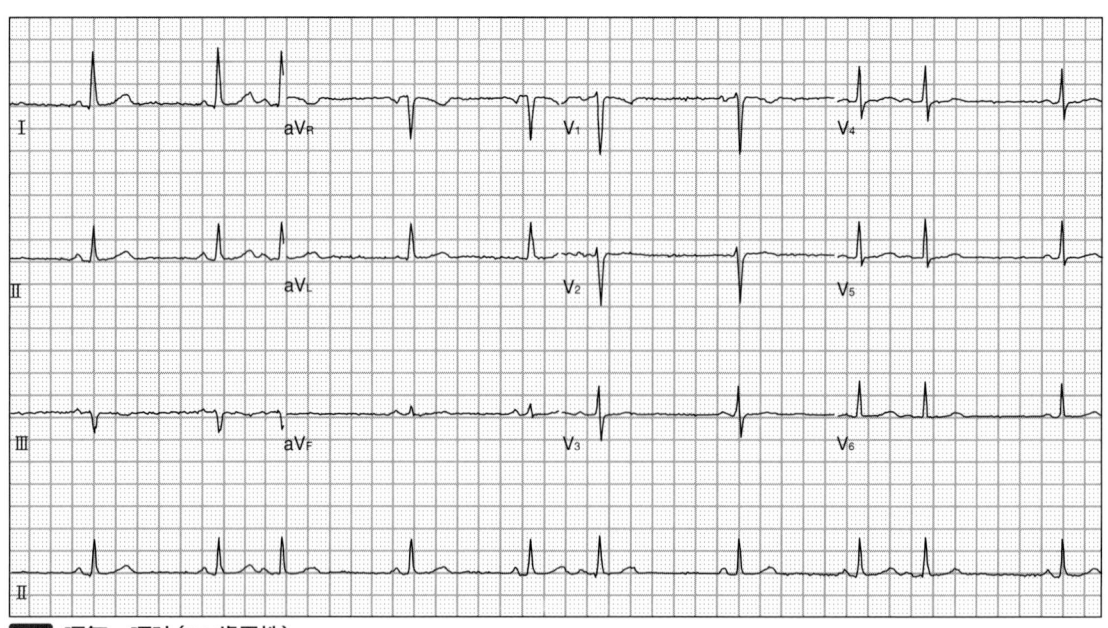

34 嘔気，嘔吐（41 歳男性）

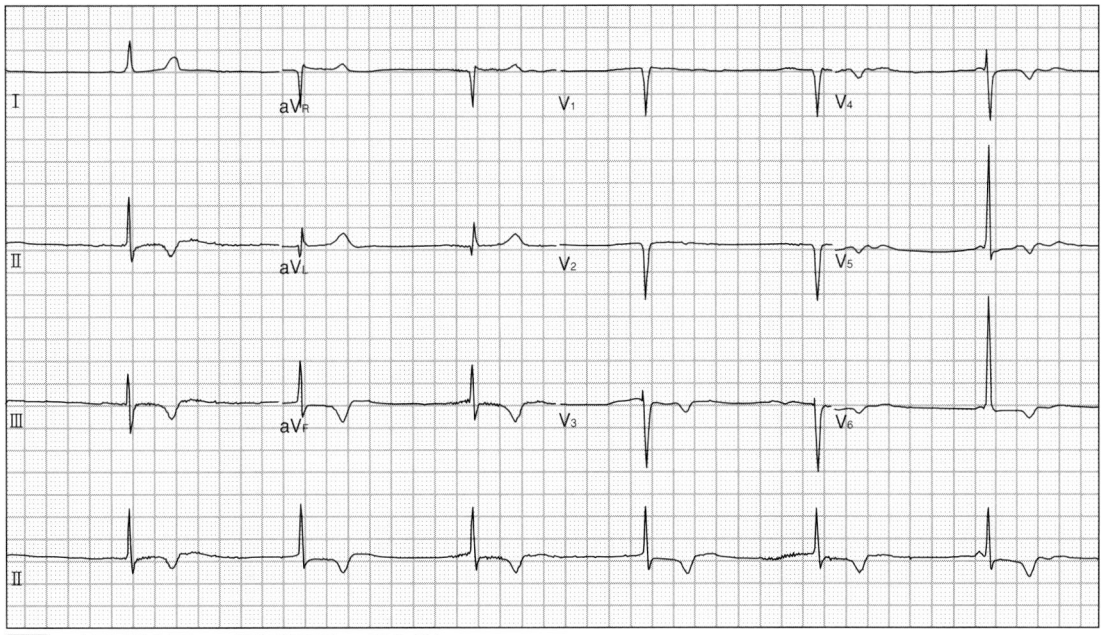

35 β遮断薬を誤って過量服薬（75歳女性）

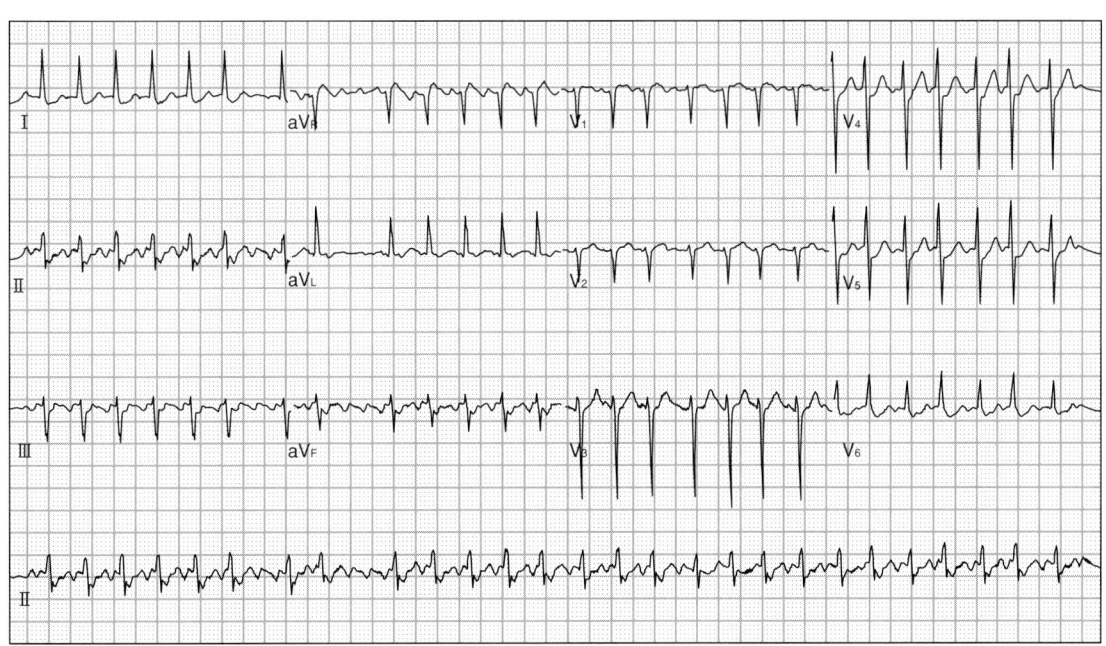

36 動悸，全身倦怠感（68歳男性）

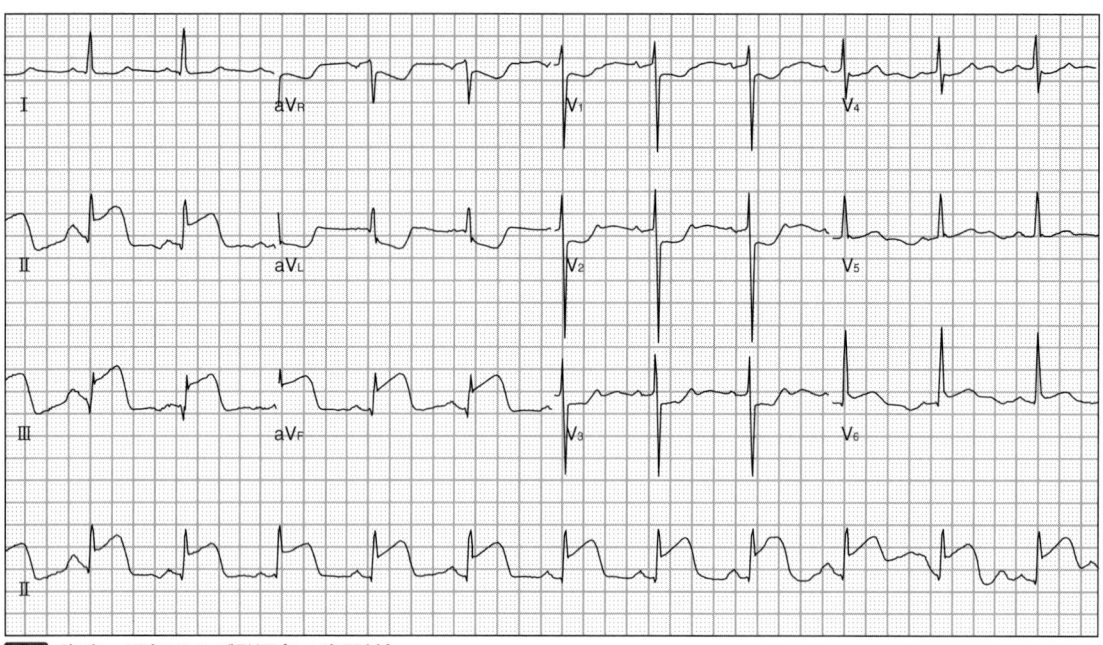

37 胸痛,嘔気および発汗(38歳男性)

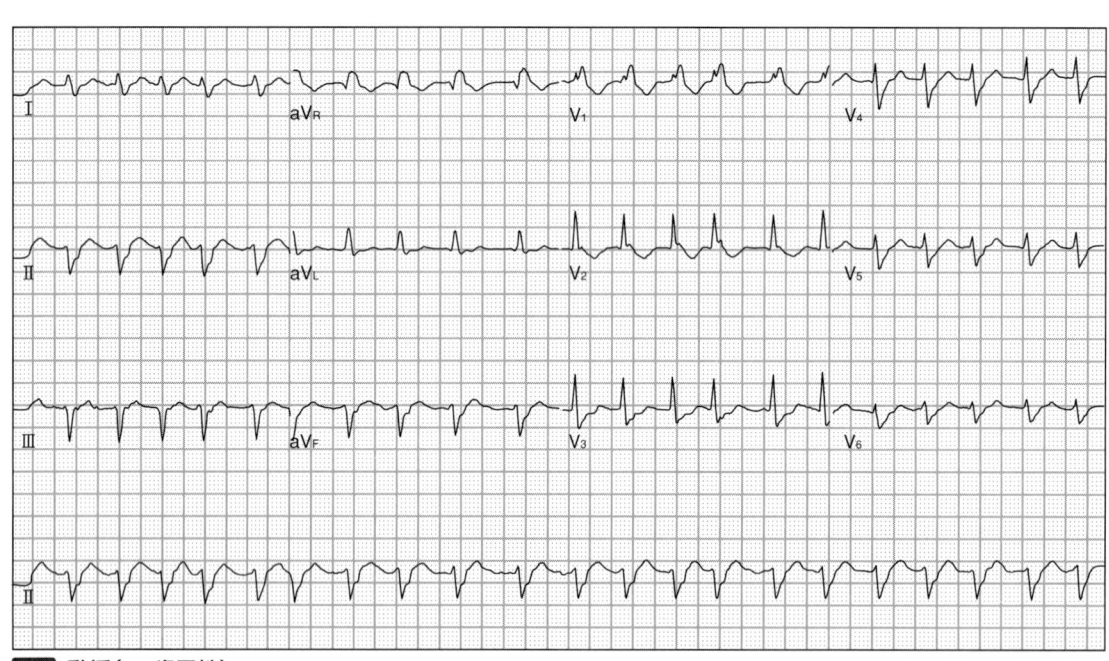

38 動悸(62歳男性)

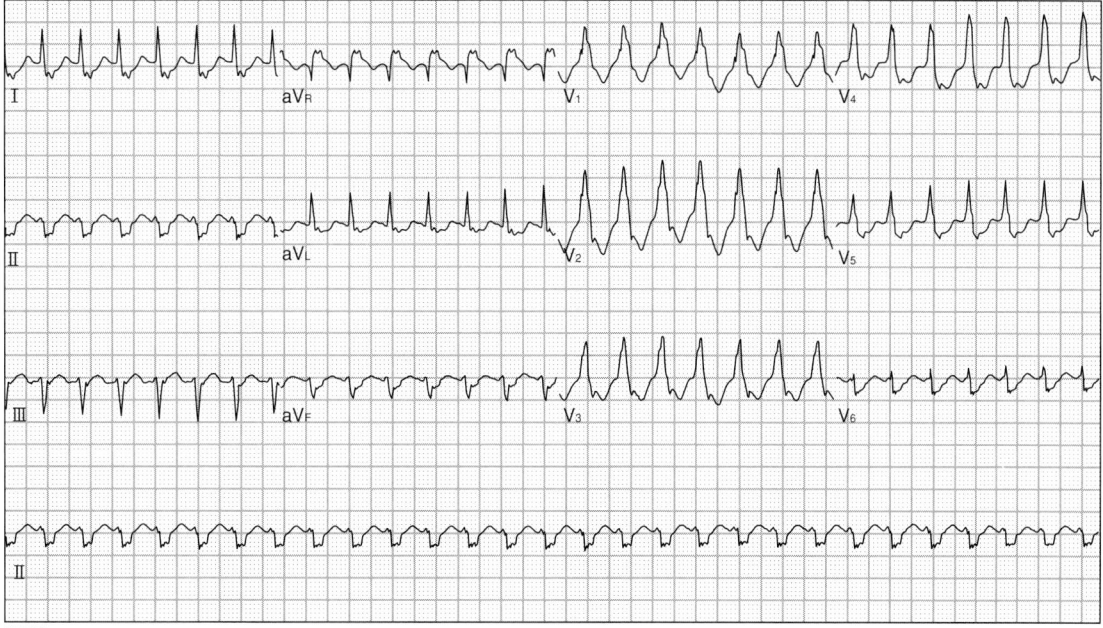

39 胸痛，動悸（74歳男性）

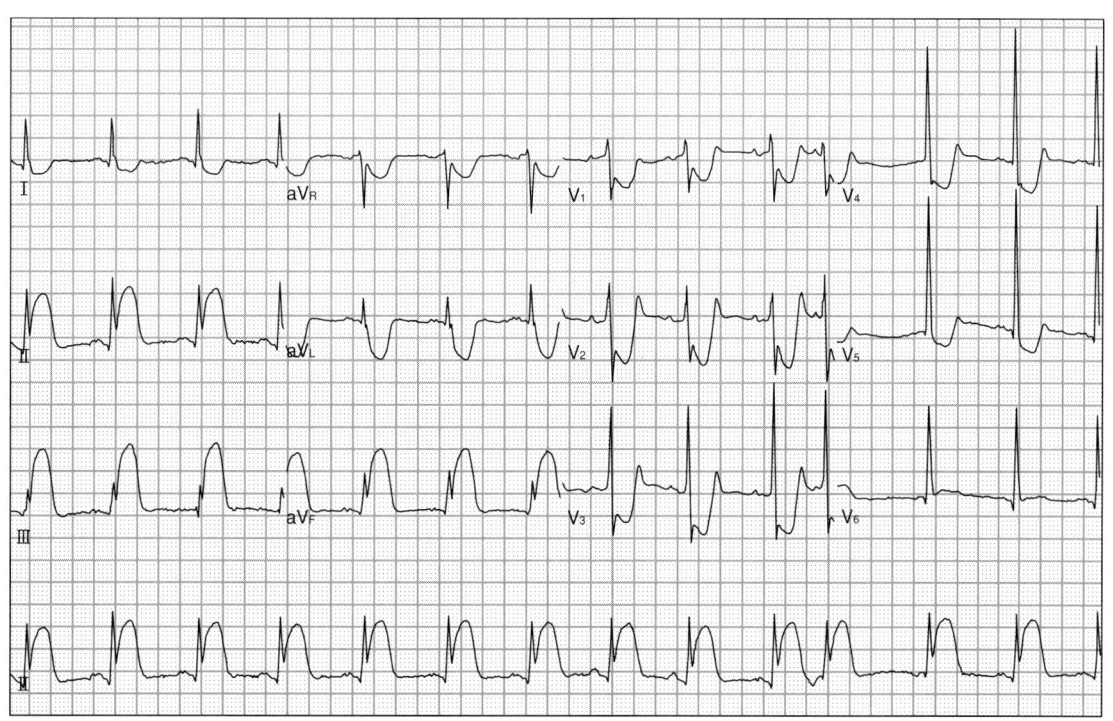

40 強い左側胸部の圧迫感，嘔気および呼吸困難（45歳男性）

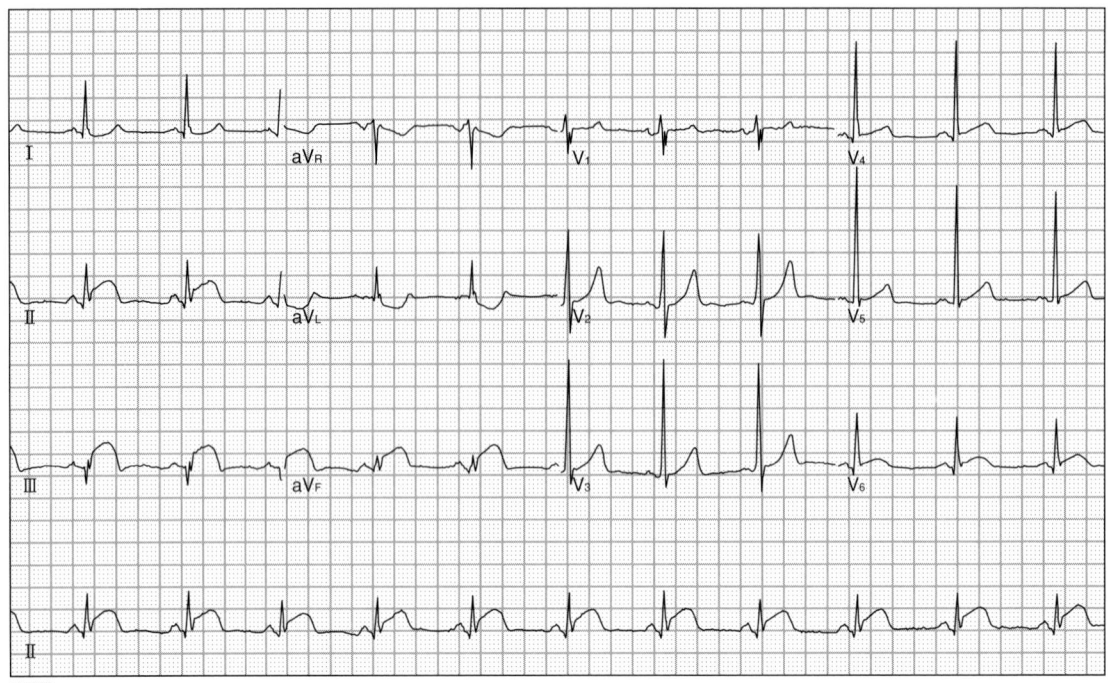

41 左側胸部の圧迫感（45歳男性）

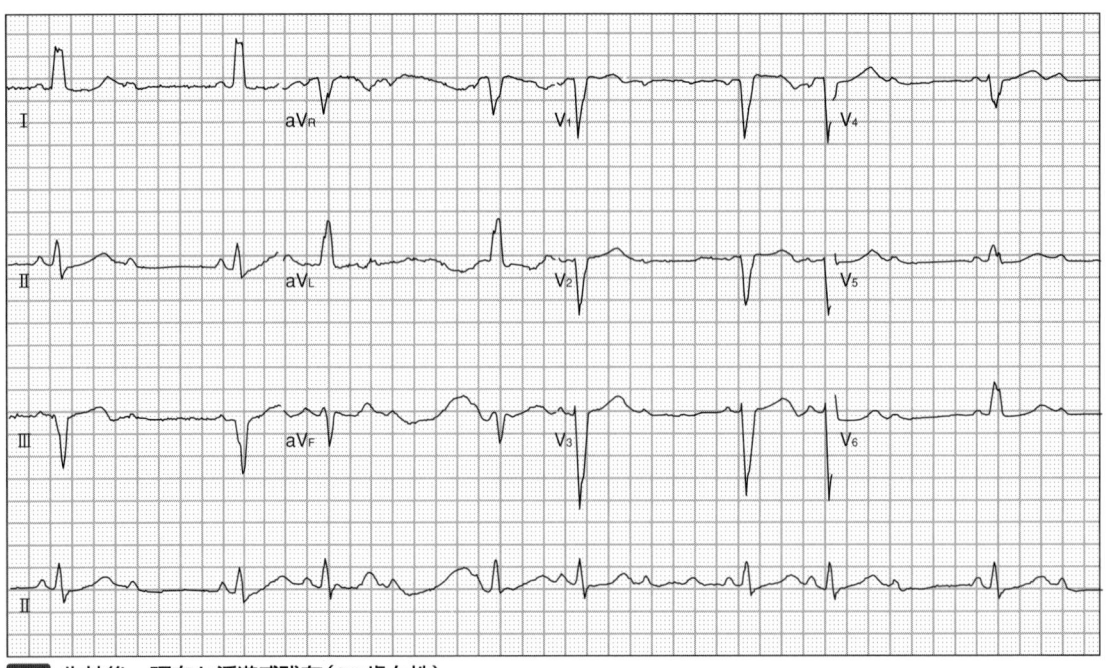

42 失神後，現在も浮遊感残存（85歳女性）

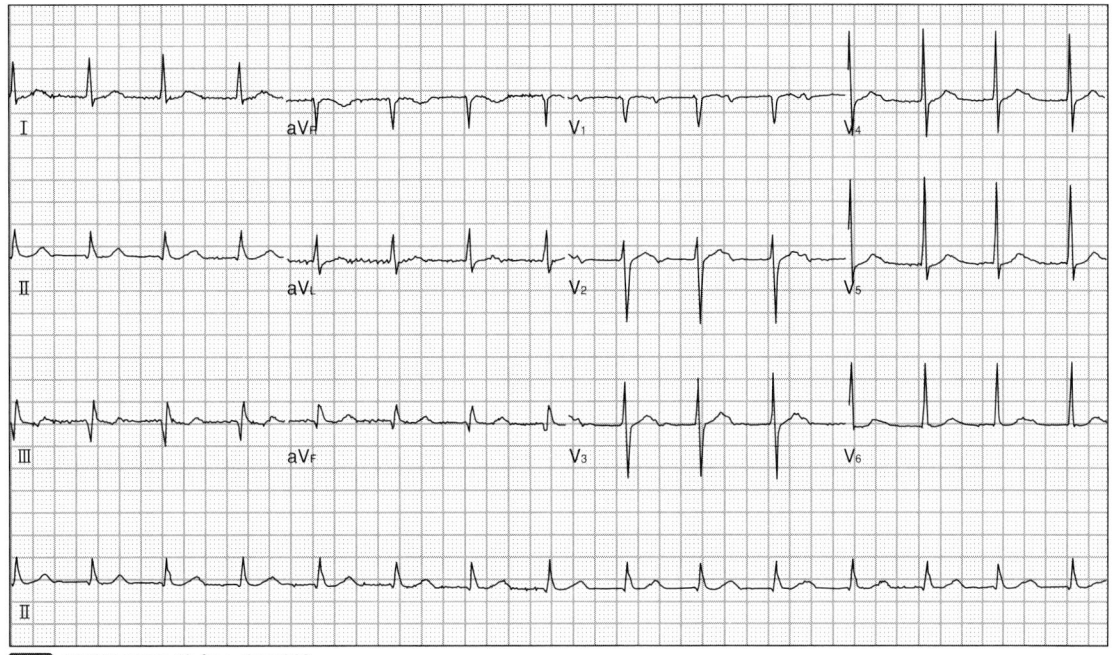

43 肺炎にて入院（81 歳男性）

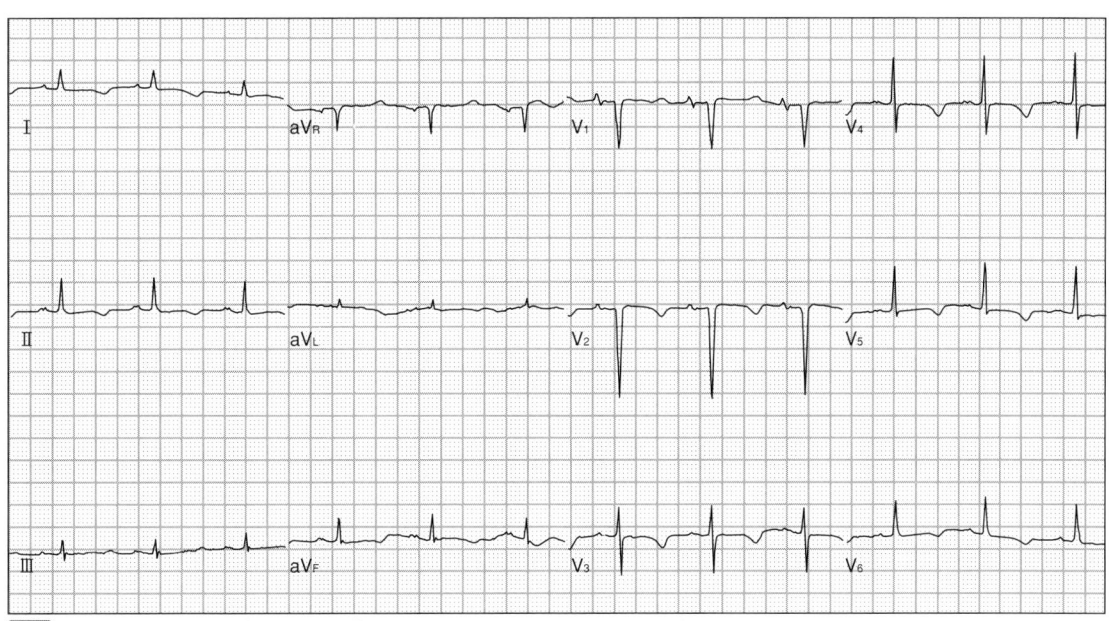

44 四肢の攣縮，慢性腎不全患者（71 歳女性）

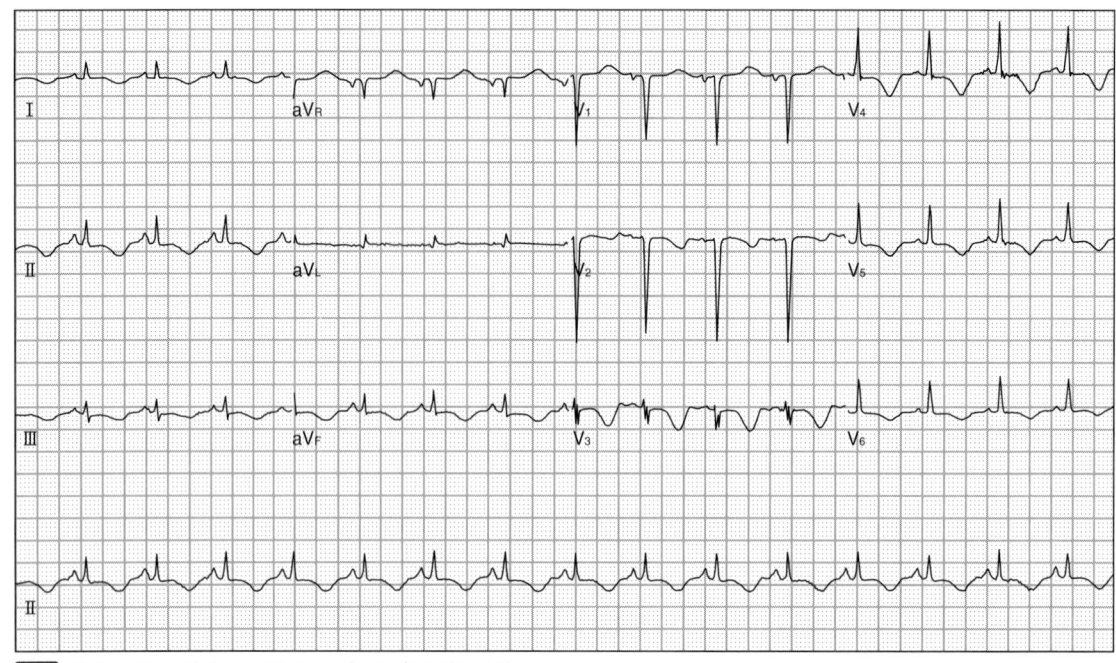

45 胸痛，左上腕痛，嘔吐および発汗（46 歳男性）

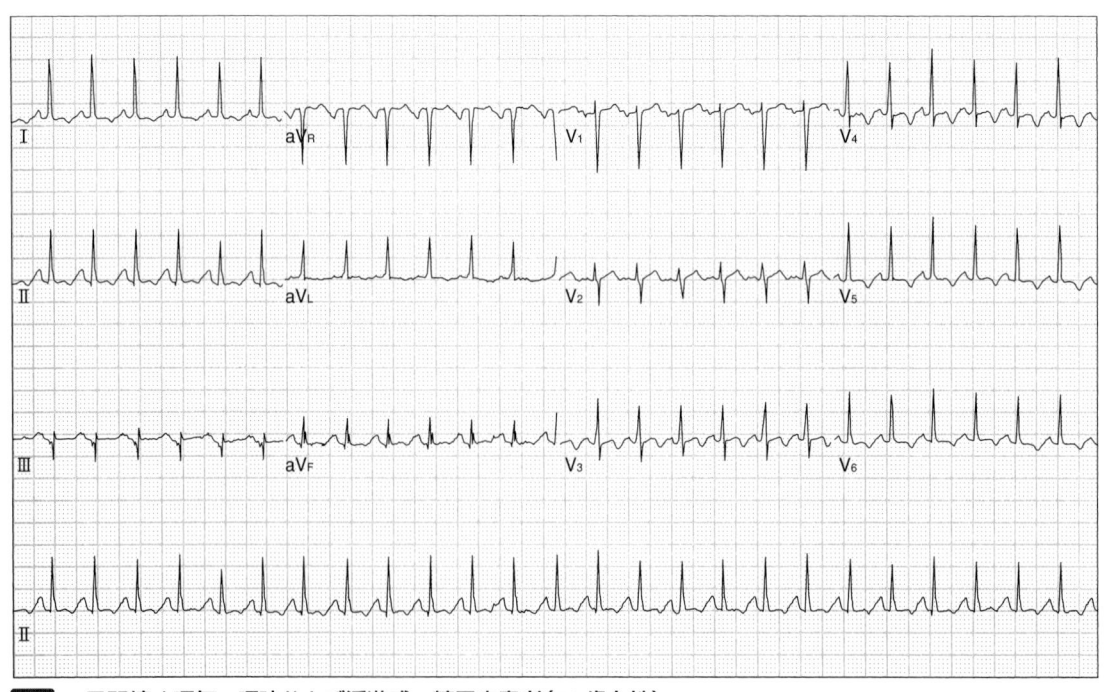

46 4 日間続く嘔気，嘔吐および浮遊感，糖尿病患者（53 歳女性）

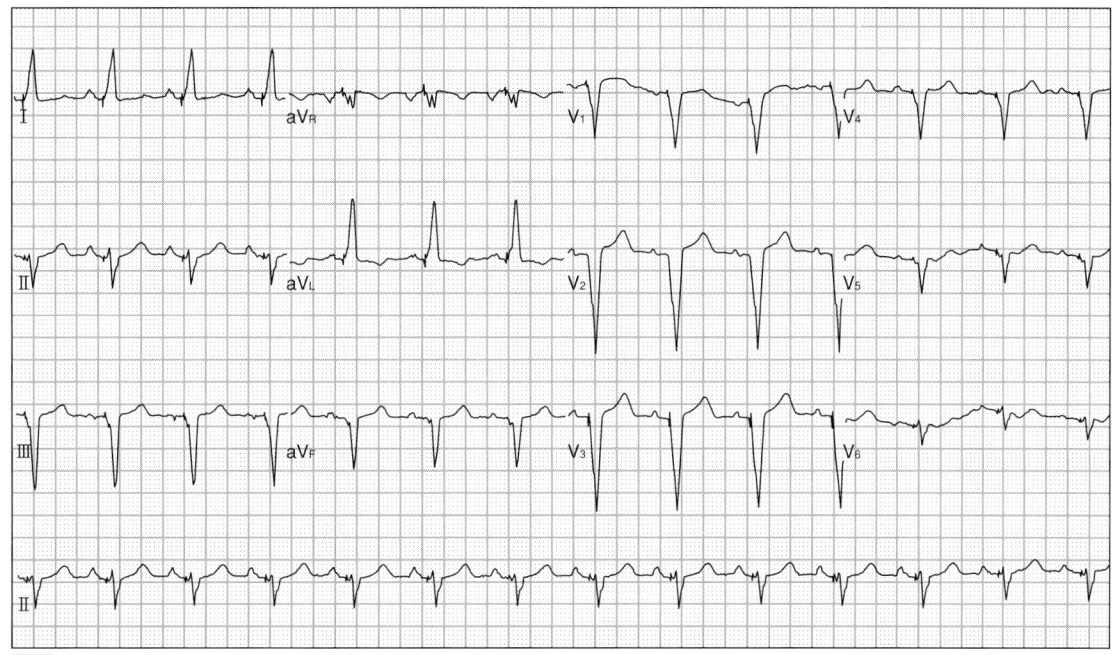

47 胸痛（85 歳女性）

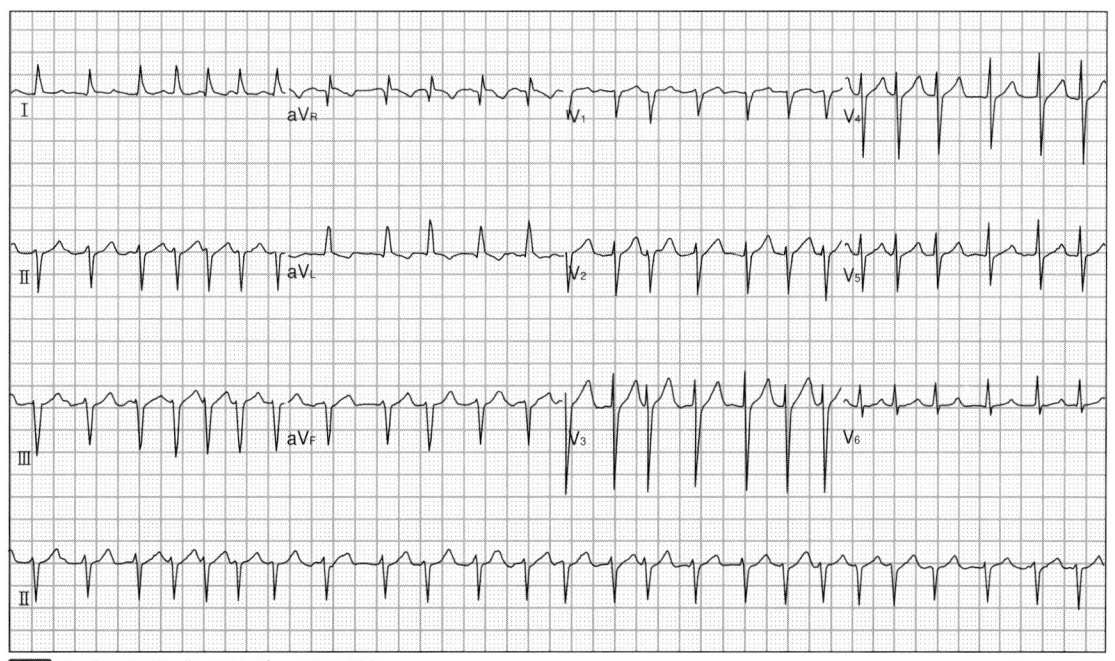

48 極度の浮遊感，発汗（66 歳男性）

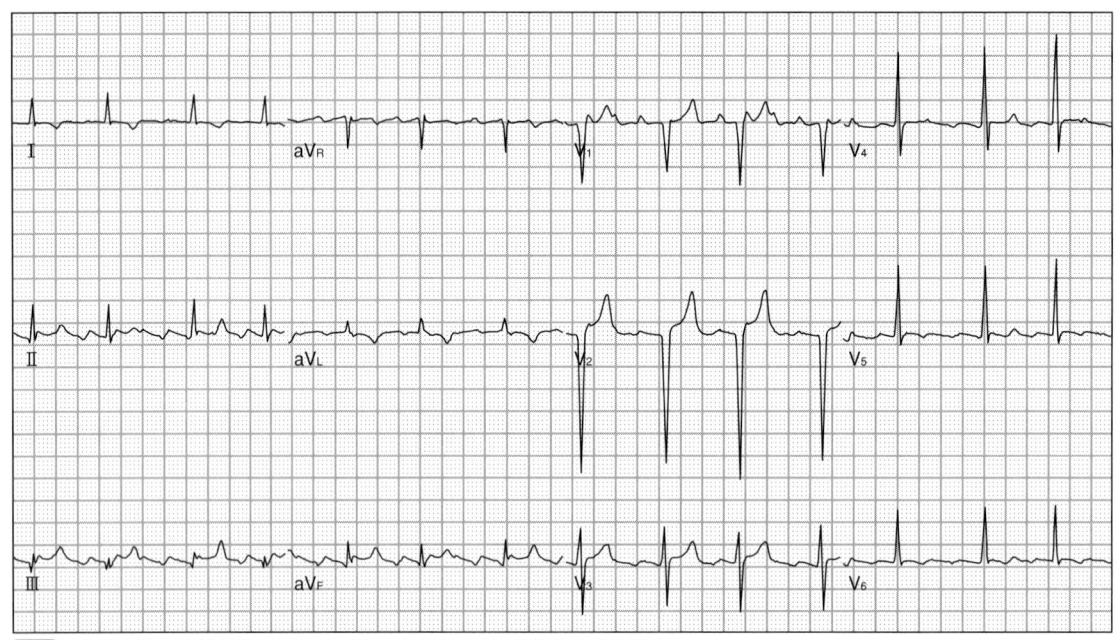

49 呼吸困難，下肢浮腫の増悪，うっ血性心不全患者（58歳男性）

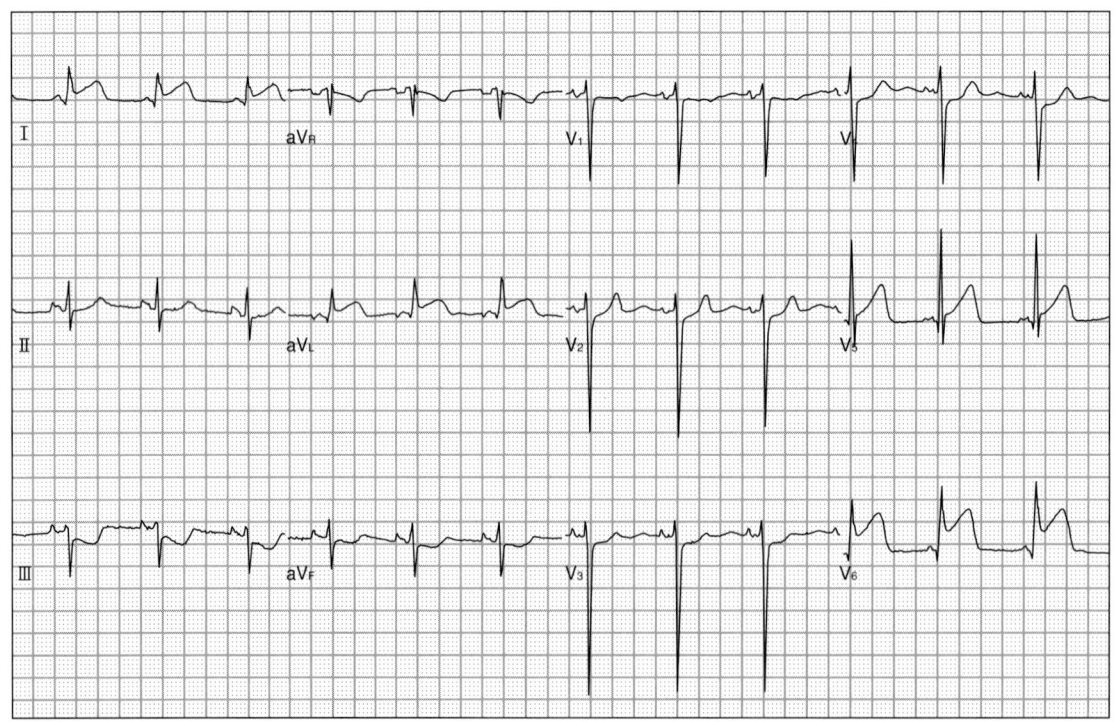

50 左側胸痛，左上腕痛（43歳男性）

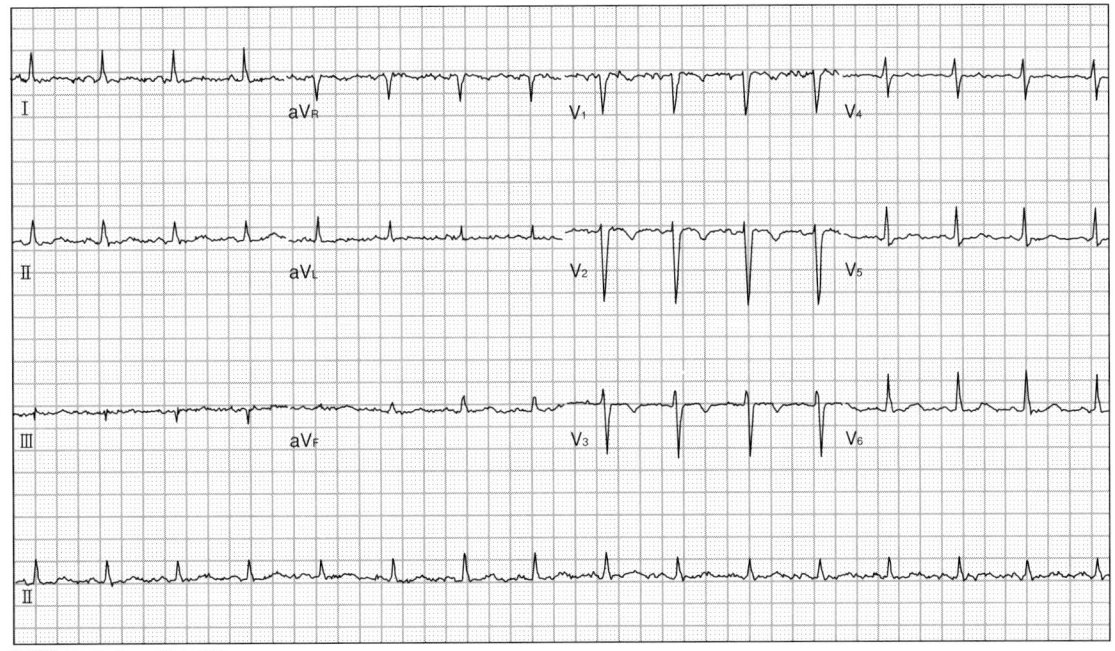

51 胸痛（52歳女性）

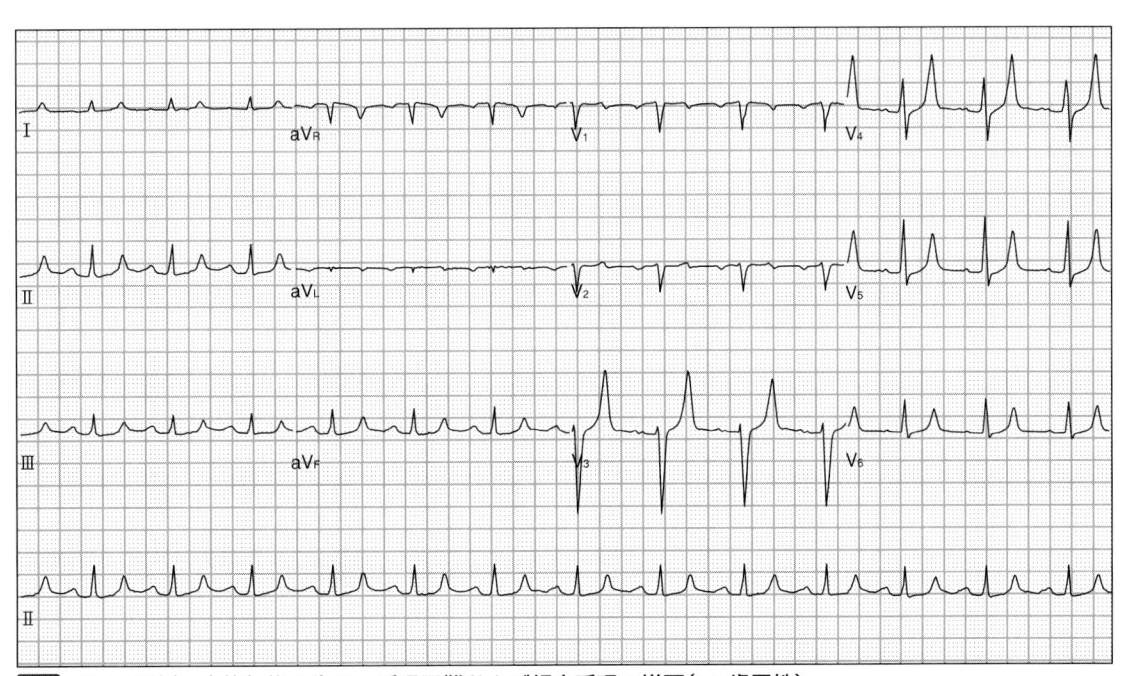

52 2回の透析の未施行後に生じた呼吸困難および起座呼吸の増悪（62歳男性）

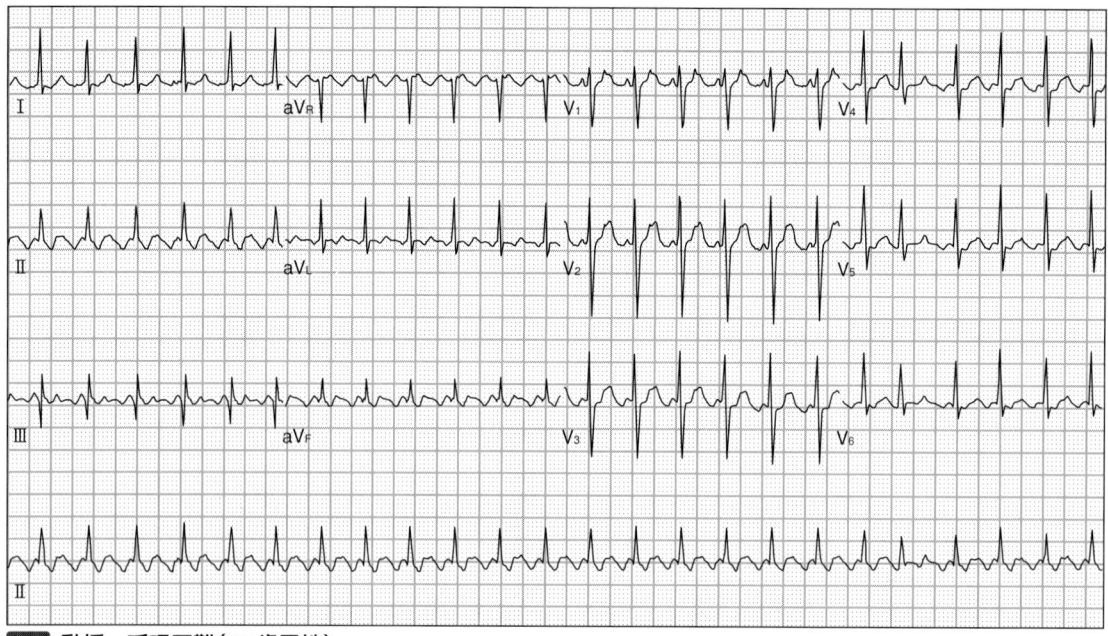

53 動悸,呼吸困難(47歳男性)

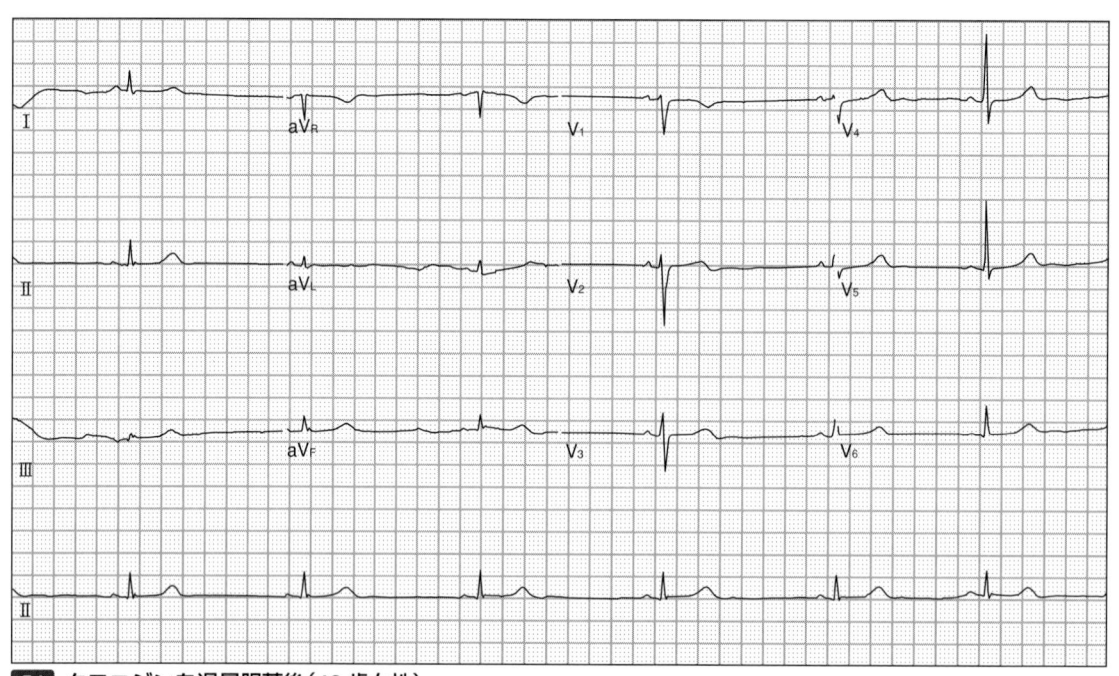

54 クロニジンを過量服薬後(48歳女性)

すべての誘導は1/2縮尺

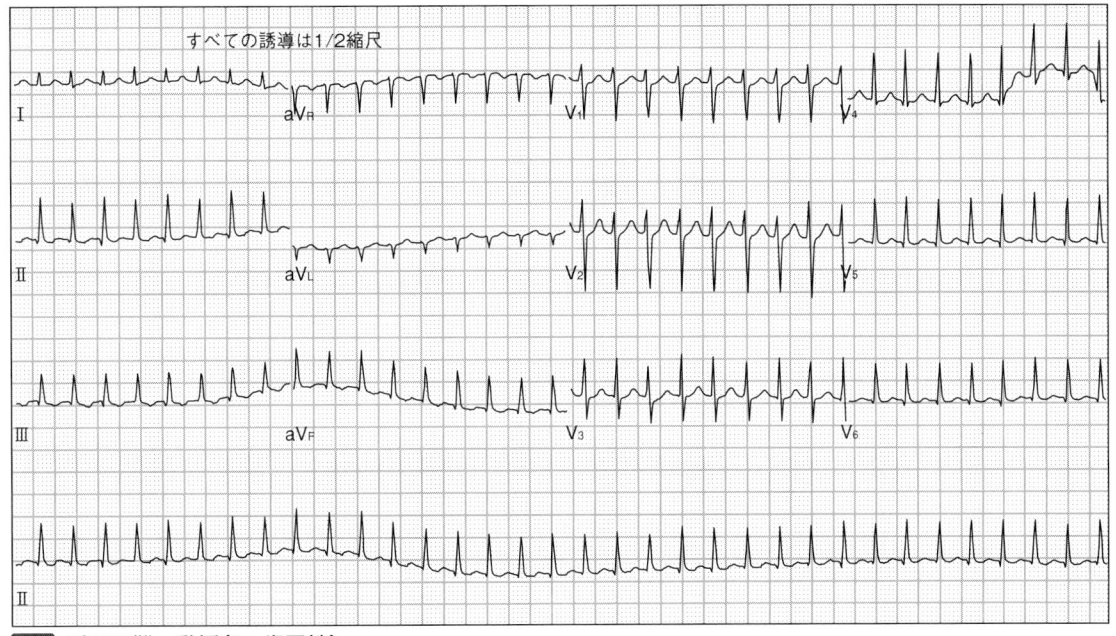

55 呼吸困難，動悸（23 歳男性）

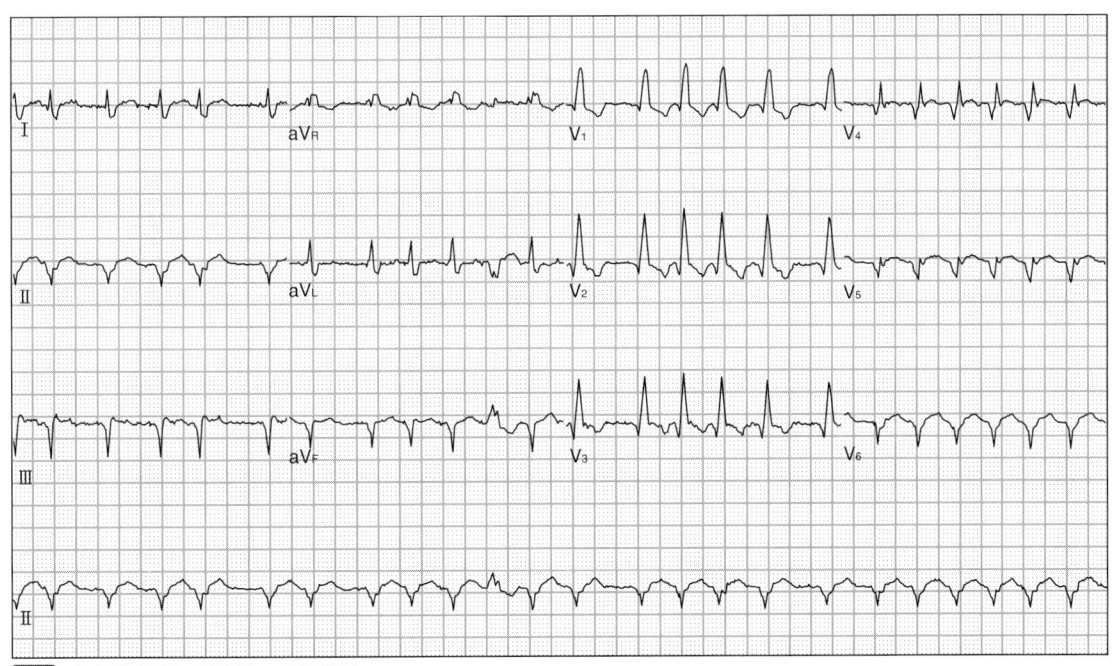

56 全身倦怠感，動悸（57 歳男性）

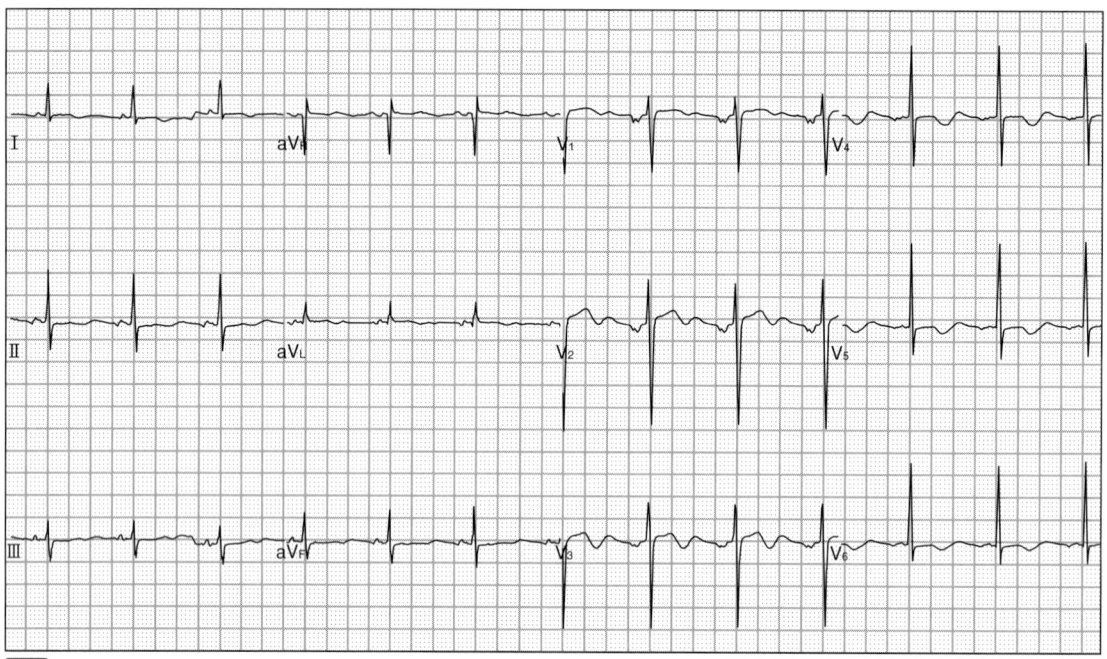

57 5日間続く食欲不振，嘔気および嘔吐（54歳男性）

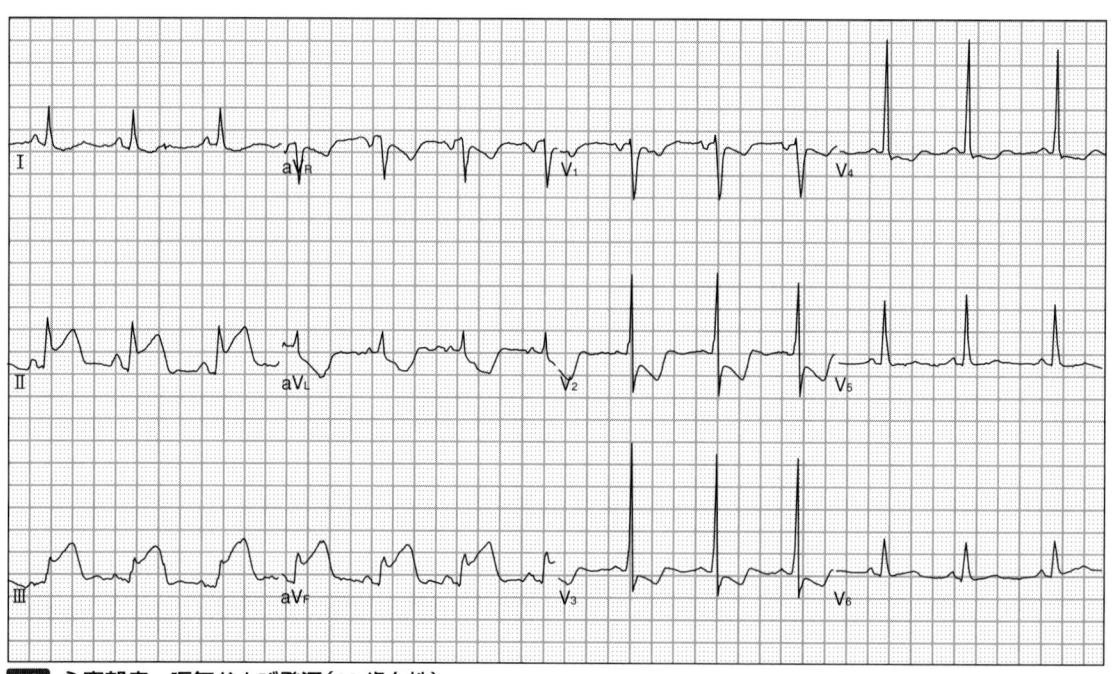

58 心窩部痛，嘔気および発汗（66歳女性）

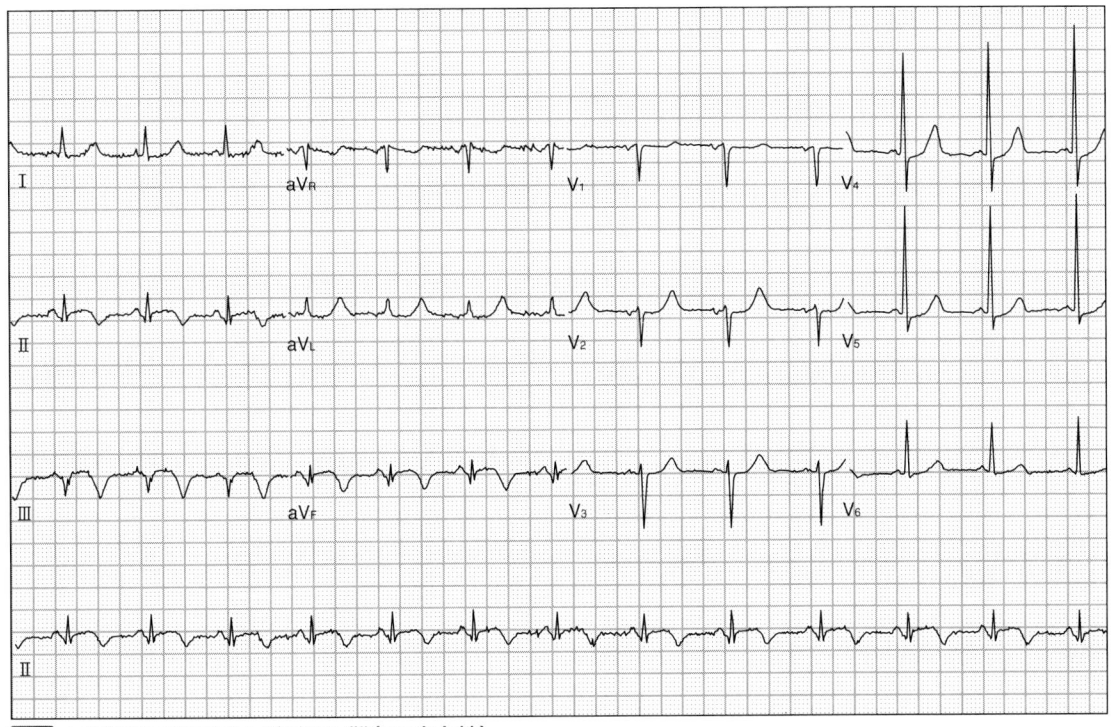

59 9時間続く胸痛および呼吸困難（70歳女性）

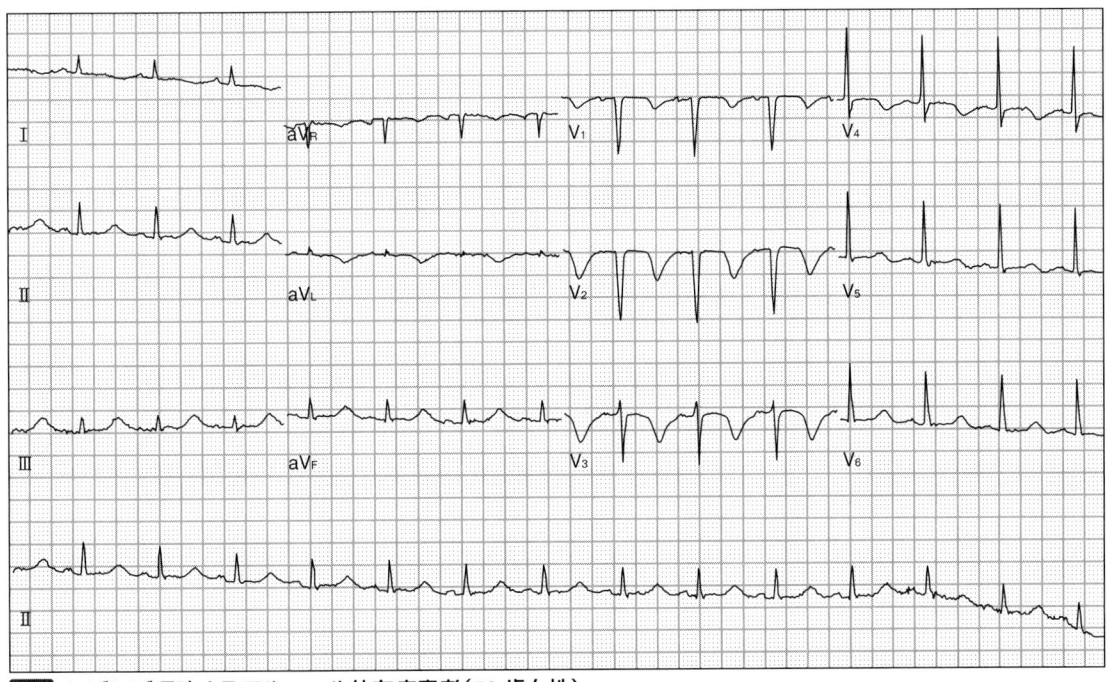

60 しばしば嘔吐するアルコール依存症患者（52歳女性）

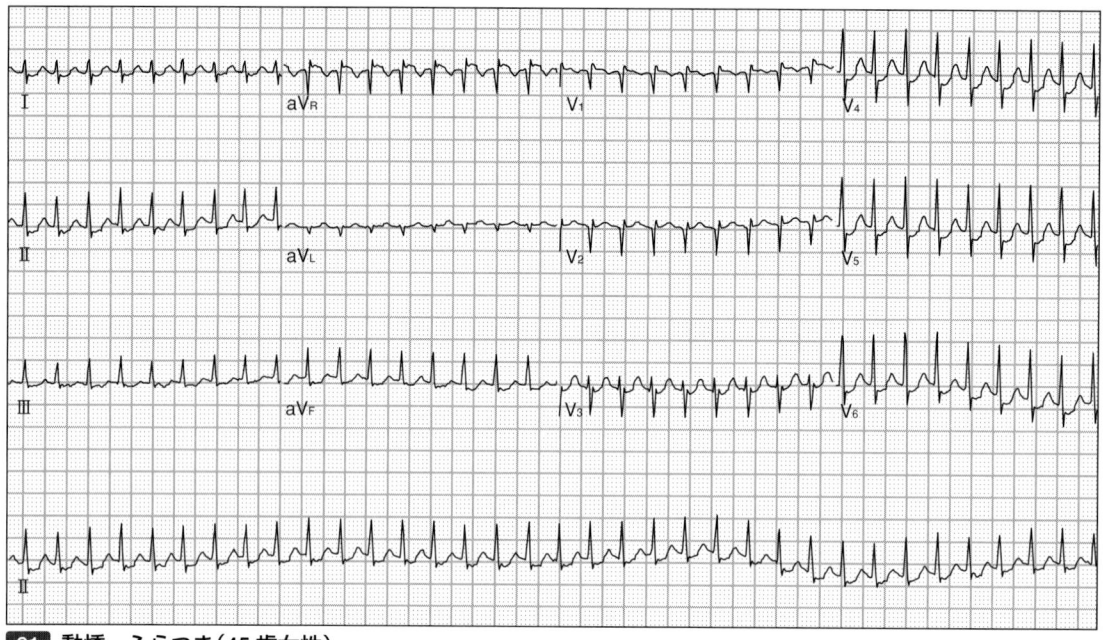

61 動悸，ふらつき（45歳女性）

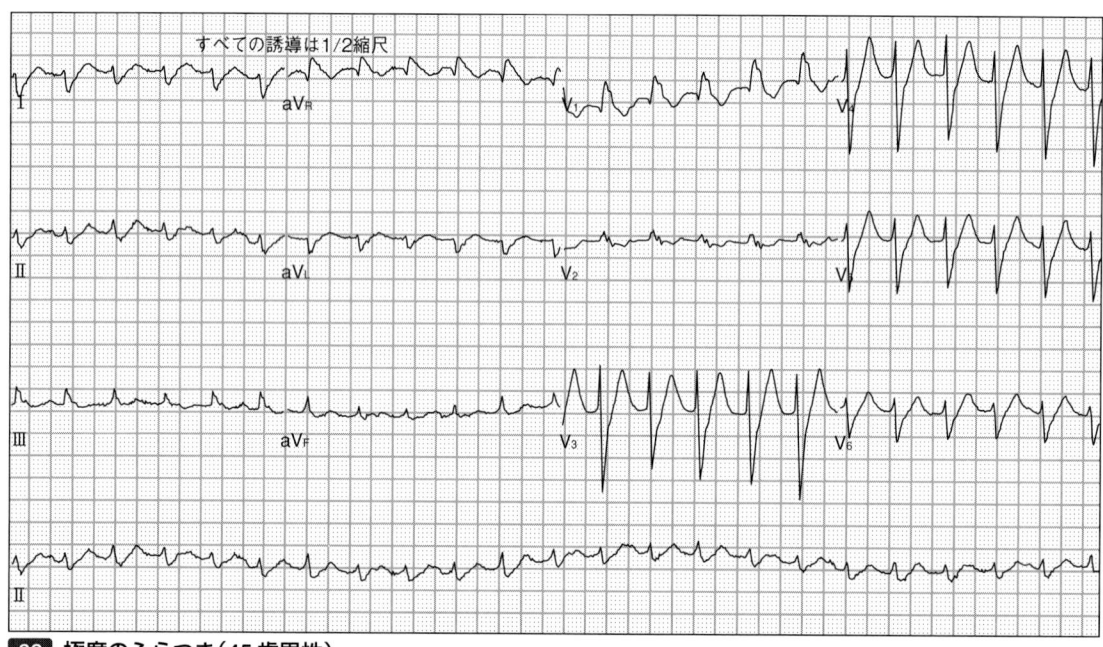

62 極度のふらつき（45歳男性）

すべての誘導は1/2縮尺

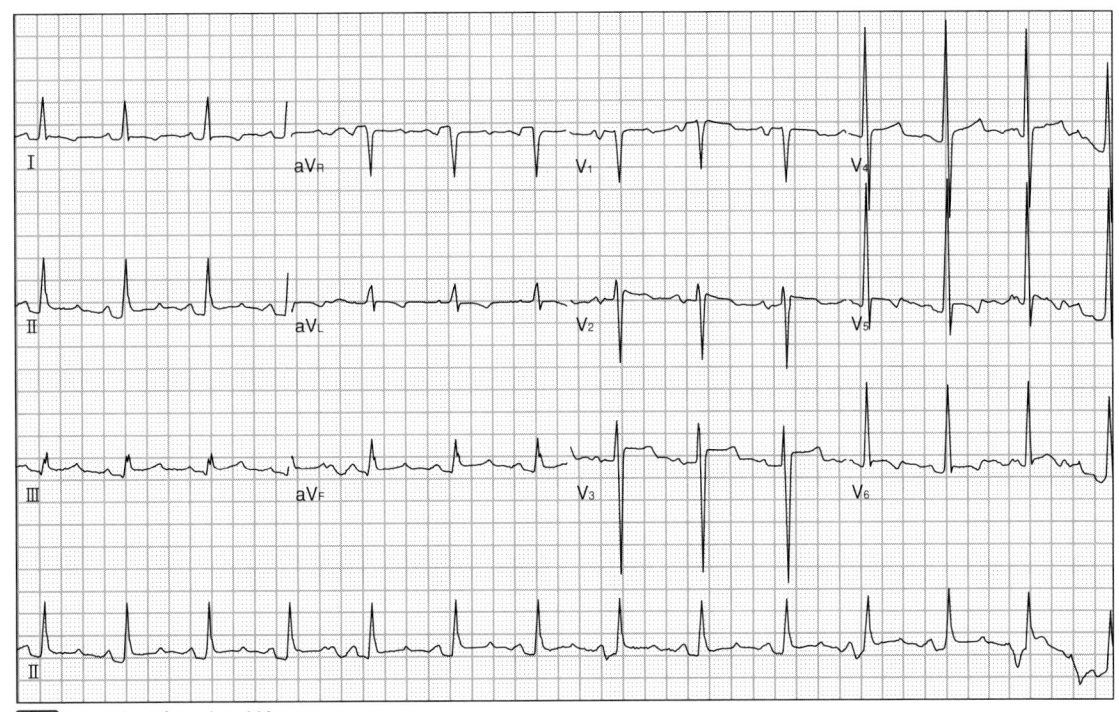

63 鋭い胸痛（52歳男性）

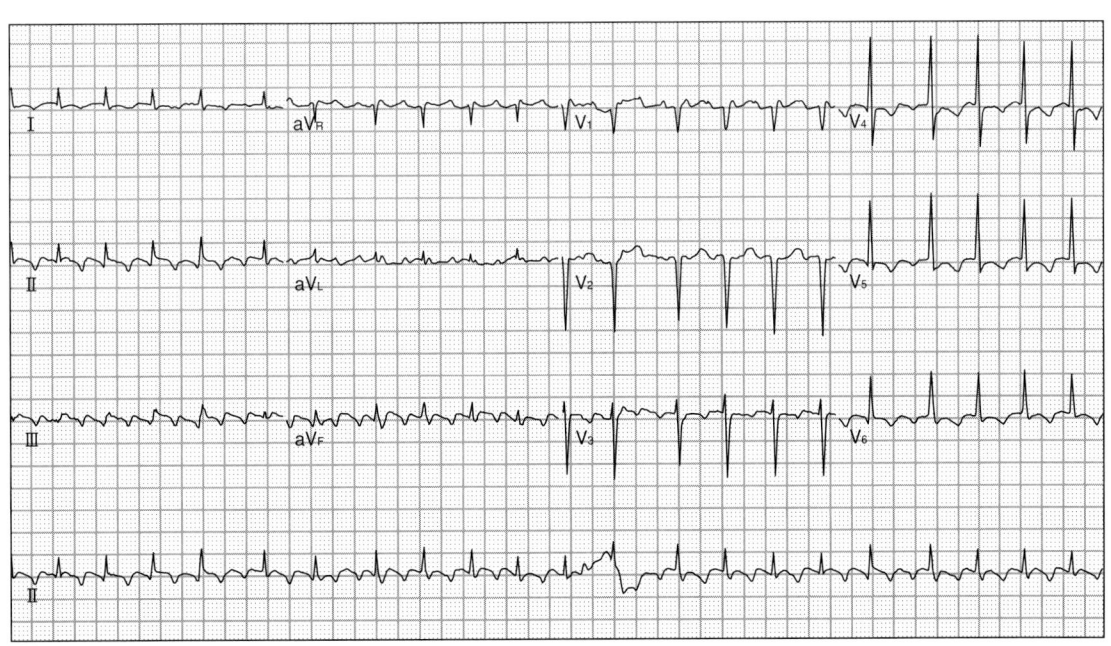

64 全身倦怠感（71歳女性）

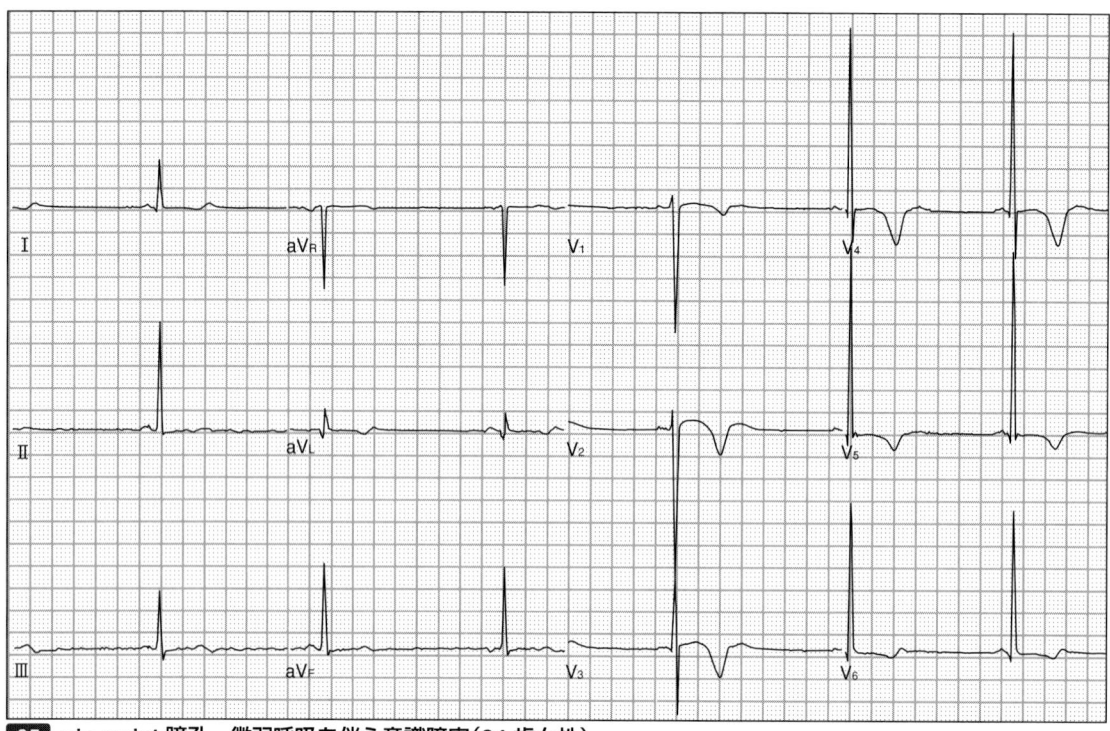

65 pin-point 瞳孔，微弱呼吸を伴う意識障害（34 歳女性）

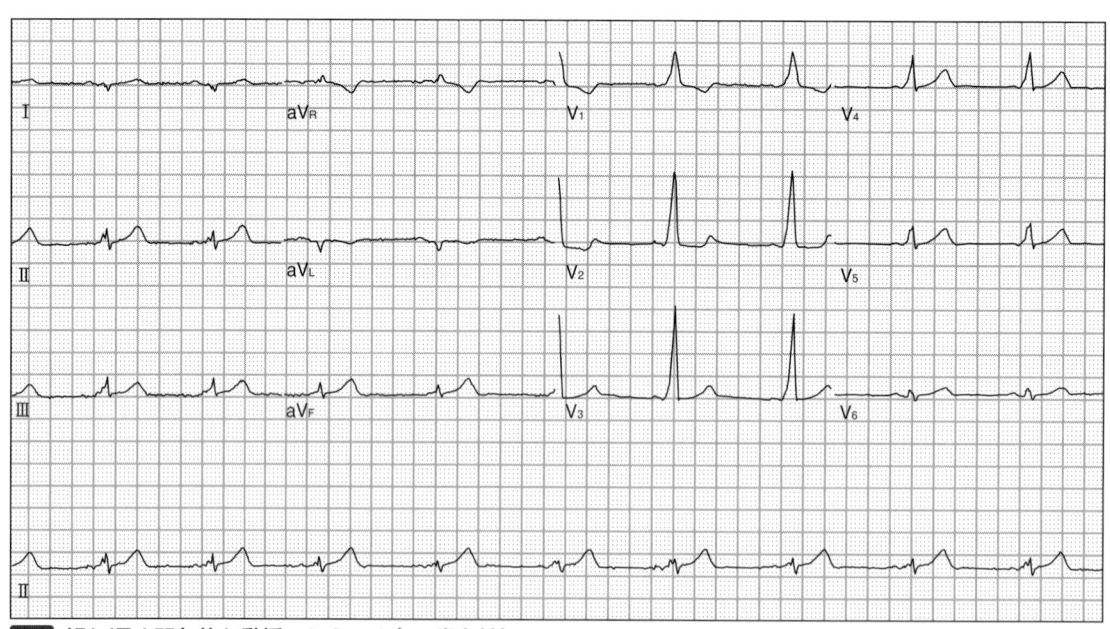

66 繰り返す間欠的な動悸，ふらつき（36 歳女性）

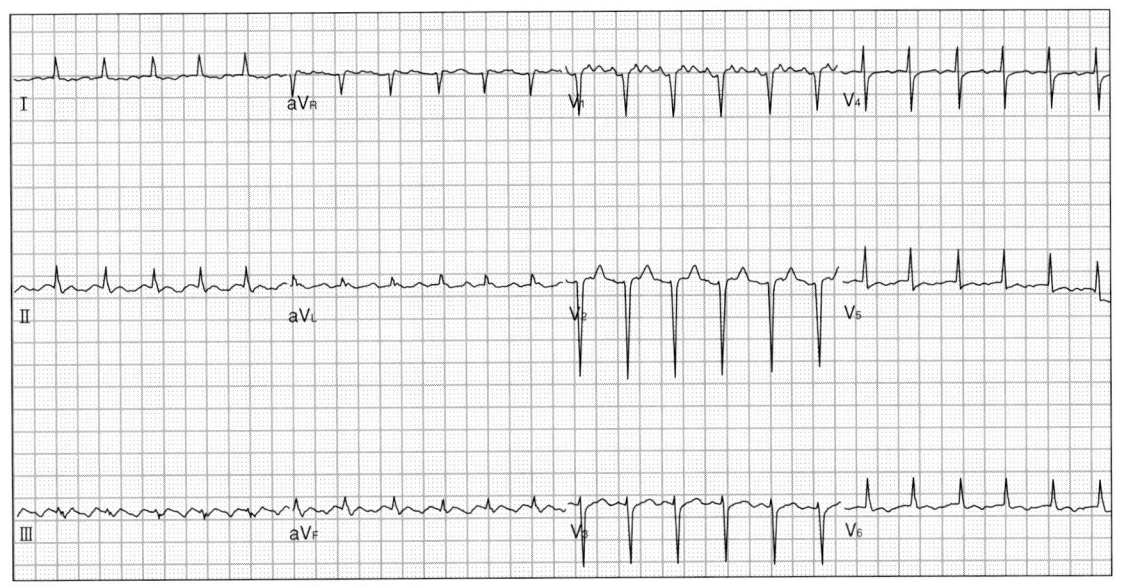

67 胸部不快感，全身倦怠感（70 歳女性）

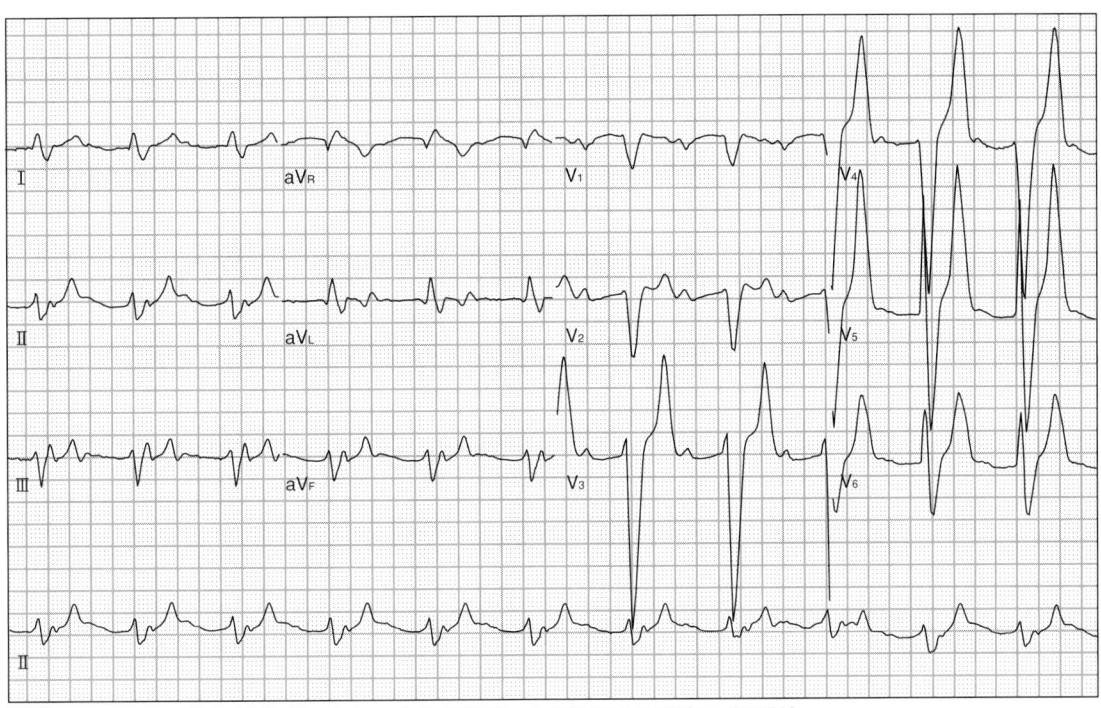

68 最近 3 回の透析が未施行であり，全身倦怠感，末期腎不全患者（41 歳男性）

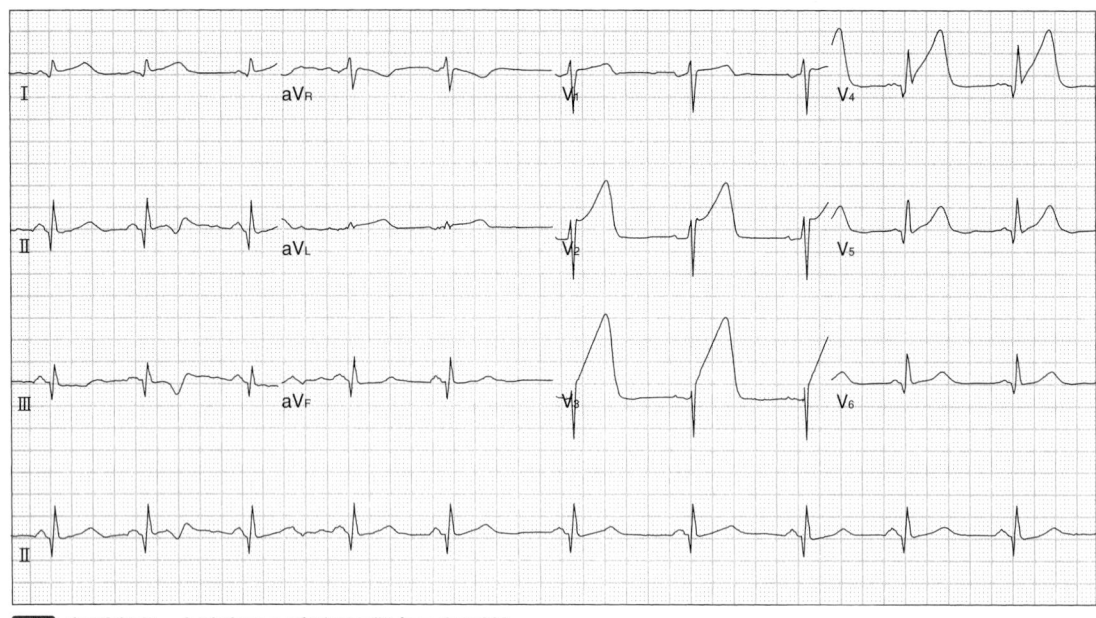

69 左側胸痛，上肢痛および呼吸困難（45歳男性）

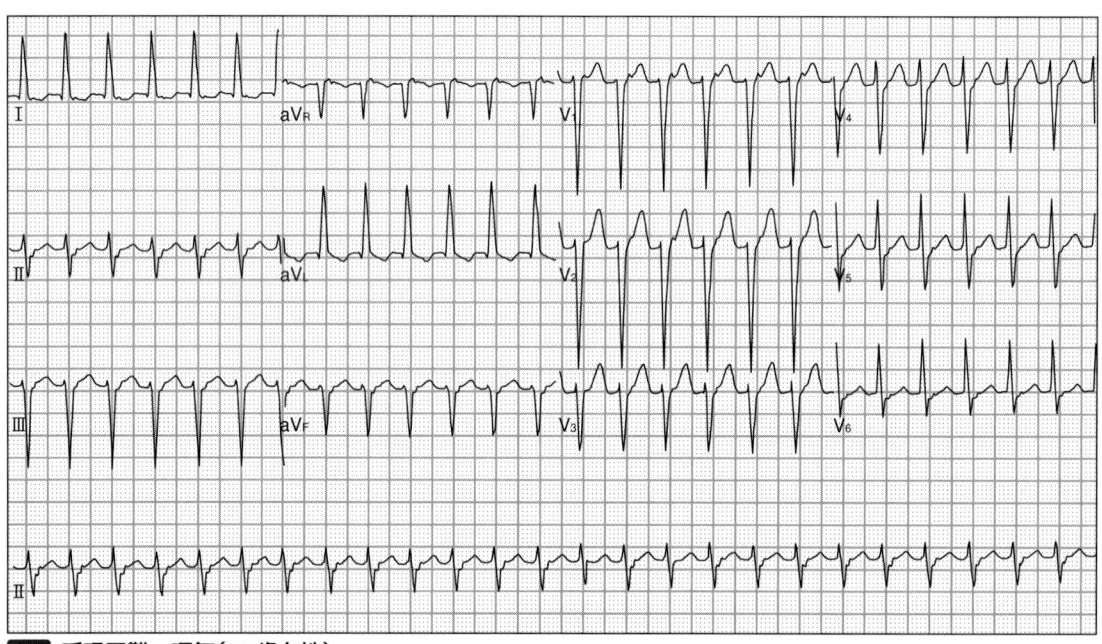

70 呼吸困難，嘔気（78歳女性）

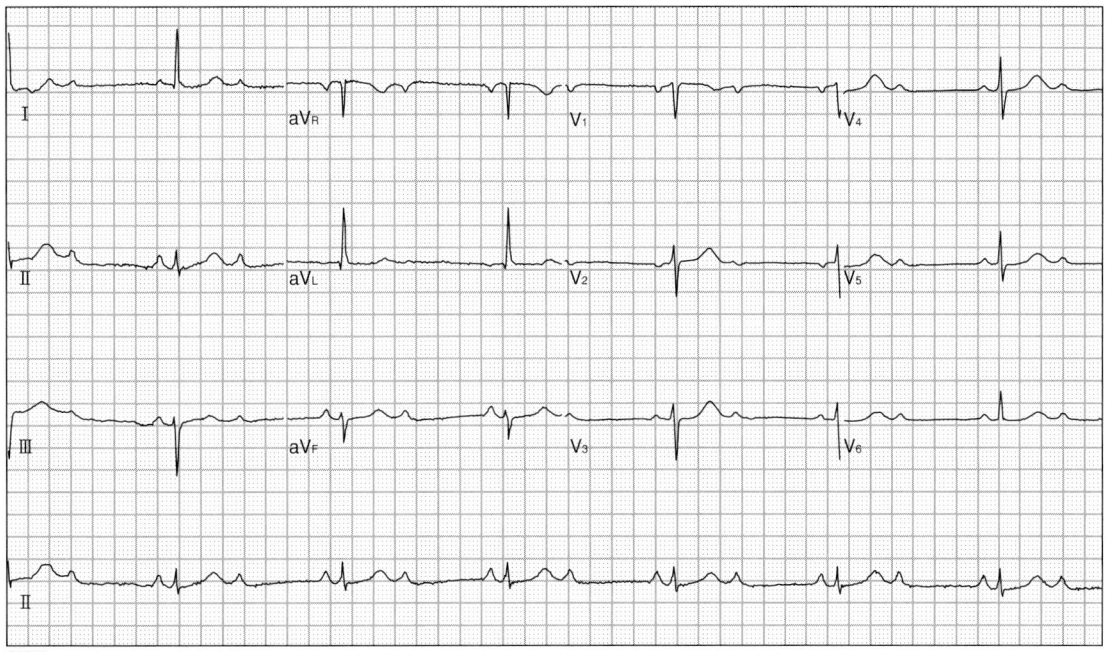

71 失神後（75歳女性）

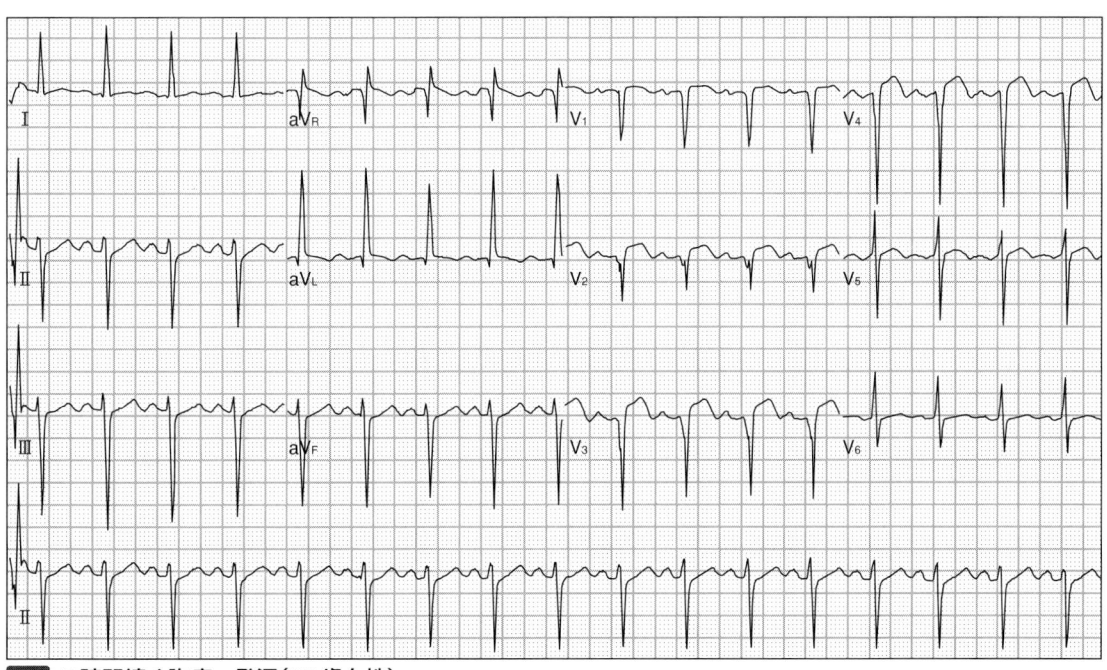

72 5時間続く胸痛，発汗（50歳女性）

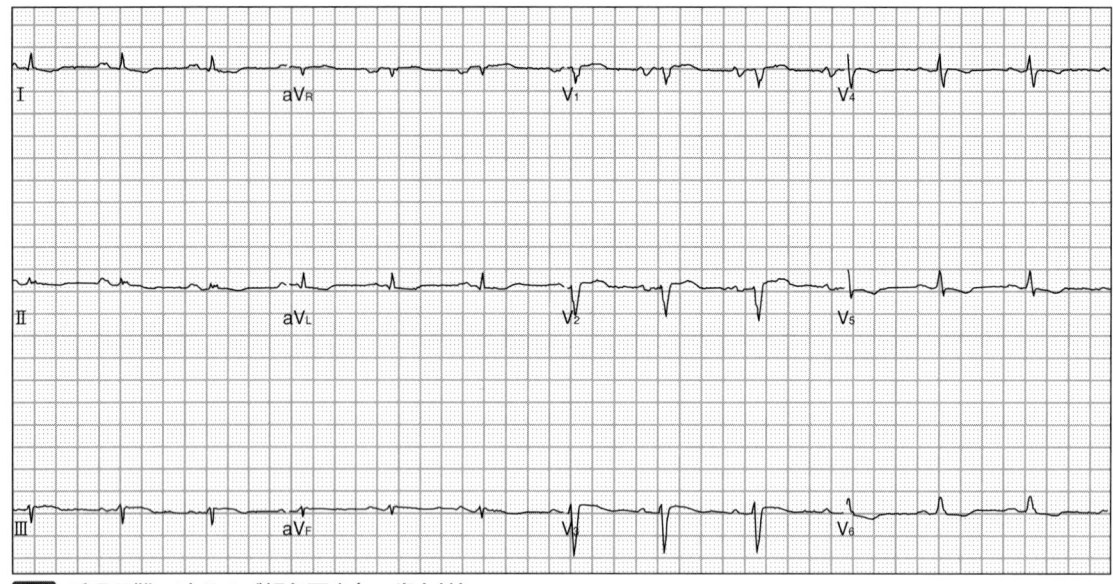

73 呼吸困難，咳および顔色不良（59 歳女性）

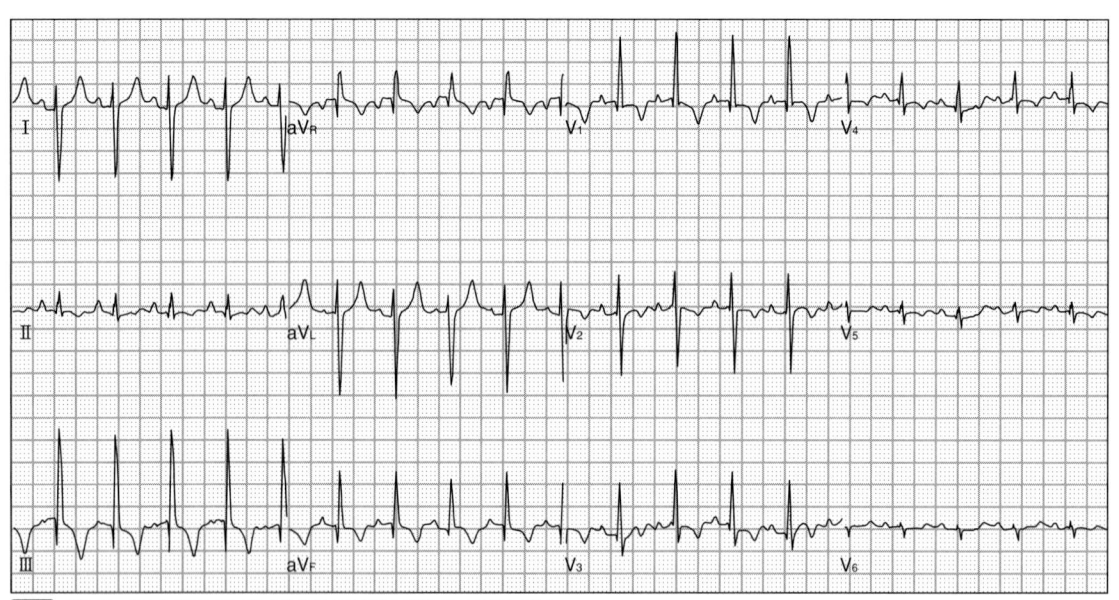

74 胸痛，徐々に悪化する極度の呼吸困難（62 歳女性）

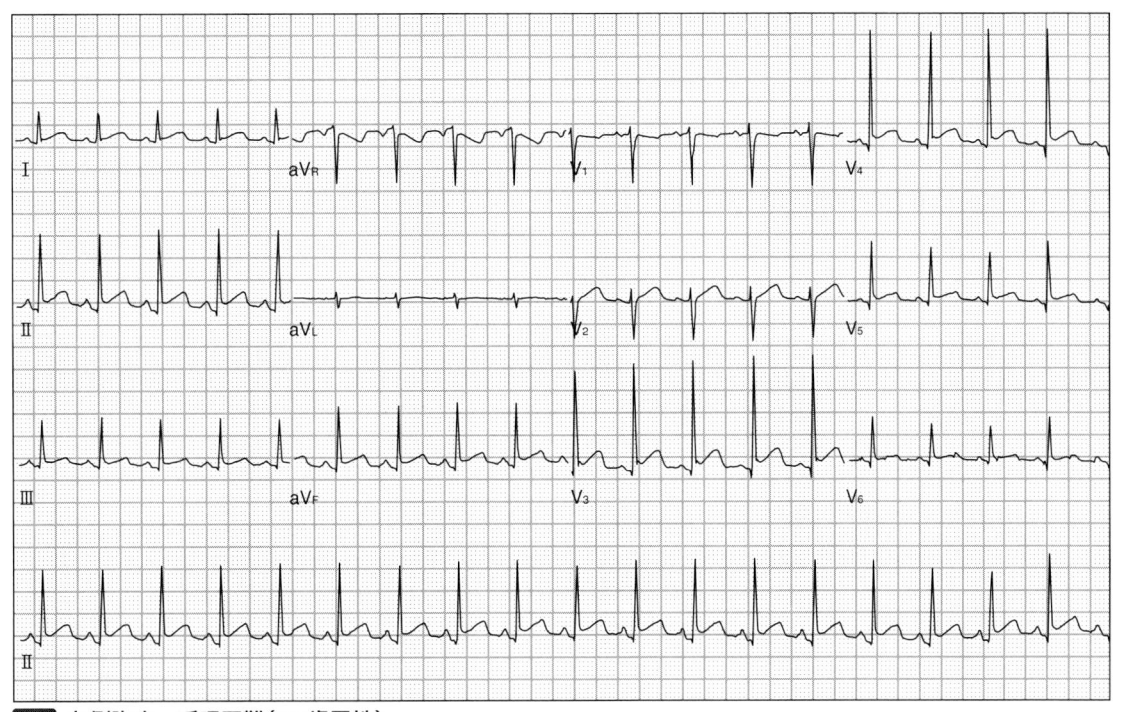

75 左側胸痛，呼吸困難（40歳男性）

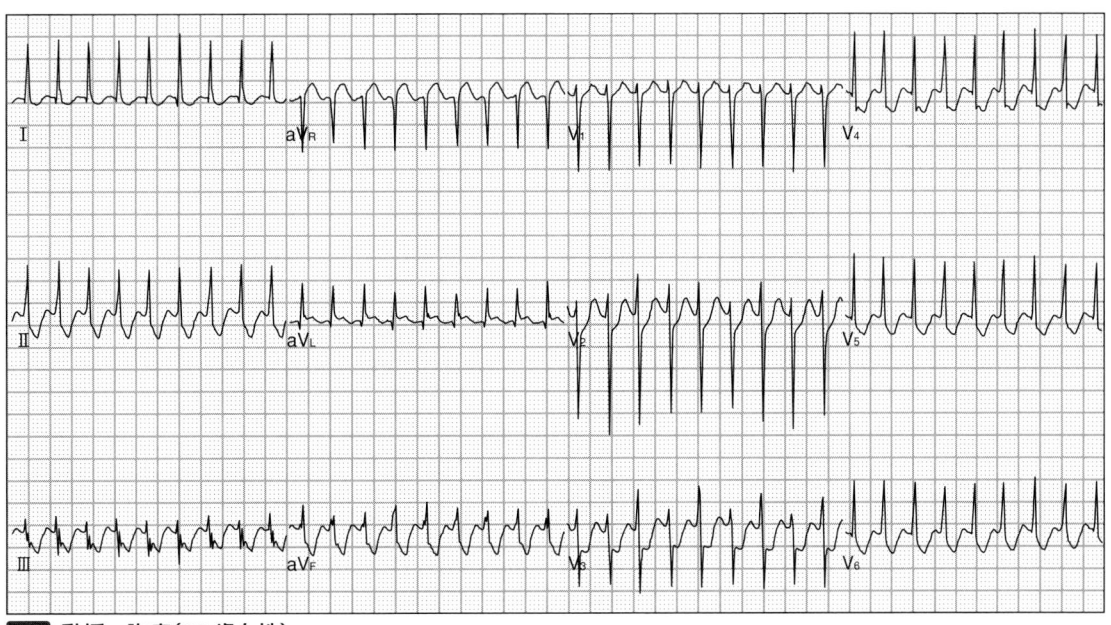

76 動悸，胸痛（28歳女性）

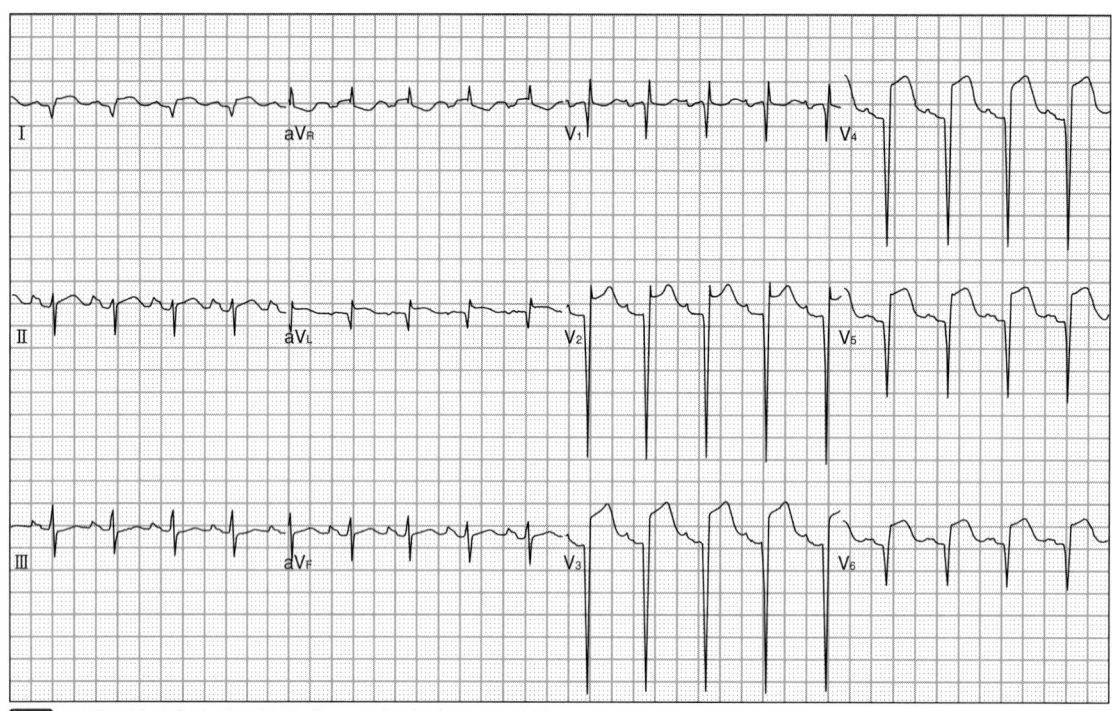

77 8時間続く左上肢の絞扼感および嘔気（53歳男性）

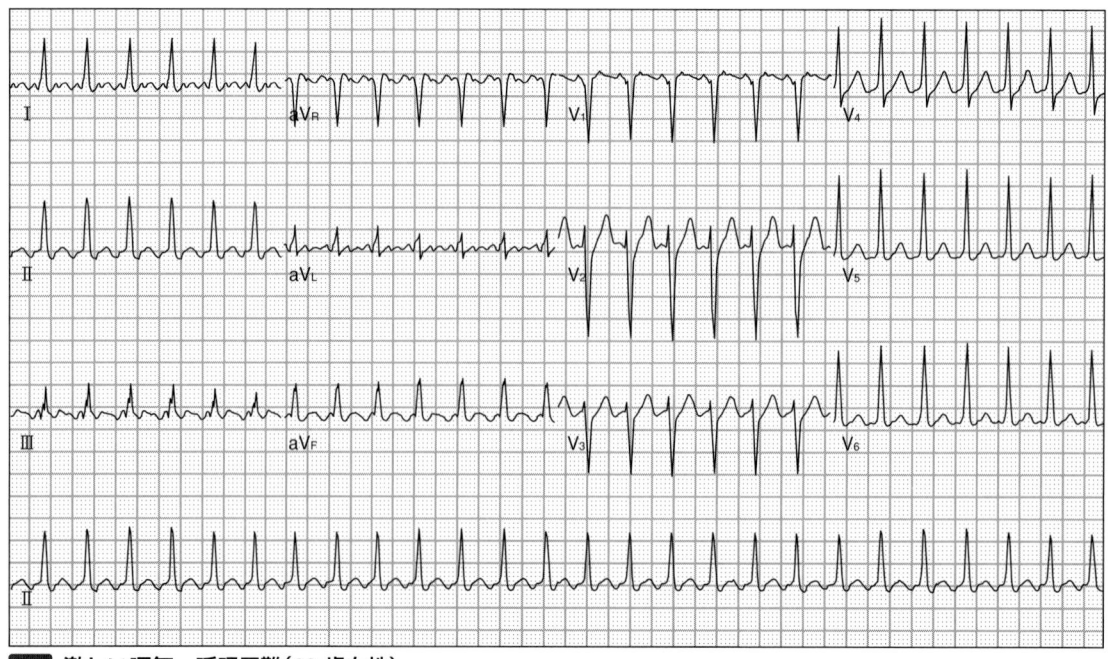

78 激しい嘔気，呼吸困難（69歳女性）

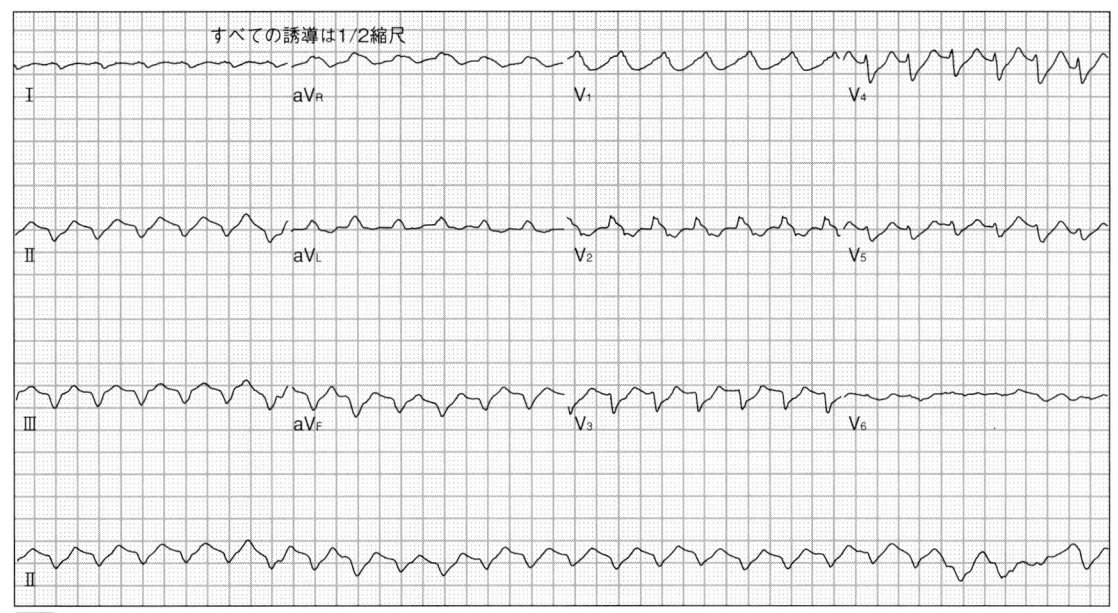

79 意識消失―血圧108/80（68歳男性）

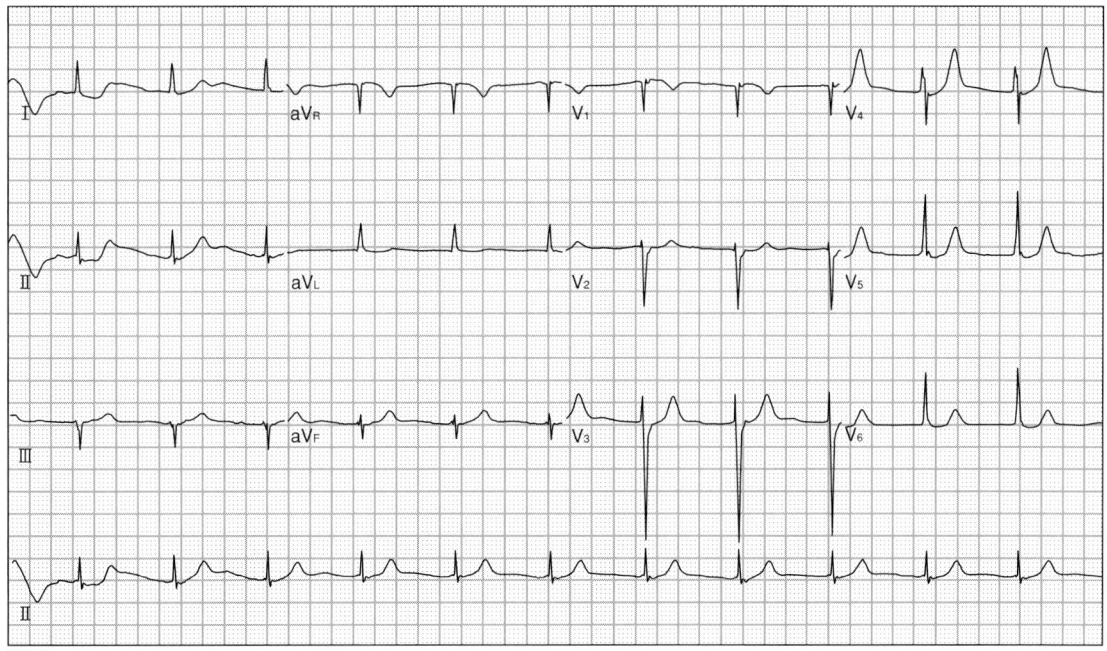

80 胸部の奇妙な感覚（65歳女性）

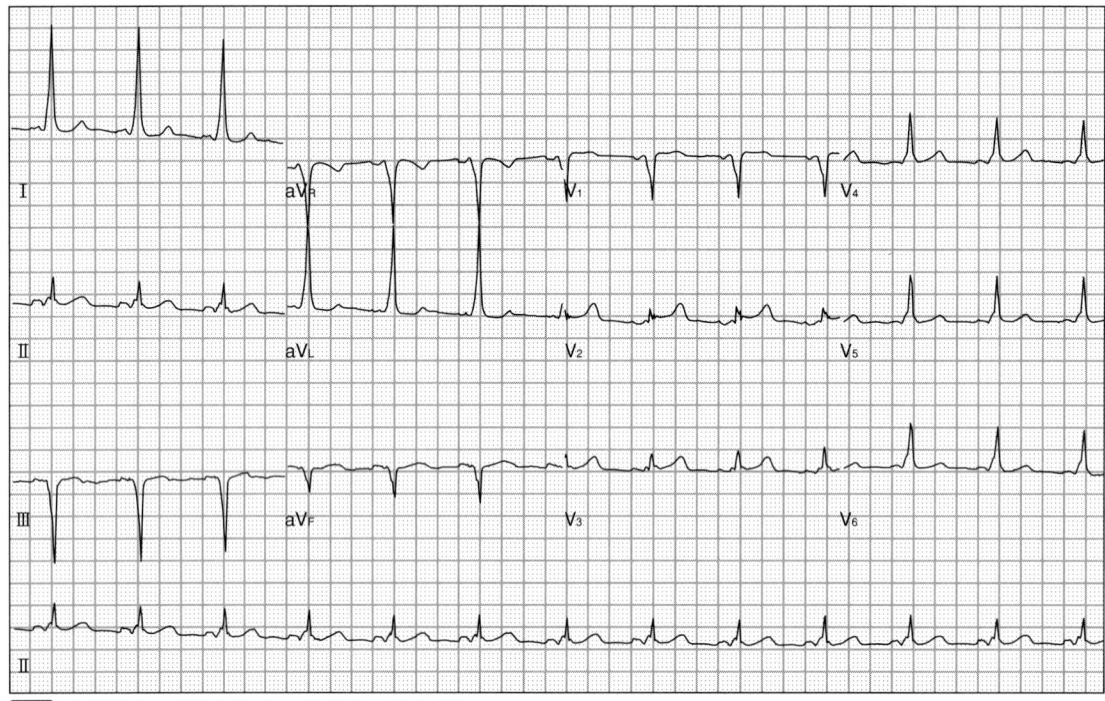

81 意識消失の既往歴あり，動悸（55歳女性）

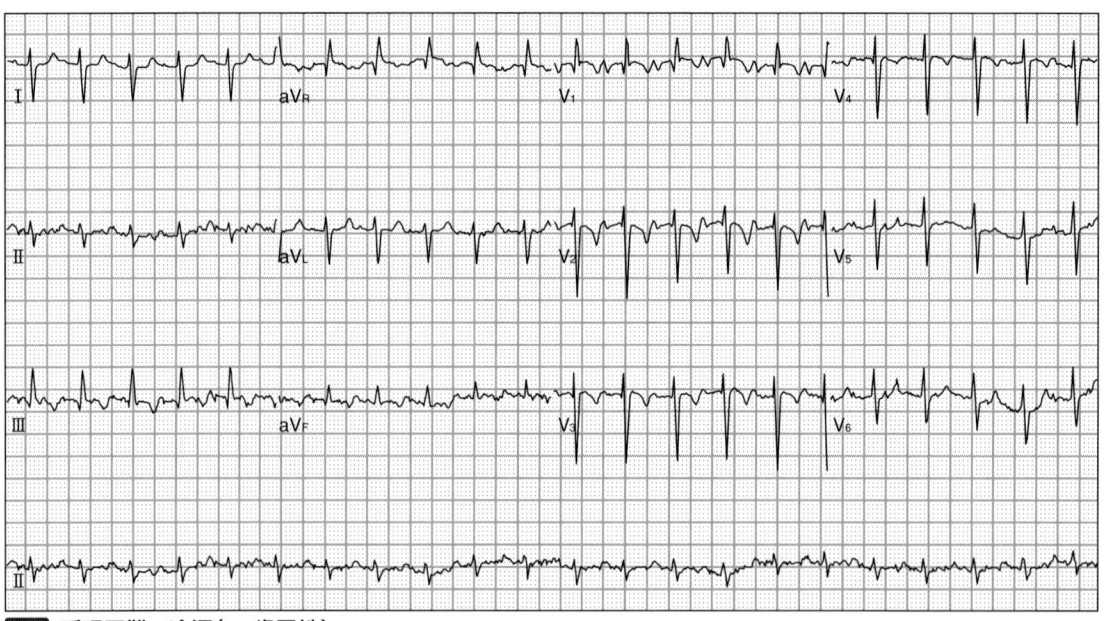

82 呼吸困難，冷汗（69歳男性）

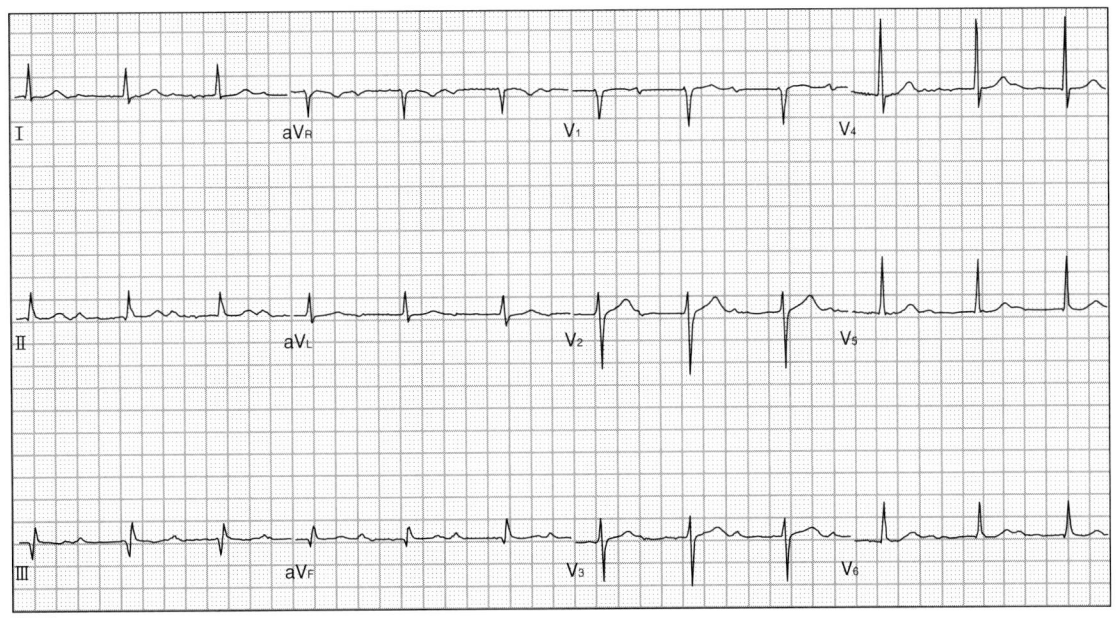

83 腹痛（79歳男性）

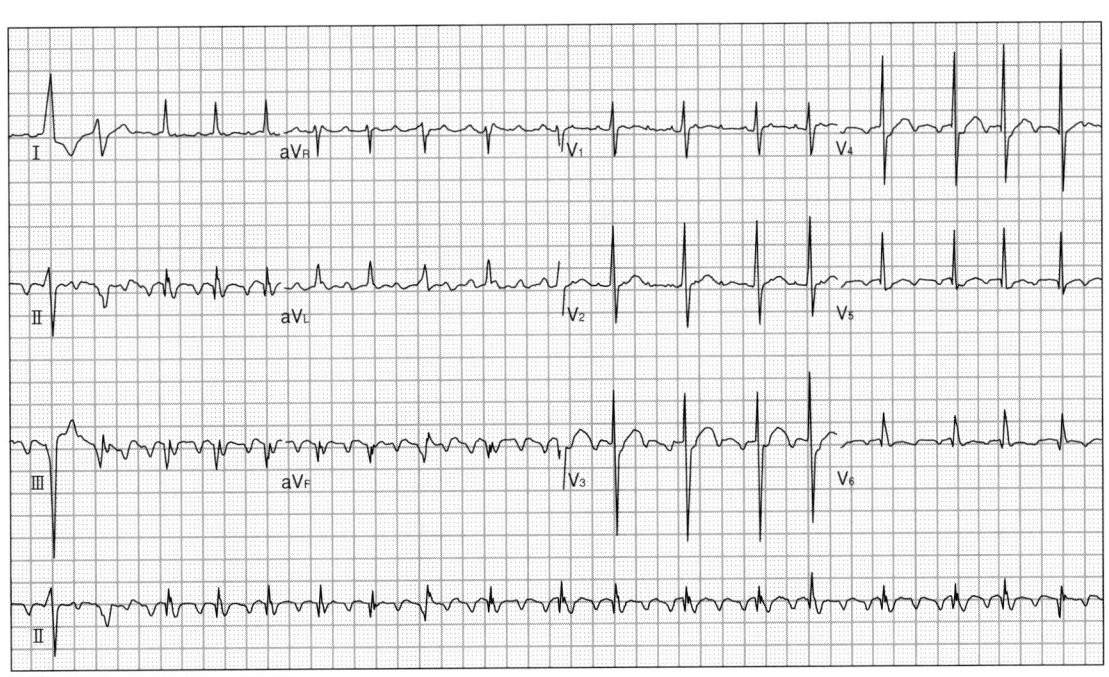

84 動悸，倦怠感（85歳男性）

43

第1部

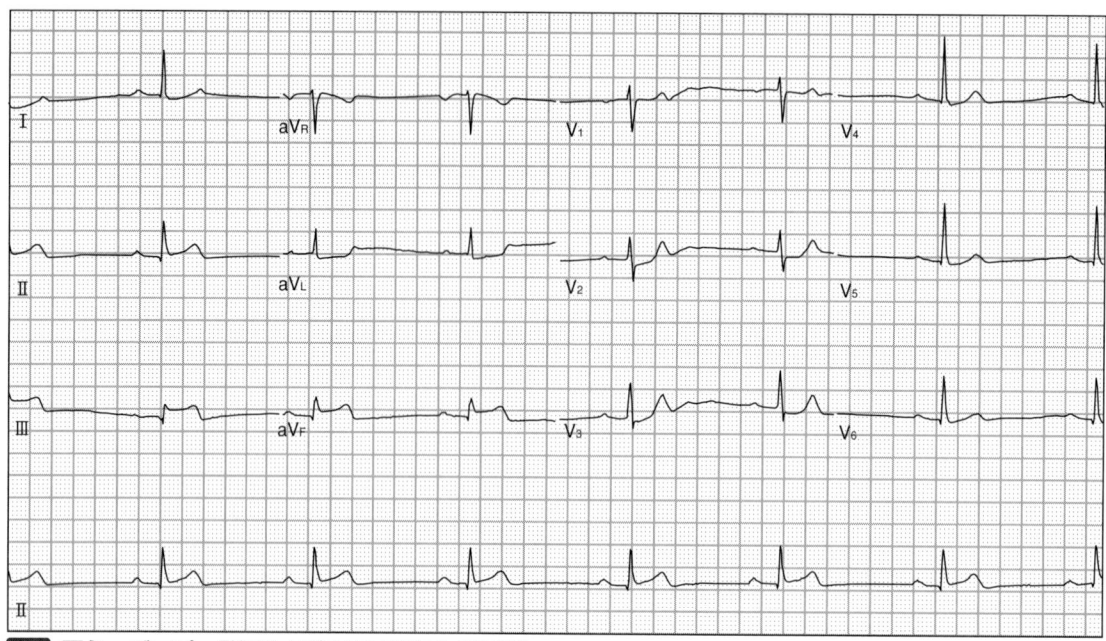

85 悪心，ゲップ，発汗およびめまい感（63歳男性）

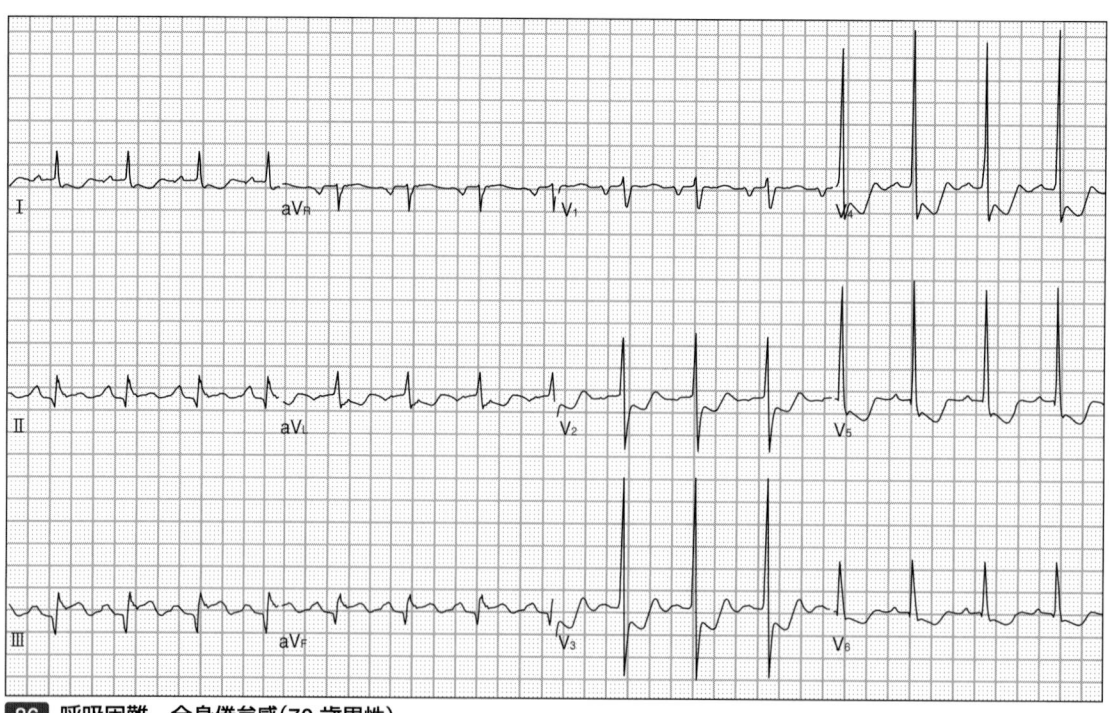

86 呼吸困難，全身倦怠感（70歳男性）

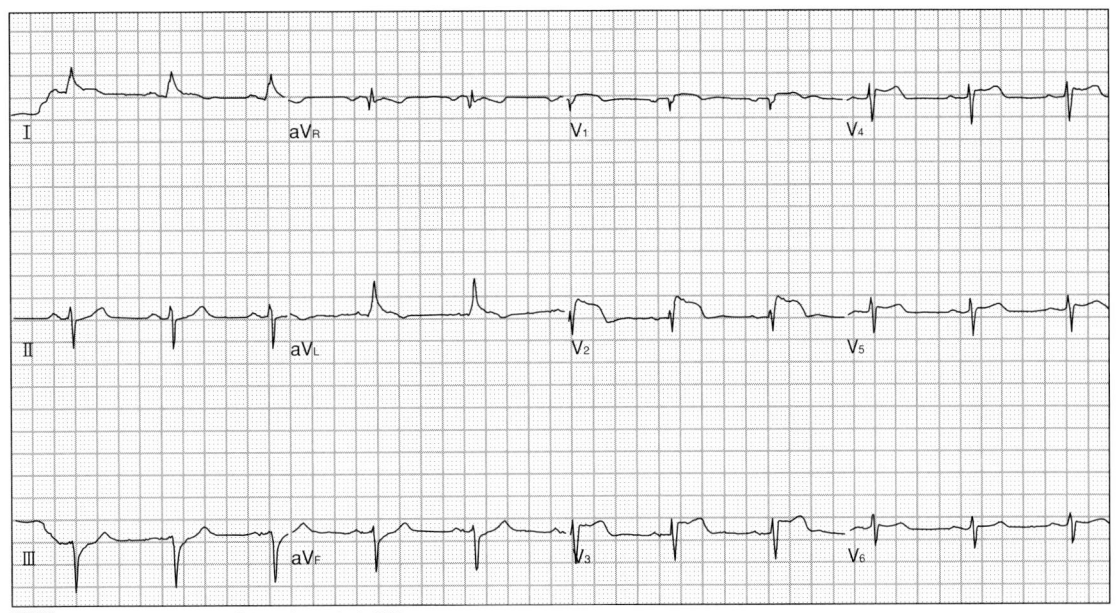

87 嘔気，嘔吐および冷汗（70 歳女性）

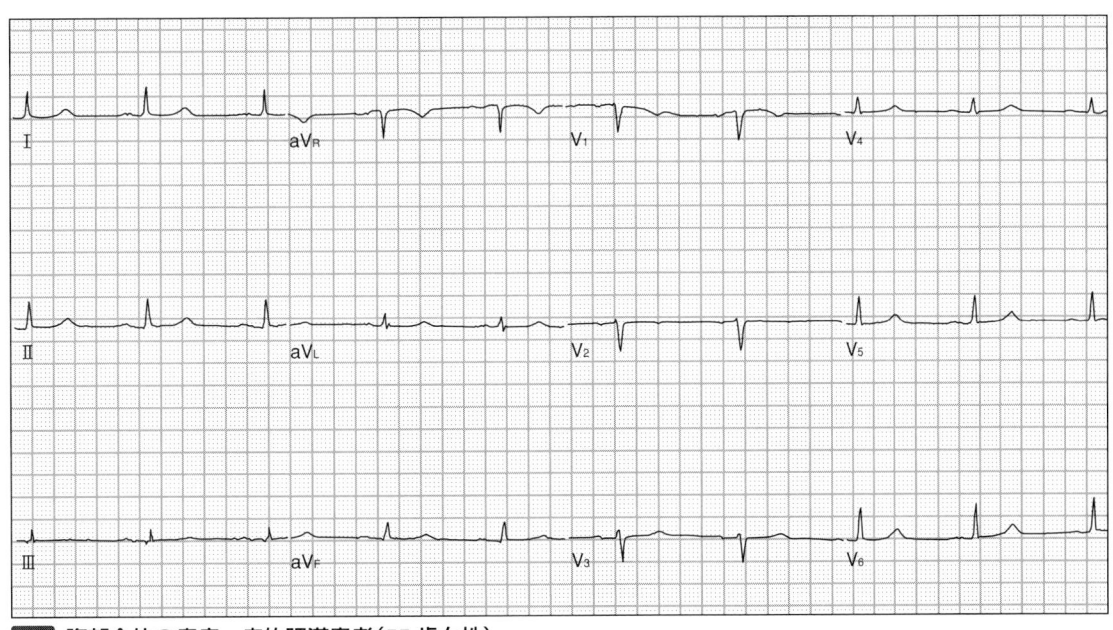

88 腹部全体の疼痛，病的肥満患者（55 歳女性）

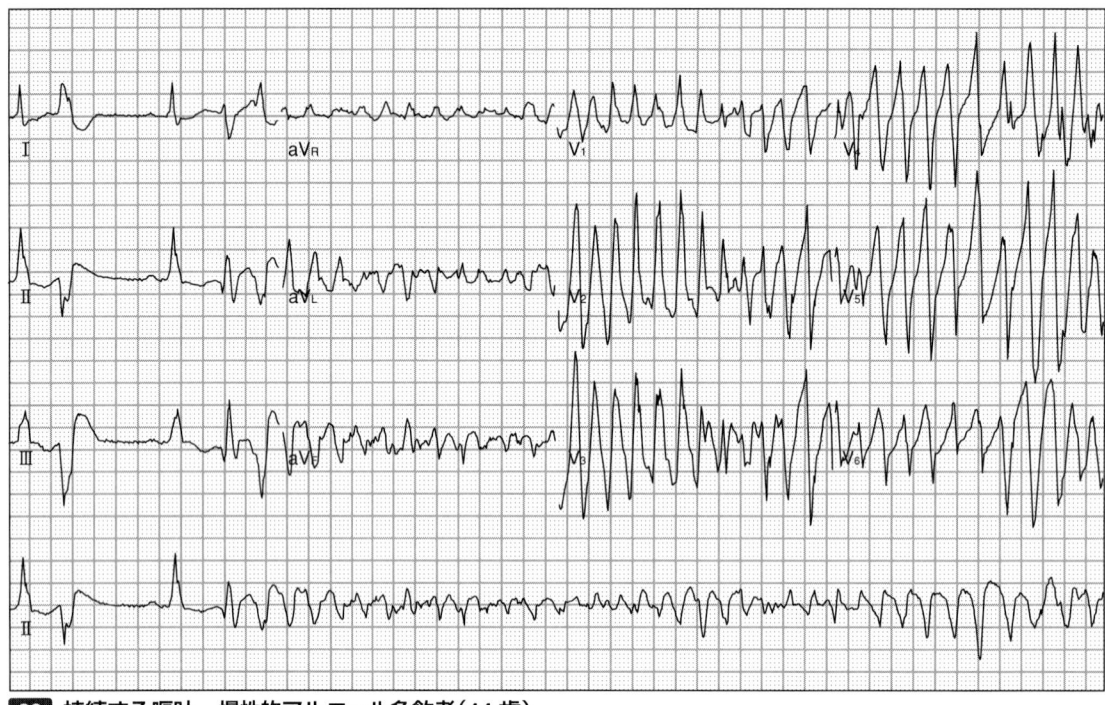

89 持続する嘔吐，慢性的アルコール多飲者（44 歳）
心電図施行中に意識消失

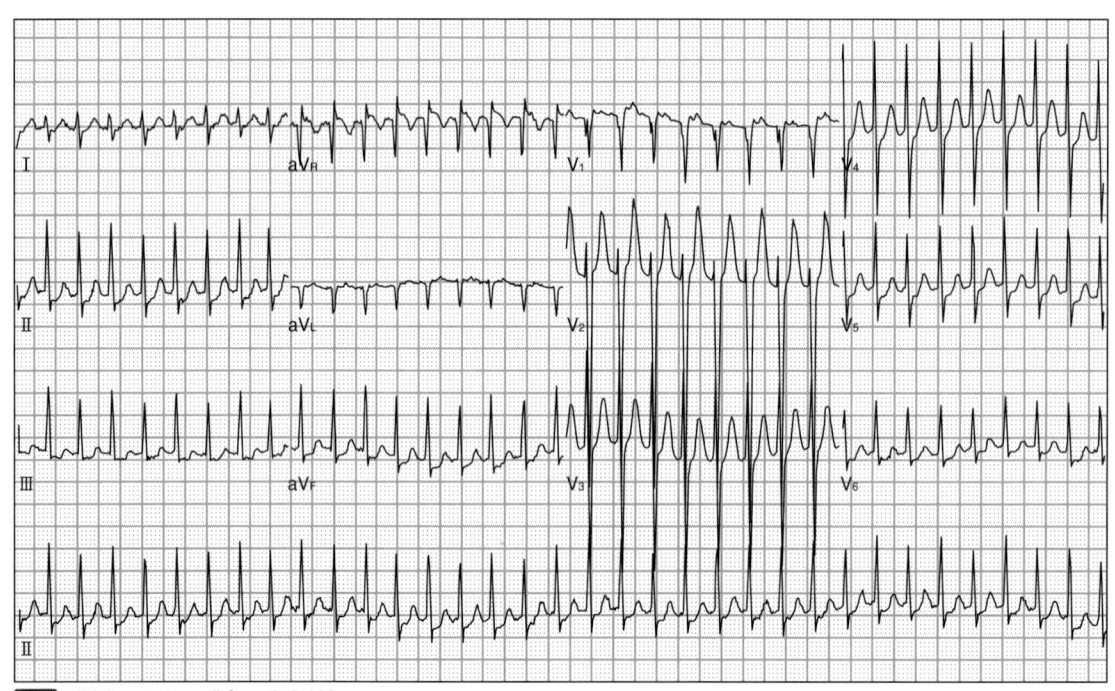

90 動悸，めまい感（25 歳女性）

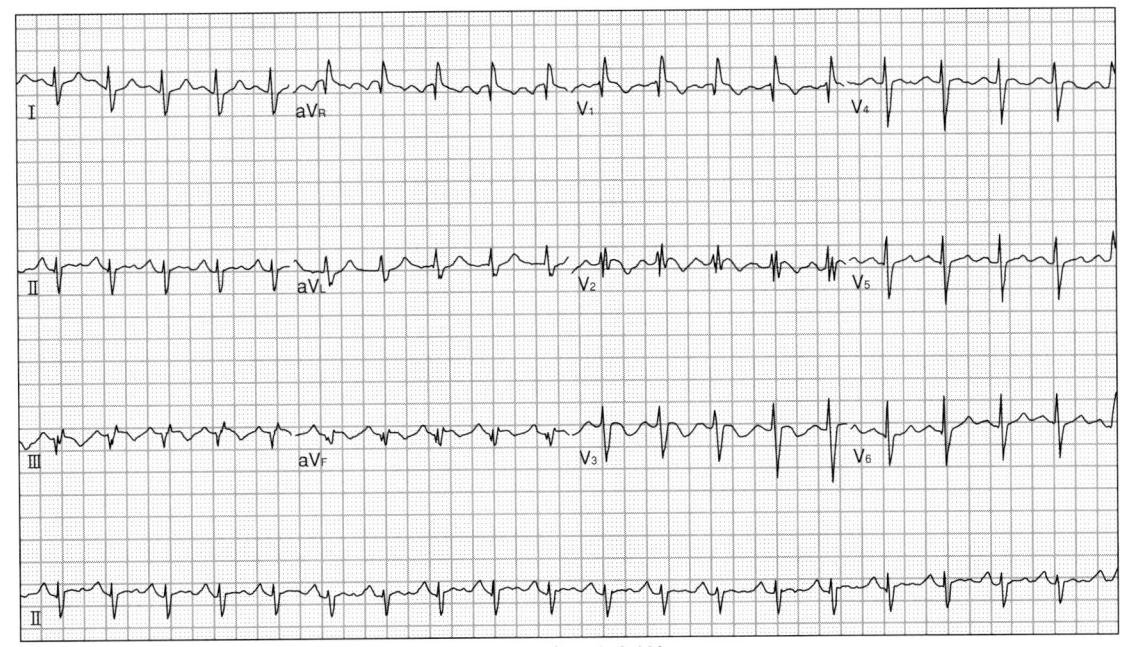

91 胸痛，呼吸困難，妊娠8週—血圧80/40mmHg（28歳女性）

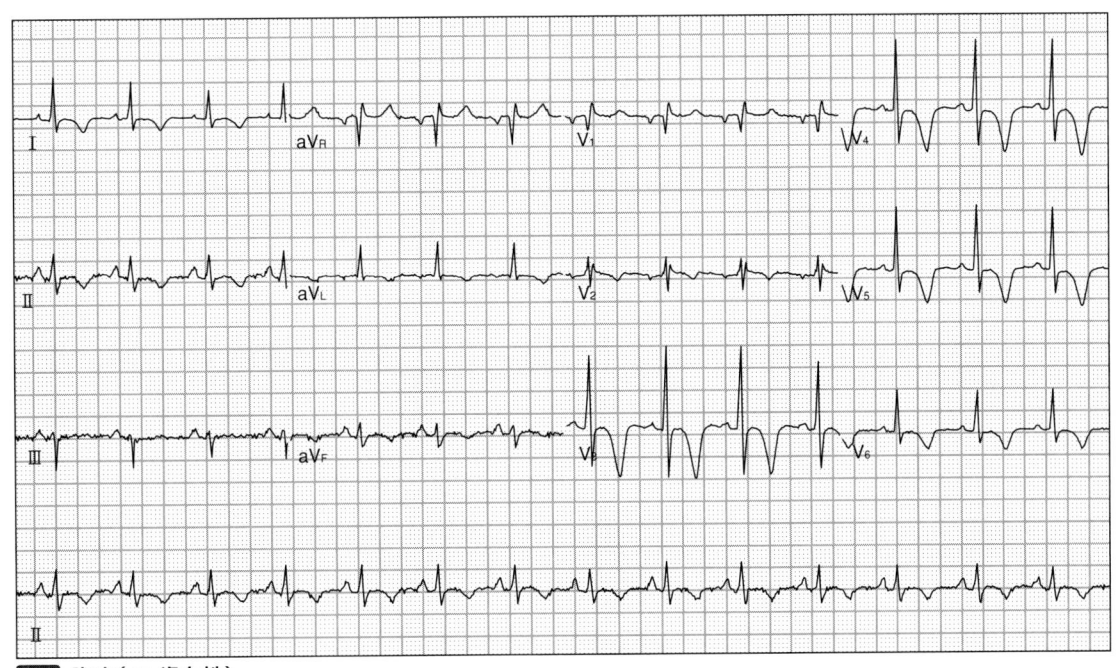

92 胸痛（47歳女性）
ニトログリセリン舌下後に胸痛は完全寛解

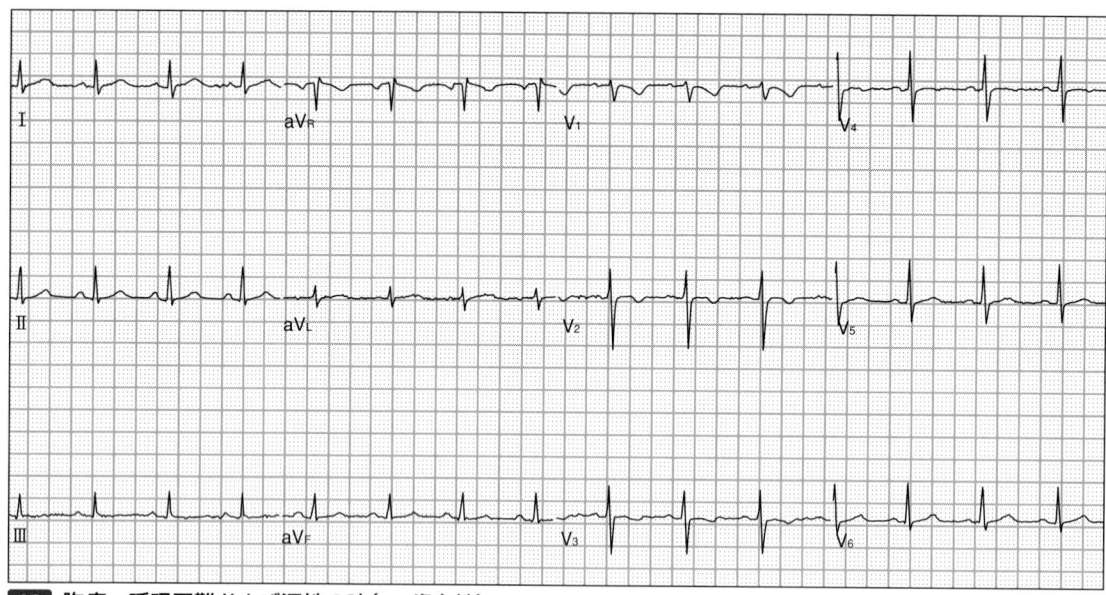

93 胸痛, 呼吸困難および湿性の咳（38歳女性）

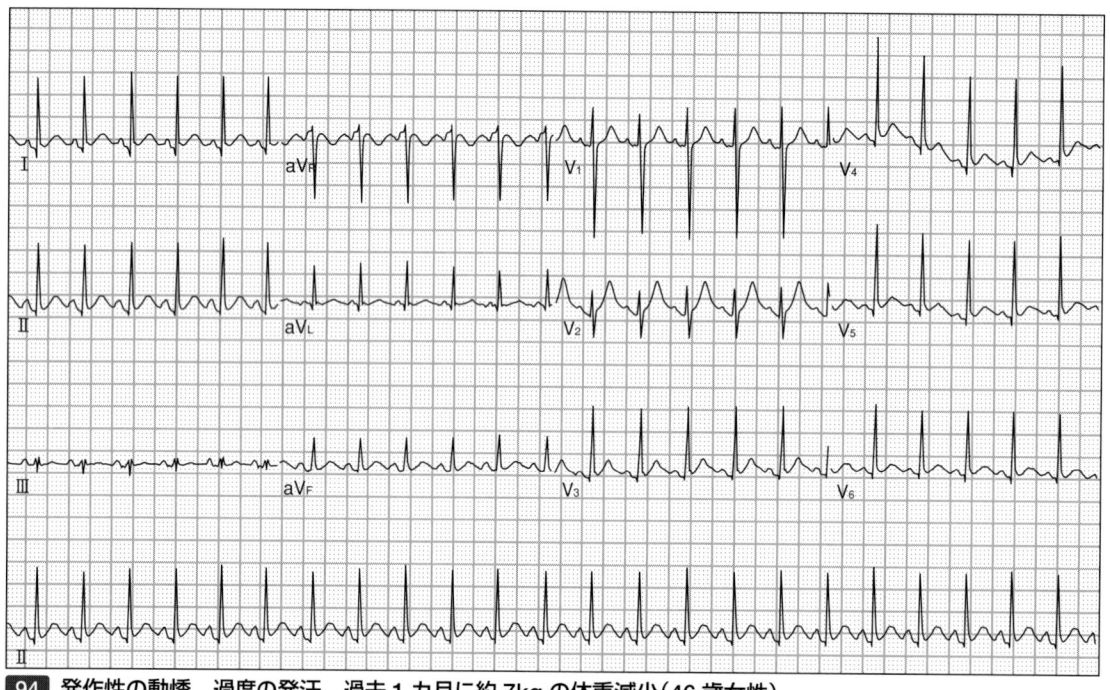

94 発作性の動悸, 過度の発汗, 過去1カ月に約7kgの体重減少（46歳女性）

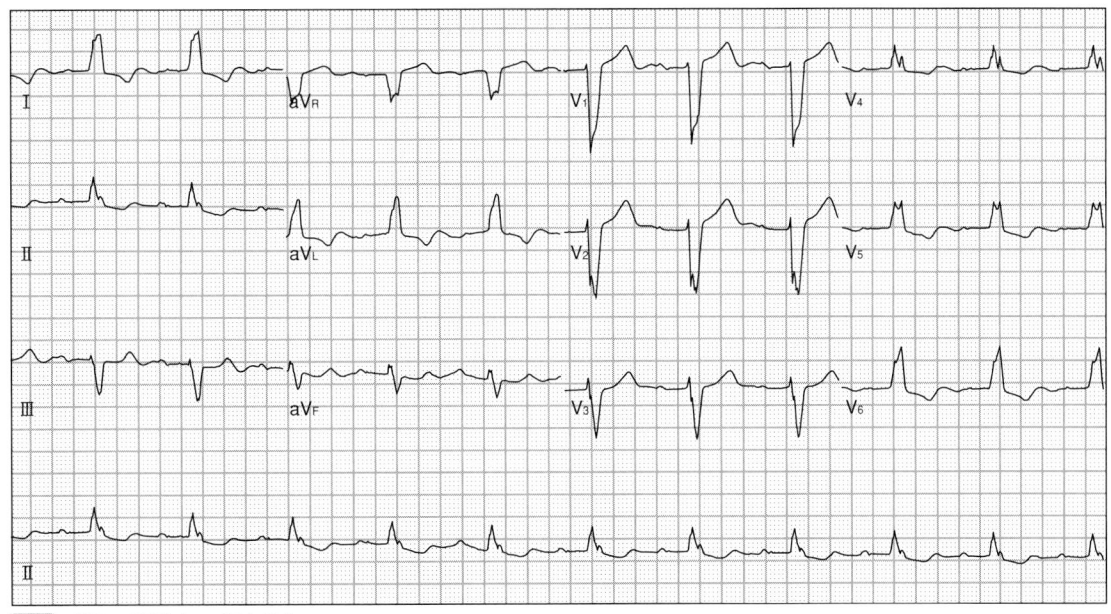

95 嘔気，嘔吐（84歳女性）

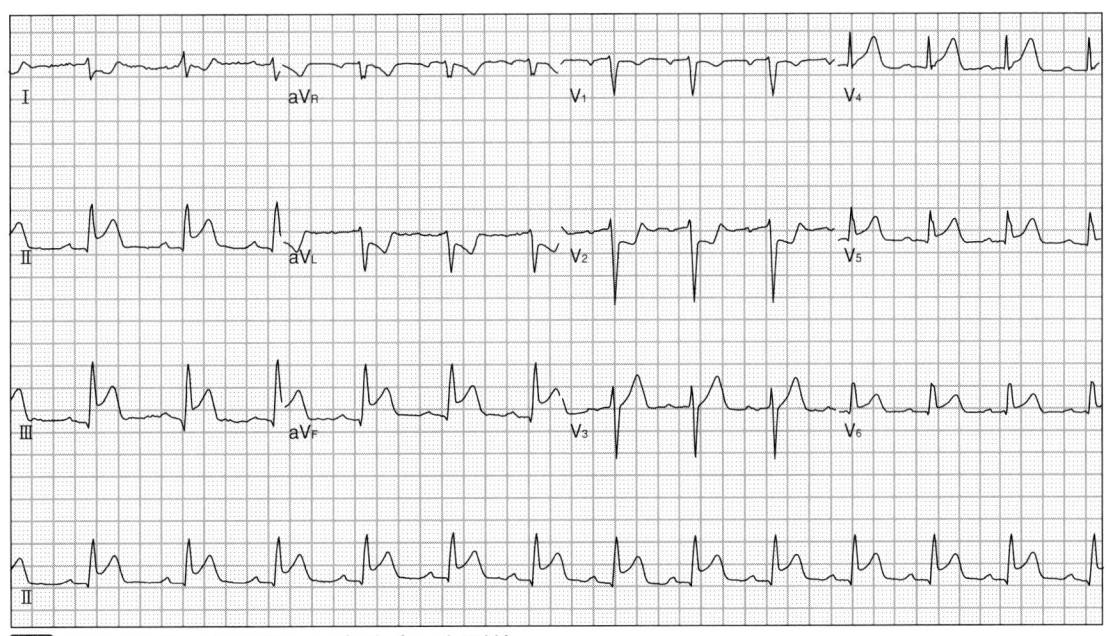

96 胸部圧迫感，呼吸困難および嘔気（57歳男性）

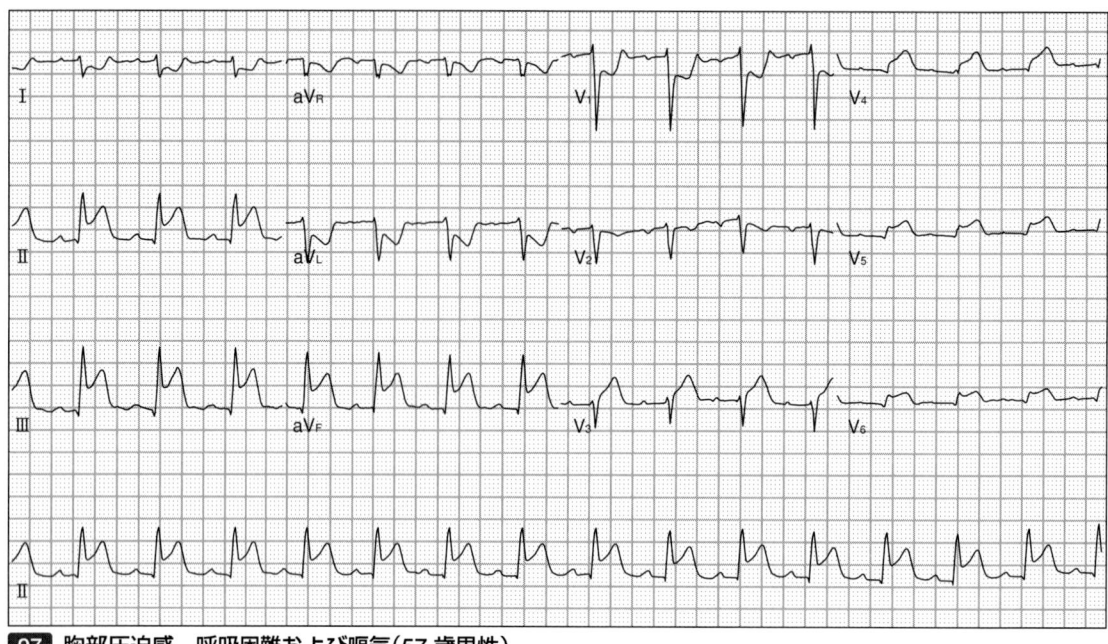

97 胸部圧迫感，呼吸困難および嘔気（57歳男性）
症例 **96** と同一患者の右側前胸部誘導

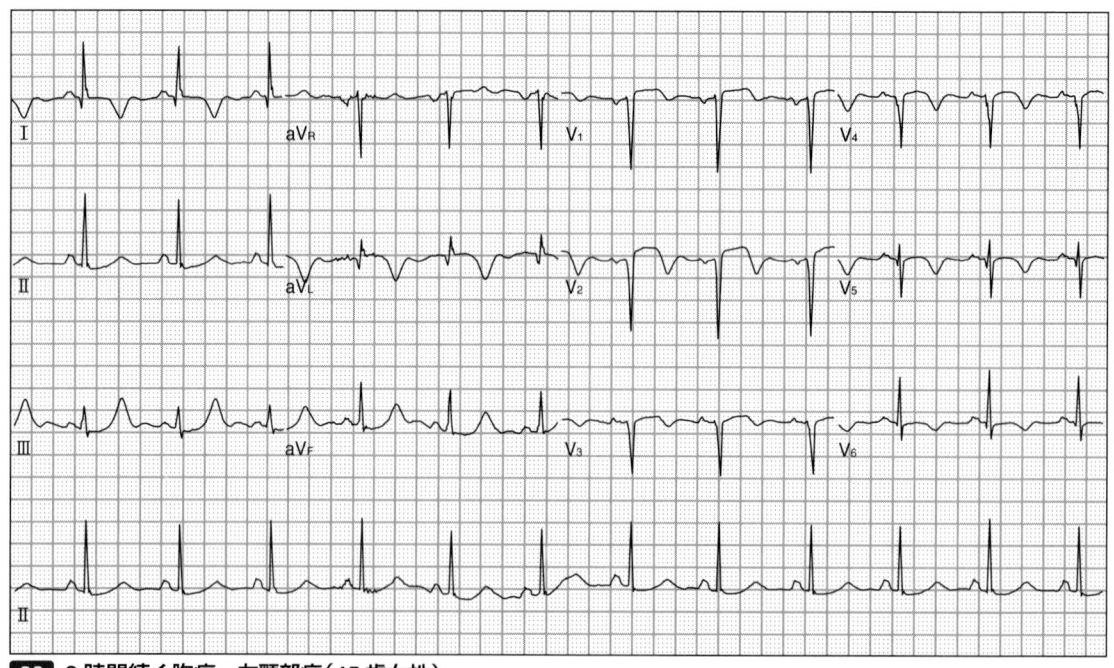

98 8時間続く胸痛，左頸部痛（45歳女性）

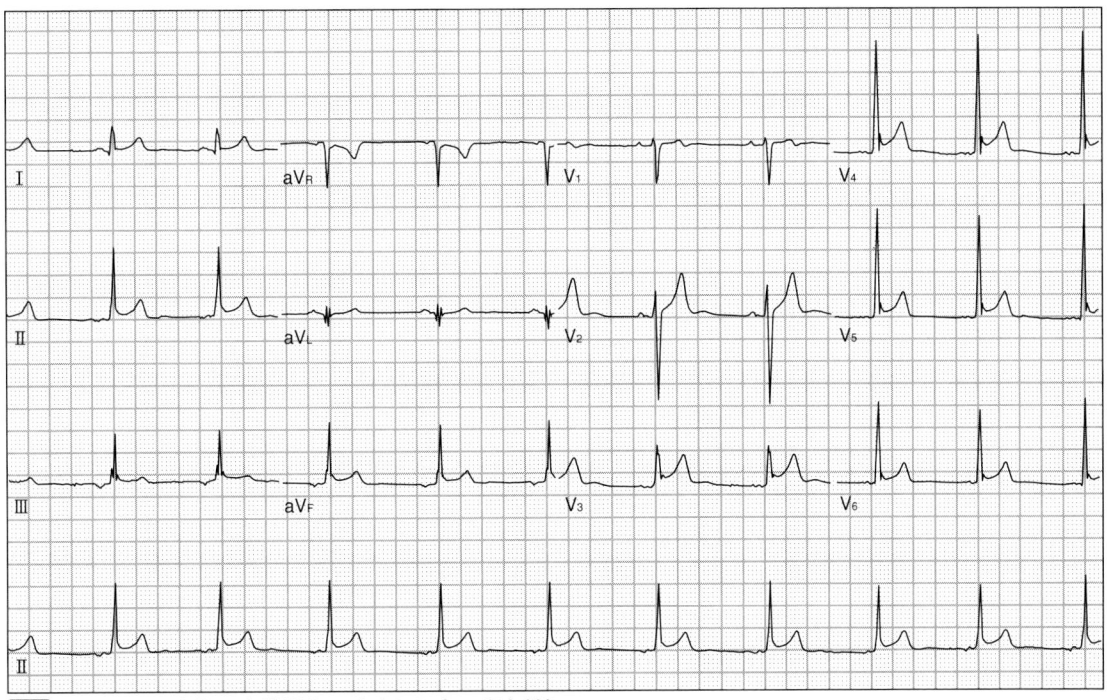

99 血液をみた直後に意識消失，疼痛なし（24歳女性）

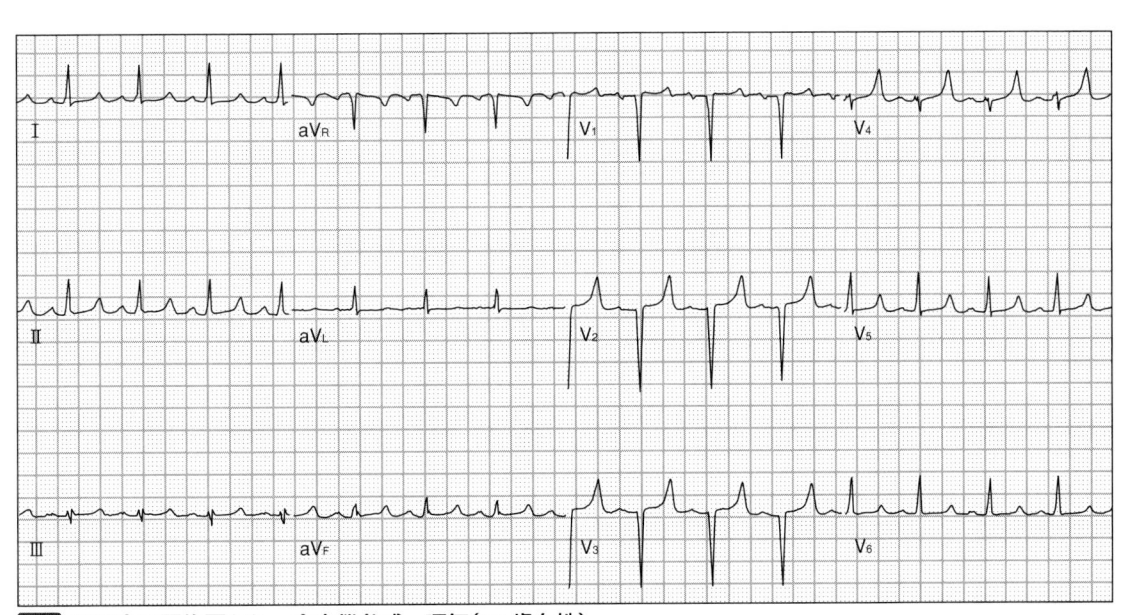

100 腎不全の既往歴あり，全身倦怠感，嘔気（26歳女性）

解釈とコメント

（心拍数は，心房などの指定のないかぎりは，心室レートを示す）

1 洞調律，心拍数60，正常心電図

洞調律（SR）の場合には，一般的に60〜100/分の心房レートであり，P波の電気軸は＋15〜＋75度の場合と定義される。洞房結節起源の心拍はI，II，III，aV_F誘導における上向きのP波であるとも定義できる。したがって，これらの誘導においてP波が陰転化していれば，異所性の心房起源であることが示唆される。PR間隔は0.12秒以上が正常であり，短いPR間隔は房室（AV）接合部起源または早期興奮症候群（例：WPW〈Wolff-Parkinson-White〉症候群）が示唆される。正常心電図において，しばしばaV_RおよびV_1誘導において陰性T波が認められる。

2 洞性不整脈，心拍数66，良性早期再分極

洞性不整脈は，洞周期が0.16秒以上のわずかな変動を呈する洞調律と定義される。したがって，この調律はわずかに不規則となり，通常は心拍数が低いとき（＜70/分）に生じる。良性早期再分極（BER）はしばしば若い健常成人にみられる正常亜型であり，男性に多くみられる。ST部分の上昇をaV_R，V_1以外の多くの誘導で認める。ST変化の鏡面像（ミラーイメージ）の欠如は，急性心筋梗塞（AMI）と良性早期再分極との鑑別に有用である。多誘導におけるPR部分低下の存在は急性心外膜炎の診断を示唆するが，この2つの病態の鑑別は病歴と身体所見をもとになされるべきである。急性心外膜炎は，典型的には心膜由来の鋭い胸痛であり体位により変化し，聴診上心膜摩擦音を聴取する。

3 洞調律，心拍数91，1度房室ブロック

正常PR間隔は，0.12〜0.20秒である。この患者では著明な1度房室ブロックを呈し，PR間隔は0.32秒である。

4 異所性心房調律，心拍数82，他は正常心電図

I，II，aV_F誘導におけるP波は陰性であり，心房の異所性起源と思われる。正常PR間隔（0.16秒）は，房室接合部よりむしろ心房起源であることが示唆され

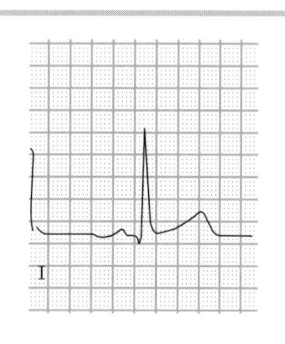

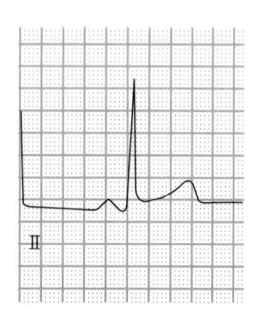

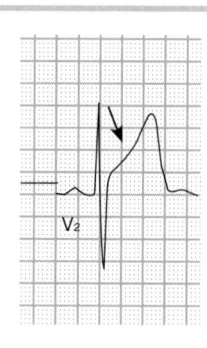

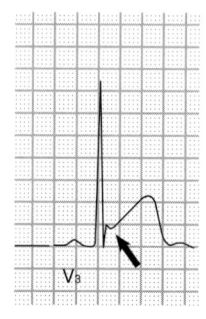

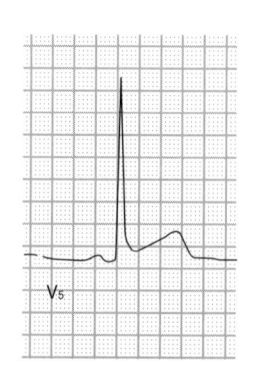

良性早期再分極

多誘導において認められるST部分の上昇，特に四肢誘導（I，II）と比べ前胸部誘導（V_2，V_3，V_5）に顕著であることに注目してほしい。J点はST部分の上昇と同様に上昇しており，ST部分の形態が保持されている。上昇したST部分は凹型（➡）であり，この特徴は急性心筋梗塞と異なるST上昇を強く示唆する。J点は，しばしばノッチ状を呈したり，不整形となる（➡）

5 房室接合部調律，心拍数 50

房室接合部調律は，通常 40〜60/分の心拍数であり，脚ブロックなどの伝導障害のないかぎりは幅の狭いQRS波である。もし房室接合部調律で61〜100/分の心拍数ならば，「促進性房室接合部調律」と診断される。もし100/分より大きければ，「房室接合部性頻拍」である。房室接合部調律の場合は，P波は隠れている場合もあれば，QRS波に先行したり，その後に出現する場合もある。「逆行性」P波がQRS波に先行する場合には，PR間隔は短縮するであろう（PR＜0.12秒）。この患者は高血圧に対し，Ca拮抗薬の内服が最近開始された。この治療の中止により，洞調律に復し心室レートは増加した。

6 促進性心室固有調律，心拍数 65

心室性の補充調律は通常 20〜40/分の心拍数である。心室調律が 40〜110/分の場合には，「促進性心室調律」または「促進性心室固有調律」（AIVR）と呼ばれる。もし心拍数が110以上の場合には「心室性頻拍症」と診断される。この患者のリズムストリップでは，房室解離が認められ，これはストリップの後半部分で容易にわかるであろう。促進性心室固有調律は急性心筋梗塞時によくみられ，特に血栓溶解薬投与後にしばしば認められる。この患者の不整脈は無治療でも数分後に消失したが，血栓溶解薬投与後の促進性心室固有調律に典型的である。

7 洞調律，心拍数 100，右脚ブロック

右脚ブロック（RBBB）は，典型的には右側前胸部誘導ではrSR'パターンを呈するが，時に幅の広いR波やqRパターンの場合もある。側壁誘導（I，aV_L，V_5〜V_6）のS波は若干幅広くなり，QRS幅は0.12秒以上である。QRS幅以外のすべての基準を満たす場合には，不完全右脚ブロックと診断される（0.12秒未満）。V_1〜V_3誘導においてST低下および陰性T波がしばしば認められる。いずれの誘導でもST部分の上昇は臨床医にとって急性心筋梗塞の可能性の警告となる（訳注：本書において右脚ブロックおよび左脚ブロックは完全右脚ブロック，完全左脚ブロックを示す）。

8 洞調律，心拍数 80，1度房室ブロック，左脚ブロック

左脚ブロック（LBBB）は，0.12秒以上のQRS幅の延長と左軸偏位，IおよびaV_L誘導における幅の広い単相性のR波，そしてV_1誘導における深い幅の広いQ波（しばしばR波をまったく欠く：QS波）を特徴とする。すべての誘導において，ST部分とT波はメインのQRSベクトルと反対方向に向く（「適切な不一致〈appropriate discordance〉」の法則）。この患者では，左脚ブロックと1度房室ブロックは元来存在し，β遮断薬により著明なPR延長が惹起された。次ページの図参照。

9 洞調律，心拍数 81，左脚前枝ブロック

左脚前枝ブロック（LAFB）は，左軸偏位，IおよびaV_L誘導におけるqR波（小さなq波と大きなR波）またはR波，III誘導におけるrS波（小さなr波と大きなS波），そして左軸偏位をきたす他の原因の欠如が特徴である。左軸偏位の鑑別診断としては，左脚前枝ブロック，左脚ブロック，下壁梗塞，左室肥大（LVH），心室性期外収縮，ペーシング波形そしてWPW症候群がある。

10 洞調律，心拍数 85，右脚ブロック，左脚後枝ブロック

右脚ブロックと左脚後枝ブロック（LPFB）の合併は，「二束ブロック」と呼ばれる。左脚後枝ブロックは左脚前枝ブロックに比べ，かなり頻度が低く，左脚後枝ブロック単独はまれであり，通常は右脚ブロックと合併することが多い。下壁誘導におけるT波の陰転はこのタイプの二束ブロックではしばしば認められる。左脚後枝ブロックは，右軸偏位を伴い，III誘導におけるqR波（小さなq波と大きなR波）および右軸偏位をきたす他の基礎疾患がないことが多い。右軸偏位の鑑別診断としては，左脚後枝ブロック，側壁梗塞，急性肺疾患（例：肺塞栓症）や慢性肺疾患（例：肺気腫）による右室負荷や肥大，心室性期外収縮，高カリウム血症，Naチャネル遮断薬（例：三環系抗うつ薬）の大量投与がある。垂直心を呈する若い健常者ややせた人においても心電図上に右軸偏位が認めることがある。

11 房室接合部調律，心拍数 50，急性前壁梗塞，高位側壁梗塞

P波は存在するが，PR間隔（0.12秒未満）は短縮しており，この心拍は房室接合部起源であることが示唆される。心拍数は房室接合部起源に合致する。ST部分の上昇は中央部から側壁の胸部誘導に認められ，前壁梗塞と診断される。ST部分の上昇はIおよびaV_L誘導にも認められ，左室の高位側壁の急性心筋梗塞所見に合致する。鏡面像としてのST低下が下壁誘導に認められる。鏡面像の存在により，ST上昇の急性心筋梗塞診断の特異度は有意に向上する。

(i)

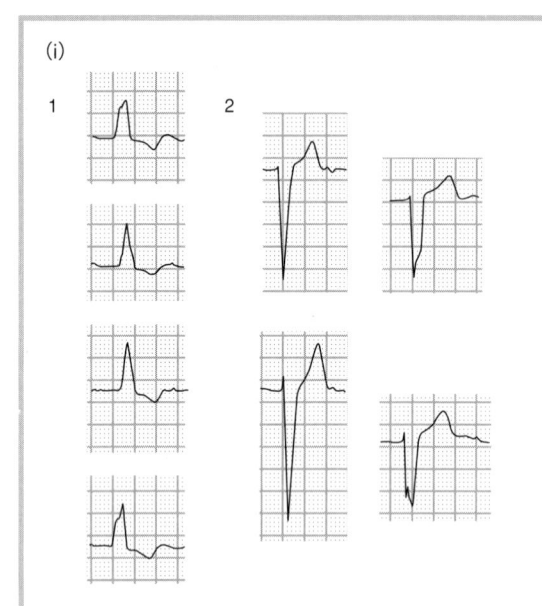

1 左脚ブロックにおける側壁誘導（I, aV_L, V_5～V_6）：T波の陰転を伴うST部分の低下に注目されたい
2 左脚ブロックにおける右側から中央部にかけての胸部誘導（V_1～V_4）：顕著なT波に伴うST部分の上昇に注目されたい

(ii)

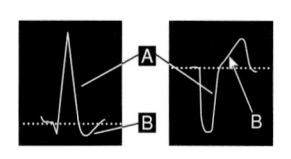

正常の左脚ブロックにおけるQRS波形とST-T波形の「理論上，適切な不一致と考えられる関係」。QRS波の主要部分の終末部(A)は，ST-T部分の初期の上行部位(B)に対し，基線に対して反対側に位置している

(iii)

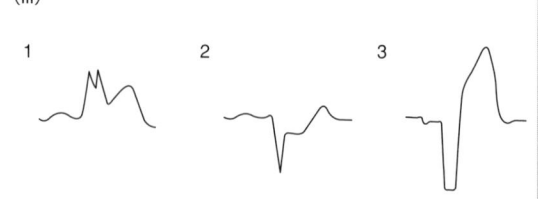

左脚ブロックパターンにおける急性冠症候群時に認められる心電図上の変化
1 ST上昇：STは上昇しており，QRS波の終末部分と基線に対して同側に位置する（一致したST部分の上昇〈concordant ST-segment elevation〉）
2 ST低下：STは低下しており，QRS波の終末部分と基線に対して同側に位置する（一致したST部分の低下〈concordant ST-segment depression〉）
3 QRS波の終末部と反対側に存在する過度のST上昇（excessive, discordant ST-segment elevation）

この図は症例 8 に関するものである
左脚ブロックにおけるST部分とT波の特有な変化

(訳注：理論上，適当と考えられるST部分と左脚ブロックにおける右側から中央部にかけての胸部誘導〈V_1～V_4〉：顕著なT波に伴うST部分の上昇に注目されたい)

12 2度房室ブロック（Mobitz I型，Wenckebach型）を伴う洞調律，心拍数50，左室肥大，右脚ブロック

Mobitz I型（Wenckebach型）の特徴は，規則正しいP波（この心電図における心房レートは約65/分である）と，P波が心室に伝導しなくなるまでPR間隔は徐々に延長することである。通常は，P波が伝導されなくなるまで，徐々にRR間隔が短縮する。この心電図ではaV_L誘導におけるR波高は11mmより大きいことにより，左室肥大と診断される。左軸偏位は左室肥大による二次的な所見である。

13 心室性頻拍症，心拍数140

心電図にて幅の広いQRS波の規則正しい頻脈が認められた場合には，その鑑別診断としては，変行伝導を伴う洞性頻脈（ST），変行伝導を伴う上室性頻拍症（SVT），そして心室性頻拍症（VT）があげられる。洞性頻脈は，心房と心室に規則的な関係がない場合に除外される。変行伝導を伴う上室性頻拍症と心室性頻拍症の鑑別は困難である。本症例の場合には，房室解離（特にV_1～V_2誘導にてP波が間欠的にみられる）の存在が上室性頻拍症の診断を除外する。一般的には，規則正しい洞結節活動のない，幅の広い規則的な頻拍の場合には，必ず心室性頻拍症として治療すべきである。上室性頻拍症として，不十分な心室性頻拍症の治療では血行動態の破綻を惹起しうる。

14 洞調律，心拍数87，WPW症候群

最も頻度の高い早期興奮症候群であるWPW症候群の3徴は，以下のとおりである。
● PR間隔（の短縮）< 0.12秒
● QRS幅（の延長）> 0.12秒
● 緩やかなQRS波初期部分の上昇または下行脚（デルタ波）

(i)

(ii)

適切な不一致の法則がこの例では認められ，QRS波の主要な終末部分と初期のST部分とT波との関係を例示している

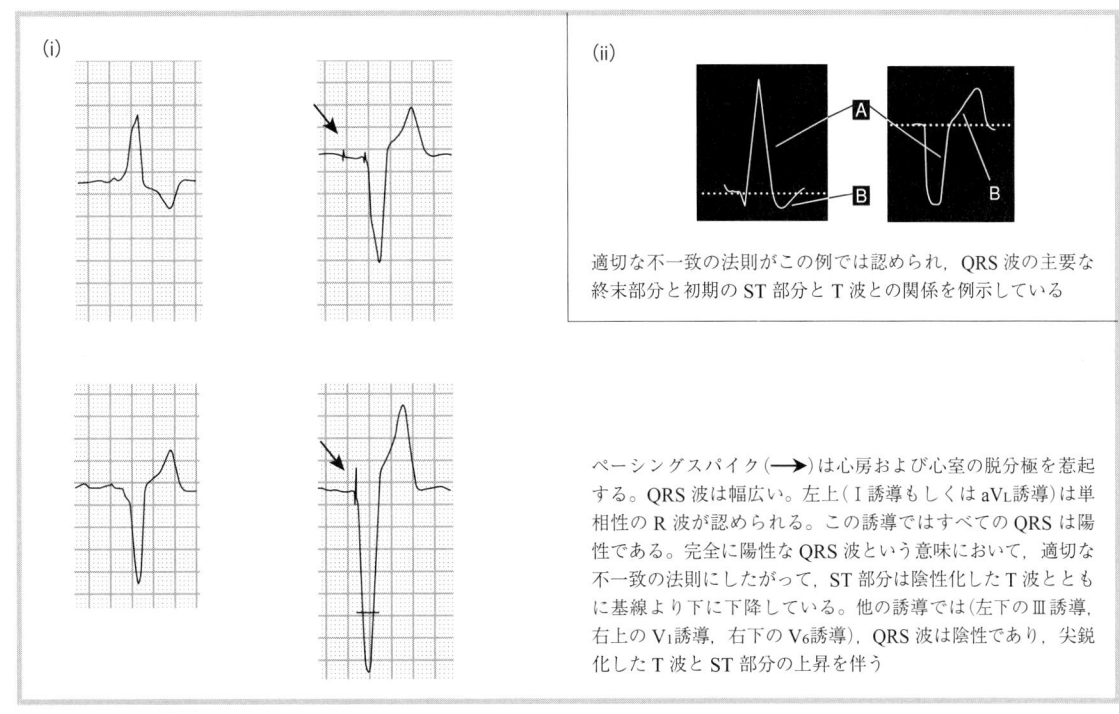

ペーシングスパイク（→）は心房および心室の脱分極を惹起する．QRS波は幅広い．左上（Ⅰ誘導もしくはaV_L誘導）は単相性のR波が認められる．この誘導ではすべてのQRSは陽性である．完全に陽性なQRS波という意味において，適切な不一致の法則にしたがって，ST部分は陰性化したT波とともに基線より下に下降している．他の誘導では（左下のⅢ誘導，右上のV_1誘導，右下のV_6誘導），QRS波は陰性であり，尖鋭化したT波とST部分の上昇を伴う

この図は症例 **20** に関するものである
房室ペーシング

　WPW症候群は心室肥大，脚ブロック，そして陳旧性心筋梗塞と類似の波形を呈する．この症例における左軸偏位は，WPW症候群による二次性のものである．

15 洞性頻脈，心拍数 155

　心電図上の調律が狭いQRS波からなる規則正しい頻脈の鑑別診断としては，洞性頻脈，上室性頻拍症，そして心房粗動があげられる．これら3疾患の鑑別は，心房の電気活動の詳細な評価をもとになされる．本症例においてはP波とQRS波は1：1対応であり，洞性頻脈と診断される．

16 洞性徐脈，心拍数 50，左室肥大，急性心膜炎

　本症例における左室肥大は，V_5（またはV_6）のR波高とV_1のS波高の和が35mmより大きいことから診断される．また，広汎な誘導におけるST部分の上昇も認められる．ST変化の鏡面像がないことおよびPR部分の（わずかな）低下が認められることより，急性心筋梗塞や良性早期再分極よりも急性心膜炎の診断が示唆される．この患者では，聴診上，心膜摩擦音が顕著に認められた．

17 心房粗動，2：1伝導，心拍数 150

　心電図上に狭いQRS波の頻脈が認められ，鑑別診断として洞性頻脈，上室性頻拍症，そして心房粗動が

あげられる．心房の電気的活動（粗動波〈F波〉）が300/分の頻度にて下壁誘導で観察される．心房活動は陰性化し，下壁誘導においては心房粗動に特徴的である顕著な「鋸歯」状のパターンがみられる．心室レートが150 ± 20/分のときには，常に心房粗動が強く示唆され，「鋸歯」状の心房粗動波の有無について注意深く心電図を判読する必要がある．

18 洞調律，心拍数 85，前壁および下壁の虚血を示唆するT波異常，右軸偏位

　心電図からは急性肺塞栓症が強く示唆され，実際この患者はそのとおりであった．心電図ではS_ⅠQ_ⅢT_Ⅲパターン（Ⅰ誘導における大きなS波，Ⅲ誘導における小さなQ波，Ⅲ誘導におけるT波の陰転）が認められるが，この所見は肺塞栓症患者のわずか10～15%にしか認められない．T波の陰転は肺塞栓症患者ではしばしば認められ，下壁誘導と前壁誘導と同時にT波の陰転が認められれば，この診断を即座に思い浮かべるべきである．右軸偏位は急性肺疾患（例：急性肺塞栓症）や慢性肺疾患（例：肺気腫）の患者でしばしば認められる心電図所見である．

19 高度な心室応答を伴う心房細動，心拍数 155

　心電図におけるQRS幅が狭く不規則な調律の場合には，鑑別診断として心房細動，房室伝導が変化する

心房粗動，多源性心房性頻拍症（MAT）があげられる。これら3疾患の鑑別は，心房の電気活動の詳細な評価をもとになされる。心房粗動では規則正しい心房活動（粗動波）が認められる。多源性心房性頻拍症では不規則な心房活動であり，P波の形態も変化し，少なくとも3種類以上の形態を認めることにより診断がなされる。心房細動では明らかな心房の電気活動は認められない。

20 房室順次電気的ペースメーカー，心拍数70，100％捕捉

最初の「ペーシングスパイク（PS）」により示される心房ペーシング現象が認められる。ペーシングスパイクに引き続き心房の電気的活動が認められ，次に一定の設定された遅れの後に，もう一つ別のペーシングスパイクが生じている。2番目のスパイク直後にQRS波を伴い，心室脱分極が適確になされていることが示唆される。QRS波形は左脚ブロック型（右室でペーシング）であり，ST部分およびT波との極性の不一致を認める。最も重要な所見は各々の対になったペーシングスパイクに対応して心室が「捕捉」されていることであり，これは電気的ペースメーカー機能が適正に作動していることを示唆する。前ページの図参照。

21 房室接合部調律，心拍数110，右脚ブロック

QRS波に先行するP波はなく，心房性の調律は除外される。通常とは対照的にP波はQRS波の後に認められる（前胸部誘導で最もよく観察される）。この「逆行性」心房活動（訳注：P波）は房室接合部調律の特徴である。右脚ブロック波形にも注目されたい。アデノシンの単回静脈投与により右脚ブロックを伴う洞調律に復した。

22 洞性頻脈，心拍数110，右脚ブロック，右室肥大，前壁中隔梗塞

右室肥大（RVH）の診断基準は多数あるが，汎用されている基準は，右軸偏位，V_1誘導のR：S比＞1およびV_6誘導のR：S比＜1，V_1誘導のR波高＞7mmである。ただし，本症例のようにしばしば合併する右脚ブロック時にはV_1誘導のR波高＞15mmが必要である。この患者では，重症の慢性的閉塞性肺疾患により右室肥大が惹起された。右側前胸部誘導に認められるQ波の存在は，陳旧性の前壁中隔梗塞を示唆する。

23 上室性頻拍症，心拍数135，右脚ブロック

洞性P波を欠如し，幅の広いQRS波からなる規則正しい頻脈の場合には，ただちに心室性頻拍症を思い浮かべるべきである。診療にあたった臨床医は，迅速に以前の心電図を得ることが可能であった（症例 7 参照）。その心電図には，右脚ブロックがすでに認められていた。重要なことは，この2つの心電図におけるQRS波の形態は同一であることである。したがって，右脚ブロックを伴う上室性頻拍症という診断が可能であった。この患者はアデノシンによる治療が成功した。

24 促進性房室接合部調律，心拍数84，QT延長，低体温を示唆するJ波

心電図に認められるアーチファクトは震え（shivering）によるものである。この患者の体温は25.6℃（78.1°F）であった。J波（「Osborne波」としてもよく知られている）は前胸部誘導にて顕著に認められる。J波はQRS波の終末部分の陽性の振れである。低体温患者のJ波の正確な成因は不明である。低体温に対して，感度および特異度は高いと考えられてはいるが，J波は低体温に必ずしも特徴的ではない。低体温では，QRS幅やQT間隔の延長（本症例ではQT = 0.540秒，QTc = 0.640秒）も認められる。QT間隔延長の他の原因として，低カリウム血症，低マグネシウム血症，低カルシウム血症，急性心筋虚血，頭蓋内圧上昇，Naチャネル遮断作用のある薬物（例：三環系抗うつ薬，キニジンなど），先天的QT延長症候群がある。低体温や低カルシウム血症におけるQT間隔の延長は完全にST部分の延長によるものであり，T波は不変である。この現象は他のQT延長にはあてはまらない。

25 洞調律，心拍数66，散発する心房性期外収縮，左室肥大，陳旧性高位側壁梗塞，下壁誘導に認められる非特異的T波異常，ジギタリス効果

2番目と7番目のQRS波は元来の周期より早期に生じており，小さなP波が先行している。したがって，心房性期外収縮（PAC）と考えられる。IおよびaV_L誘導に認められるQ波は左室側壁の陳旧性心筋梗塞により生じる。IおよびaV_L誘導の側壁誘導のみの所見ならば，左室の高位側壁の病変と考えられる。V_5〜V_6誘導に認められるST部分の低下とT波の陰転はホッケーのスティック様の形態である。この「ホッケーのスティック」様の形態は，しばしばジギタリス投与に関連する（ジギタリス効果〈digoxin effect〉と呼ばれる）。しかしながら，この所見は必ずしもジゴキシンの毒性とは関係ない。また，心房性期外収縮はジゴキシン内服中の患者にしばしば認められる。

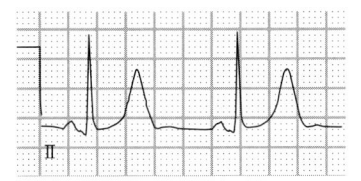

胸痛患者における突出したT波の形態。この例においては，凹型のST部分の上昇と臨床症状を考えあわせると，良性早期再分極の診断が適切である

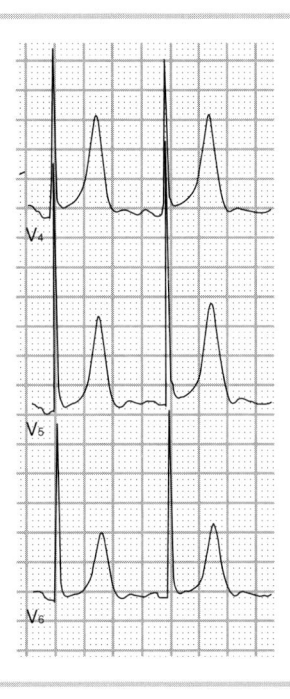

この図は症例 **29** に関するものである
良性早期再分極における突出したT波形態

26 電気的心室ペースメーカー，心拍数80，100%捕捉

ST部分とT波はQRS波に対して適切な不一致であり，左脚ブロックに類似する。

27 上室性頻拍症，心拍数165

調律は狭いQRS波からなる規則正しい頻脈である。3種類の主要な原因疾患（洞性頻脈，上室性頻拍症，心房粗動）の鑑別は，心房性の電気活動の有無とその特徴によってなされる。本症例の場合，逆行性P波が下壁誘導で認められ，これは上室性頻拍時によく認められる。この患者は迷走神経刺激により洞調律に復した。

28 洞性不整脈を伴う洞調律，心拍数75，持続する若年型T波パターン

小児期および思春期における健常者のT波は，やや後方へベクトルが向かい，右側前胸部誘導では陰転化が認められる。加齢とともに，T波のベクトルはより前方となり，V₂～V₃誘導では上向きとなり，時にV₁誘導でも同様に陽性となる。40歳以下の若年成人における健常者でも，特に女性に多い傾向があるが，V₁～V₃誘導においてT波の陰転の持続が認められ，持続する若年型T波パターンと呼ばれている。これらのT波の陰転は非対称的であり，浅い。もし陰転が深く非対称的であり，またもし45歳以上であれば，心筋虚血を想定すべきである。

29 洞性不整脈を伴う洞調律，心拍数65，左室肥大，良性早期再分極

この心電図における主たる所見は，T波の増高である。急性心筋虚血における早期の所見の可能性もあるが，T波の増高は，高カリウム血症，急性心膜炎，左室肥大，良性早期再分極，脚ブロック，早期興奮症候群（例：WPW症候群）などの他の疾患でも認められる。この患者は，心電図を繰り返して記録されたが，時間経過に伴う変化を認めず，心筋虚血に関する精査を施行したが陰性であった。上図参照。

30 1度房室ブロックを伴う洞調律，心拍数62，急性下側壁梗塞，右室梗塞の可能性

下壁および側壁胸部誘導におけるST上昇とI，aV_LおよびV₁～V₃誘導において鏡面像としてのST低下が認められる。Ⅲ誘導におけるST上昇の程度がⅡ誘導より著明なときには，右室梗塞が示唆される。さらに，右室梗塞の確定診断には右側前胸部誘導の検索が行われる（症例 **31** の心電図参照）。次ページの図参照。

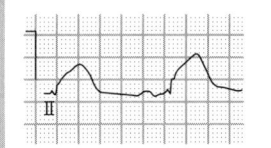

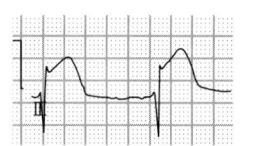

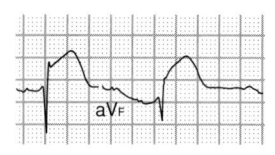

Ⅱ，Ⅲ，aV_F 誘導に ST 上昇がみられる。ST 上昇はⅢ誘導で最も顕著であり，右室梗塞合併が示唆される。V_1〜V_3 誘導における ST 低下（V_1〜V_3 誘導の➡）および R 波（V_2〜V_3 誘導の➡）は，特に急性下壁梗塞時に合併する頻度の高い後壁梗塞を示唆する。急性心筋梗塞における他の心筋部位への波及の確認は，後壁や右室に対応した誘導によりなされる

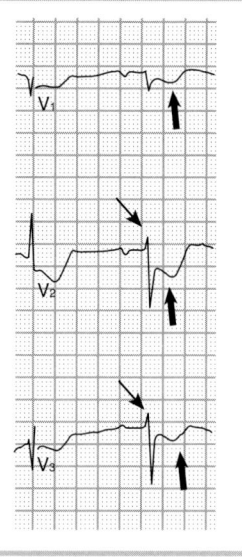

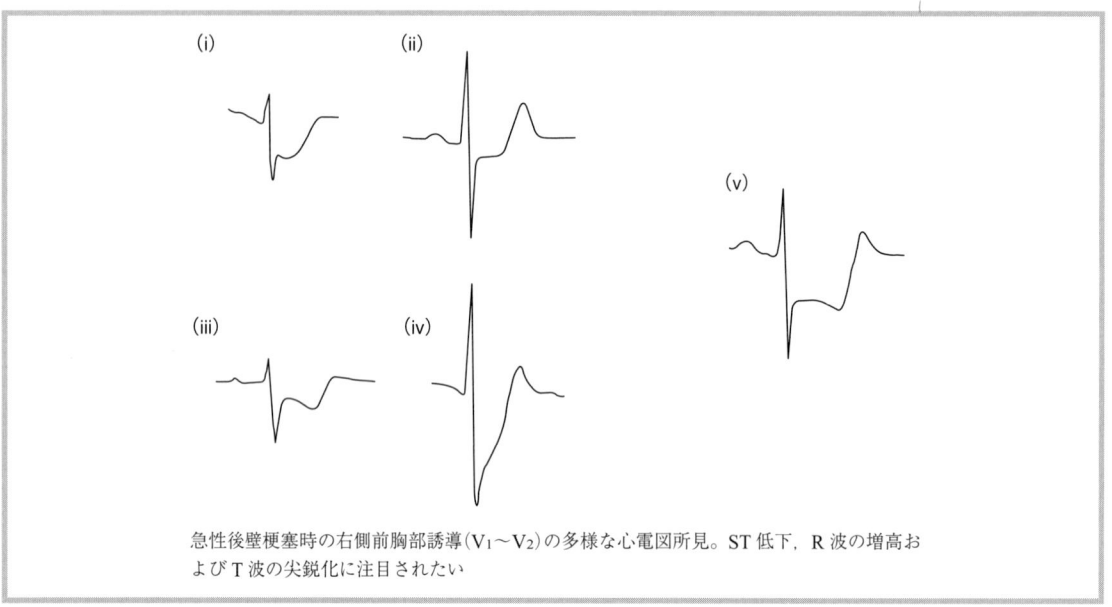

急性後壁梗塞時の右側前胸部誘導（V_1〜V_2）の多様な心電図所見。ST 低下，R 波の増高および T 波の尖鋭化に注目されたい

この図は症例 **30** に関するものである。
急性右室梗塞を合併した急性下後壁梗塞

31 右側前胸部誘導（**30** と同一症例），1 度房室ブロックを伴う洞調律，心拍数 62，急性下側壁梗塞，右室梗塞

急性右室梗塞の診断は右側前胸部誘導（V_4R，V_5R，V_6R）における ST 上昇の存在によりなされる。「右側前胸部誘導心電図」は正常心電図の鏡面像として右側前胸部に誘導子をおくことにより記録される。一方，四肢誘導はまったく変えない。急性右室梗塞は急性下壁梗塞の患者の約 1/3 に生じ，罹患率および死亡率の増大と関連する事象であり，臨床的に右室梗塞の診断は非常に重要である。なぜなら，硝酸薬や他の前負荷を軽減する薬剤の使用に対する警告となるからである。不注意に使用されると重症の低血圧が惹起される可能性がある。次ページの図参照。

32 洞調律，心拍数 75，頻発する心室性期外収縮，心室性二段脈

虚血性もしくは出血性の脳卒中は，心電図異常を伴うことも多い。頻脈性不整脈，房室ブロック，ST 異常そして T 波異常が脳卒中時に報告されている。こ

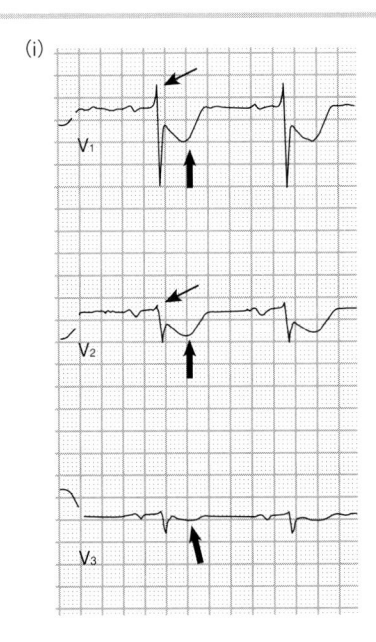

(i) 右側前胸部誘導の心電図
所見は急性後壁および右室梗塞所見に一致する。V₁およびV₂におけるR波（→）とV₁〜V₃の右側前胸部誘導におけるST低下とT波の陰転（→）に注目してほしい。これらの所見は後壁の急性心筋梗塞所見である

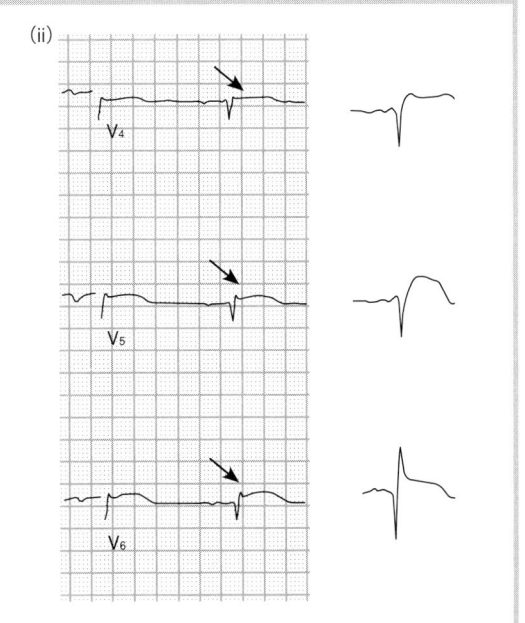

(ii) 臨床医は，右室心筋は左室心筋と比べ少ないために傷害電流も小さく，ST部分上昇も小さいので，右室梗塞患者におけるST変化は微細なことを覚えておくべきである。右室梗塞の有無の判断のためにRV₄（通常のV₄の電極を右側においた誘導）をおくことは有用である

この図は症例 **31** に関するものである
右室梗塞，後壁梗塞における右側前胸部誘導

れらの所見は一過性であり，この症例でも同様である。

33 洞調律，心拍数70，現在進行中の急性虚血を示唆するT波異常を伴う急性下壁梗塞，前側壁梗塞

下壁，前壁そして側壁誘導におけるQ波の存在は，これらの各部位における心筋梗塞の完成を示唆する。また，V₂〜V₄誘導における二相性T波の陰転と側壁誘導（V₅〜V₆，Ⅰ，aVL）の陰転したT波は非心筋梗塞において虚血の存続も示唆している。1982年にWellensら[1]により，前胸部中央の誘導における二相性の陰性T波は灌流域の大きな左前下行枝の中枢側の閉塞に特異的な所見であることが報告された。この病変は冠動脈形成術やステント挿入術による治療が最適である。内科的治療のみでは改善は乏しい。「Wellens徴候」として知られてきた二相性T波のパターンは，しばらくの間存続することもあれば，患者が胸痛を自覚しなくとも進展する場合もある。この患者は緊急冠動脈造影が施行され左前下行枝中枢部位に90％狭窄が認められ，冠動脈形成術による治療は成功した。次ページの図参照。

34 洞調律，三段脈を呈する頻発する上室性期外収縮，心拍数61

この調律は，心房性期外収縮（訳注：上室性期外収縮）により規則的な不規則性を呈す。調律上早期に出現するP波の場合に，上室性期外収縮と同定される。P波の波形は洞性のP波としばしば若干異なり，PR間隔も同様にわずかに違う。心房性期外収縮は洞房結節をリセットし，次の洞性心拍が生じる前にポーズが惹起される。

35 房室接合部調律，心拍数40，左室肥大，陳旧性中隔梗塞，下壁および前側壁の虚血に一致したT波異常

ほとんどの誘導において，P波は存在せず，QRS波の幅は狭い。よって，接合部調律と診断される。単独の孤立性P波がリズムストリップ（訳注：Ⅱ誘導）において，最後のQRS波の直前に先行して認められる。しかし，あまりにもPR間隔は短く，伝導したものとは考えにくい。V₁〜V₂誘導のQ波は陳旧性心筋梗塞を示唆する。下壁および前側壁誘導におけるT波の陰転は急性（おそらく徐脈により惹起された）虚血を示

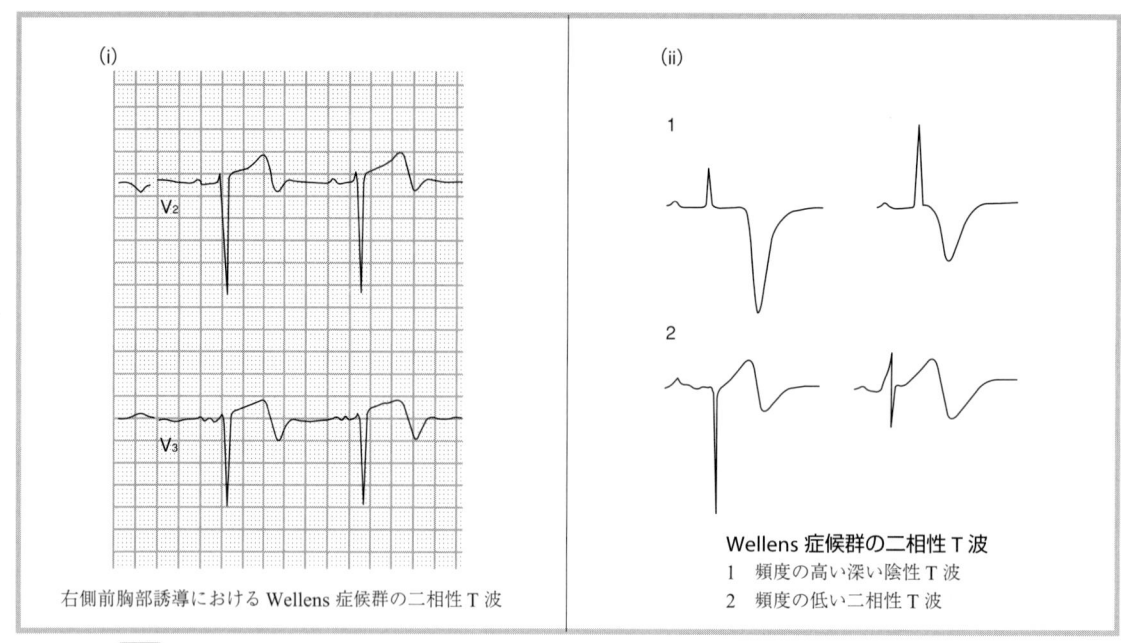

(i) 右側前胸部誘導における Wellens 症候群の二相性 T 波

(ii) Wellens 症候群の二相性 T 波
1 頻度の高い深い陰性 T 波
2 頻度の低い二相性 T 波

この図は 33 に関するものである
Wellens の二相性 T 波

唆している。この患者では，β遮断薬の毒性に対しグルカゴンによる治療を行い，洞調律に復し心拍数も 70 まで上昇し，T 波の陰転もすべて正常化した。

36 種々のブロックを伴う心房粗動，心拍数 167

調律は QRS 幅の狭い不規則な頻脈である。鑑別診断として，心房細動，さまざまなブロックを伴う心房粗動，そして多源性心房性頻拍症があげられる。これらの不整脈の鑑別には，心房活動を心電図上で注意深く読みとる必要がある。本症例では，陰転化した粗動波が下壁誘導で観察され，心房粗動の診断が確定される。さまざまな伝導を伴う房室ブロック（2：1，3：1，4：1）が存在するために，調律は不規則である。ST 低下が側壁誘導で認められる。この現象は，上室性頻拍症を代表とする頻脈性不整脈時にはしばしば認められるが，必ずしも有意な冠動脈狭窄を意味しない。電気的交互脈（EA）（2 拍ごとに QRS 波の波高が変動する）が V_5〜V_6 誘導に認められる。この患者の洞調律における電気的交互脈は，心嚢液貯留が示唆される。しかしながら電気的交互脈は，頻脈性不整脈時にはまれな現象ではなく，臨床的重要性は少ない。

37 洞調律，心拍数 69，急性下壁梗塞

aV_L，V_1〜V_3 誘導における ST 低下は，急性下壁梗塞時に認められる典型的な鏡面像である。

38 高度な心室応答を伴う心房細動，心拍数 127，二束ブロック（右脚ブロックおよび左脚前枝ブロック）

心電図上で幅の広い QRS 波の不規則な調律が認められた場合，鑑別診断として変行伝導（例：脚ブロック）を伴う心房細動，WPW 症候群を伴う心房細動，多形性心室性頻拍症（PVT）があげられる。この鑑別には，心拍数と QRS 波形の注意深い観察を要する。変行伝導を伴う心房細動における心室レートは通常 200/分を超えないが，他の 2 つの頻脈性不整脈では通常 200〜250/分以上である。さらに，変行伝導を伴う心房細動では QRS 波形は不変であるが，WPW 症候群を伴う心房細動や多形性心室性頻拍時には QRS 波の幅や波高は変動が顕著である。WPW 症候群を伴う心房細動や多形性心室性頻拍症の鑑別は非常に難しい。しかしながら，多形性心室性頻拍症の場合にはより多形性であり，患者は例外なく病態が不安定である。いずれの場合でも心拍数が 250/分以上であれば，患者は容易に非代償性となり，緊急電気的除細動が最も安全な治療法である。右脚ブロックは通常の診断基準（V_1 誘導における rsR'パターン，QRS 幅 > 0.12 秒，そして側壁誘導における幅広い S 波）により診断される。左脚前枝ブロックは他の左軸偏位をきたす疾患がない場合の左軸偏位，aV_L 誘導における qR パターン，そしてⅢ誘導における rS パターンに基づき診断される。

(i)

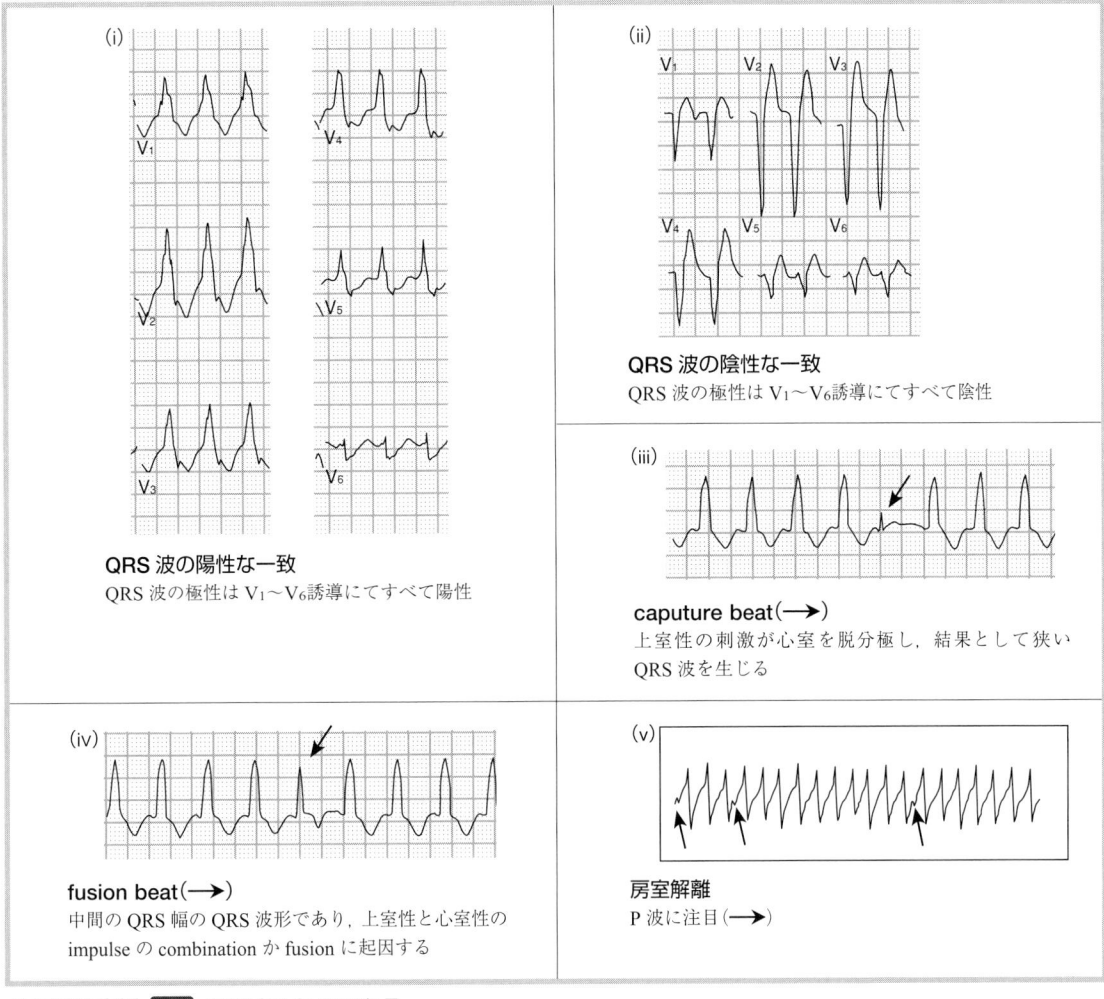

QRS 波の陽性な一致
QRS 波の極性は V₁~V₆ 誘導にてすべて陽性

(ii)

QRS 波の陰性な一致
QRS 波の極性は V₁~V₆ 誘導にてすべて陰性

(iii)

caputure beat（→）
上室性の刺激が心室を脱分極し、結果として狭い QRS 波を生じる

(iv)

fusion beat（→）
中間の QRS 幅の QRS 波形であり、上室性と心室性の impulse の combination か fusion に起因する

(v)

房室解離
P 波に注目（→）

この図は症例 39 に関するものである
幅の広い QRS 波形における心室性頻拍症を示唆する QRS 波において認められる特徴的な多様性

39 心室性頻拍症，心拍数 170

この心電図は、V₁誘導における QRS 形態と QRS 波に引き続く逆行性 P 波を認め、しばしば右脚ブロックを伴う上室性頻拍症と容易に誤診される。心室性頻拍症は右脚ブロックや左脚ブロックと類似し、逆行性 P 波を伴う可能性もあることを銘記すべきである。この患者は薬物療法にもかかわらず、不整脈発作を繰り返した。アブレーション治療のみが有効であった。心臓電気生理学検査室にて心室性頻拍症と確認された。上図参照。

40 心房性期外収縮を伴う洞調律，心拍数 80，左室肥大，後壁にも進展した急性下壁梗塞

後壁梗塞（PMI）は通常下壁梗塞に伴い、側壁梗塞に伴うことは比較的まれである。そして、まれ（< 5%）には単独でもみられる。通常、急性虚血と心筋梗塞は、ST 上昇、T 波陰転、Q 波形成への進展を認める。標準前胸部誘導（通常は V₁~V₃）は心臓後壁の鏡面像をあらわしており、急性後壁梗塞は、これらの誘導にて「逆方向の所見」を呈する。換言すれば、急性後壁梗塞は、本症例でみられるように、V₁~V₃誘導において ST 部分の低下、大きなかつ尖鋭化した T 波や R 波の増高が認められる。他の急性の「後壁梗塞」の検出法として、「後壁誘導」（通常の心電図を用い、単に V₅, V₆電極を左肩甲骨下極の下側方、または下中央におく）を用い心電図を施行し、ST 部分の上昇、T 波陰転、Q 波の存在を評価する。この例では、V₆誘導電極を左肩甲骨下極の下側方においた。ST 部分の上昇が認められ、急性後壁梗塞が確定診断された。

第1部

(i)

(ii)

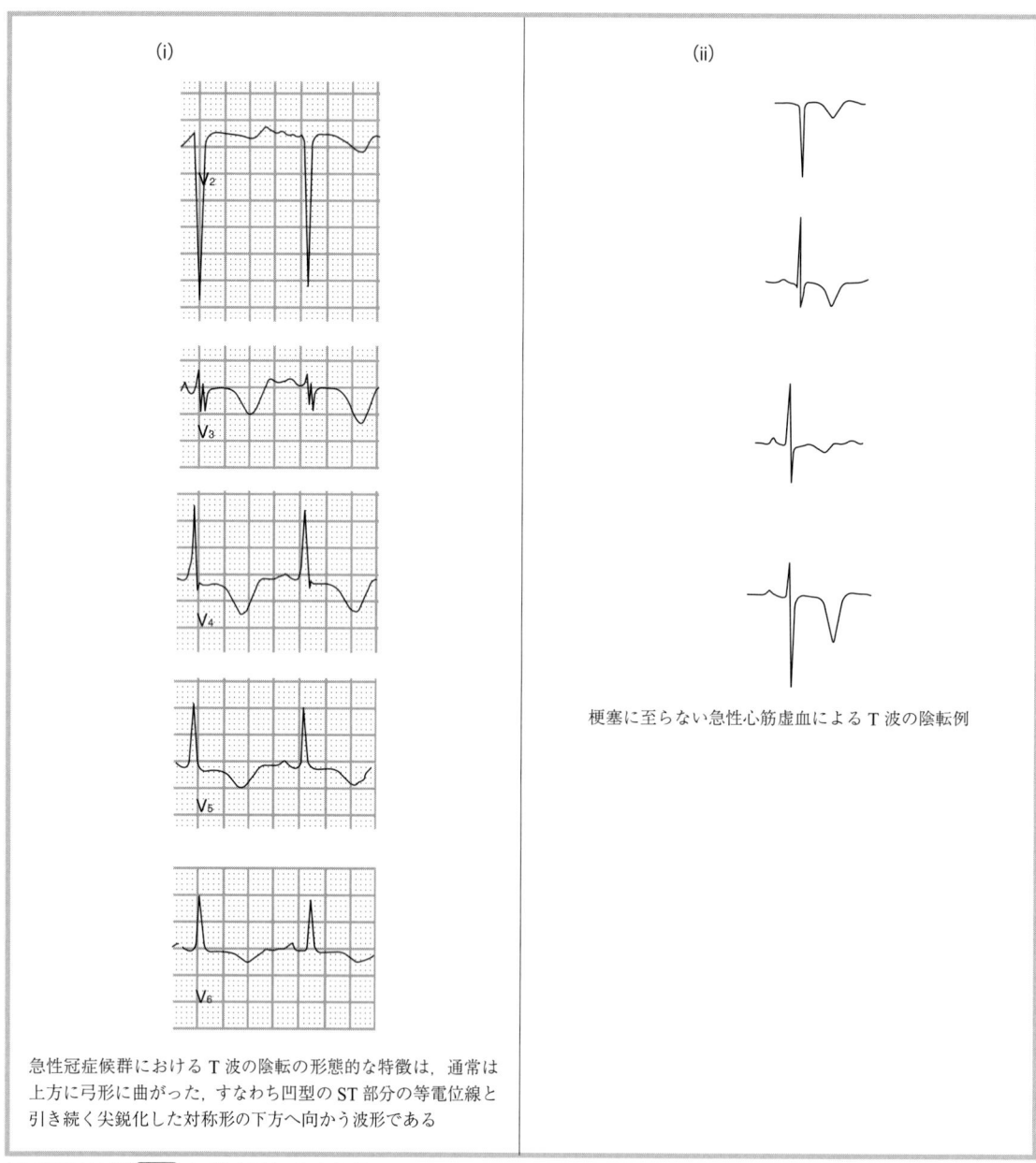

急性冠症候群における T 波の陰転の形態的な特徴は，通常は上方に弓形に曲がった，すなわち凹型の ST 部分の等電位線と引き続く尖鋭化した対称形の下方へ向かう波形である

梗塞に至らない急性心筋虚血による T 波の陰転例

この図は症例 45 に関するものである
虚血と矛盾しない前壁の T 波の陰転化

41 洞調律，心拍数 70，急性下壁梗塞，後壁梗塞

この心電図は症例 40 と同一症例の約 2 時間後のものである。この患者は血栓溶解療法や他の薬物療法後においても持続する胸痛を訴えていた。この心電図では，下壁誘導では Q 波が認められたが，持続する ST 部分の上昇も認められ，虚血が進行中であることが示唆される。また，右側前胸部誘導において R 波が増大しており，後壁梗塞が示唆される。この心電図記録の直後に，冠動脈形成術とステント挿入術に成功した。

42 2 度房室ブロック（Mobitz Ⅱ型）を伴う洞性徐脈，心拍数 50，左脚ブロック

Mobitz Ⅱ型の房室ブロックの特徴は，Mobitz Ⅰ型と同様に間欠的に伝導されない P 波の存在である。しかしながら，Mobitz Ⅰ型と異なり Mobitz Ⅱ型では伝導された心拍において PR 間隔は一定である。Mobitz Ⅱ型では通常は脚ブロックを合併する。

43 洞調律，心拍数 88，1 度房室ブロック，陳旧性下壁梗塞

リズムストリップのⅡ誘導も含め，ほとんどの誘導ではP波がよく認識されないので，この調律は促進性房室接合部調律とよく誤診される．しかしながら，V₁誘導では，著明な1度房室ブロックを伴う規則正しいP波が認められる．他の誘導では，P波はT波に埋もれている("buried in")．V₂～V₄誘導のT波は，確かに隠されたP波により変形していることがわかる．12 誘導心電図において，基本調律の診断には，Ⅱ誘導のみではなくすべての誘導を注意深く判読する必要がある．多くの症例では，V₁誘導がP波の同定に最適である．

44 洞調律，心拍数 72，陳旧性前壁中隔梗塞，下壁および前側壁の虚血，QT 延長

中隔部位のQ波や広範に認められるT波の陰転は慢性変化であった．しかしながら，QT 間隔延長（QT = 0.516 秒，QTc = 0.565 秒）は新規のものであった．QT 間隔延長と四肢の攣縮は，低カルシウム血症に起因するものであった（5.0mg/dL，基準値 8.8～10.2mg/dL）．しばしば認められる，QT 間隔延長を惹起する電解質異常は低カリウム血症と低マグネシウム血症である．他の大部分の原因とは異なり，低カルシウム血症時のQT 間隔延長は，完全にST 部分の延長である．すなわち，T波の幅は不変である．この現象は，低体温時にもあてはまる．

45 洞調律，心拍数 95，R 波増高不良，下壁および前側壁の虚血に一致した T 波異常，QT 延長

V₃誘導のR波高が 3mm 以下の場合にR波増高不良（PRWP）と診断される．この所見は陳旧性の前壁中隔梗塞を示唆するが，左室肥大や前胸部中央の電極が高位におかれた場合にもこの所見がみられ，正常亜型でも認められる所見である．この症例で広範囲にみられるT波の陰転は新規の所見である．QT 間隔延長（QT 0.448 秒，QTc 0.560 秒）は急性心筋虚血によるものであった．症例 44 でみられたST 部分の延長によるQT 間隔延長とは対照的に，T波の幅が広がったことに注目してほしい．前ページの図参照．

46 洞調律，心拍数 155，前側壁の虚血に一致した T 波異常

幅の狭いQRS波の頻脈をみた場合には，まず洞性頻脈，上室性頻拍症，心房粗動を考える．P波は各々のQRS波に先行し，そのPR 間隔は正常範囲内であり，上室性頻拍症は否定される．よく観察しても粗動波は認められず，心房粗動は除外される．Ⅲ誘導のみに孤立性のQ波が認められる．孤立性Q波はⅢ誘導やaV_F誘導にしばしば認められるが，その臨床的意義は乏しい．側壁誘導におけるT波の陰転は新規のものである．嘔気および嘔吐はこの患者において「狭心症状」と同等と考えてもよいであろう．嘔気および嘔吐が長く続けば，脱水と頻脈が惹起される．

47 洞調律，DDD ペースメーカー，心拍数 65，100% 捕捉

もし固有の心房の電気活動がなければ，この種のペースメーカーは心房に活動電位を生じさせる．本症例では，患者の洞房結節は適切に機能している．人工的な電気的なものであれ固有のものであれ，その心房性電気活動に応じて心室への刺激を与えている．

48 高頻度の心室応答を伴う心房細動，心拍数 150，左脚前枝ブロック

幅の狭いQRS波の不規則な調律をみた場合には，ただちに心房細動以外にも，さまざまなブロックを伴う心房粗動，多源性心房性頻拍症を思い浮かべる必要がある．しかしながら，明らかな心房の電気活動を欠如することより，心房粗動および多源性心房性頻拍症は除外される．

49 種々のブロックを伴う心房粗動，心拍数 84，陳旧性前壁中隔梗塞，側壁の虚血を示唆する T 波異常

前述した症例と比べれば軽微ではあるが，下壁誘導において粗動波（F 波）は明らかである．本症例において，心房の電気活動をみるのに最適な誘導はV₁誘導である．隠れたP波（訳注：F波も含む）によりT波が増高したり，変形が認められることがある．

50 洞調律，心拍数 75，急性側壁梗塞

ST 低下の鏡面像が下壁および前壁中隔誘導に認められる．すでにQ波が認められはじめており，心筋のある部分で梗塞が完成していることを示唆する．しかしながら持続するST 部分の上昇は，急性虚血あるいは救済可能な残存心筋の存在を示唆する．

51 洞調律，心拍数 52，前壁中隔の虚血に一致した T 波異常

V₁～V₃誘導に認められるT波の陰転は，正常亜型（症例 28 参照）として若年性の持続性T波異常と考えるべきではない．なぜならば，対称的なT波の陰転化であり，患者の年齢が 50 歳以上であるからである．

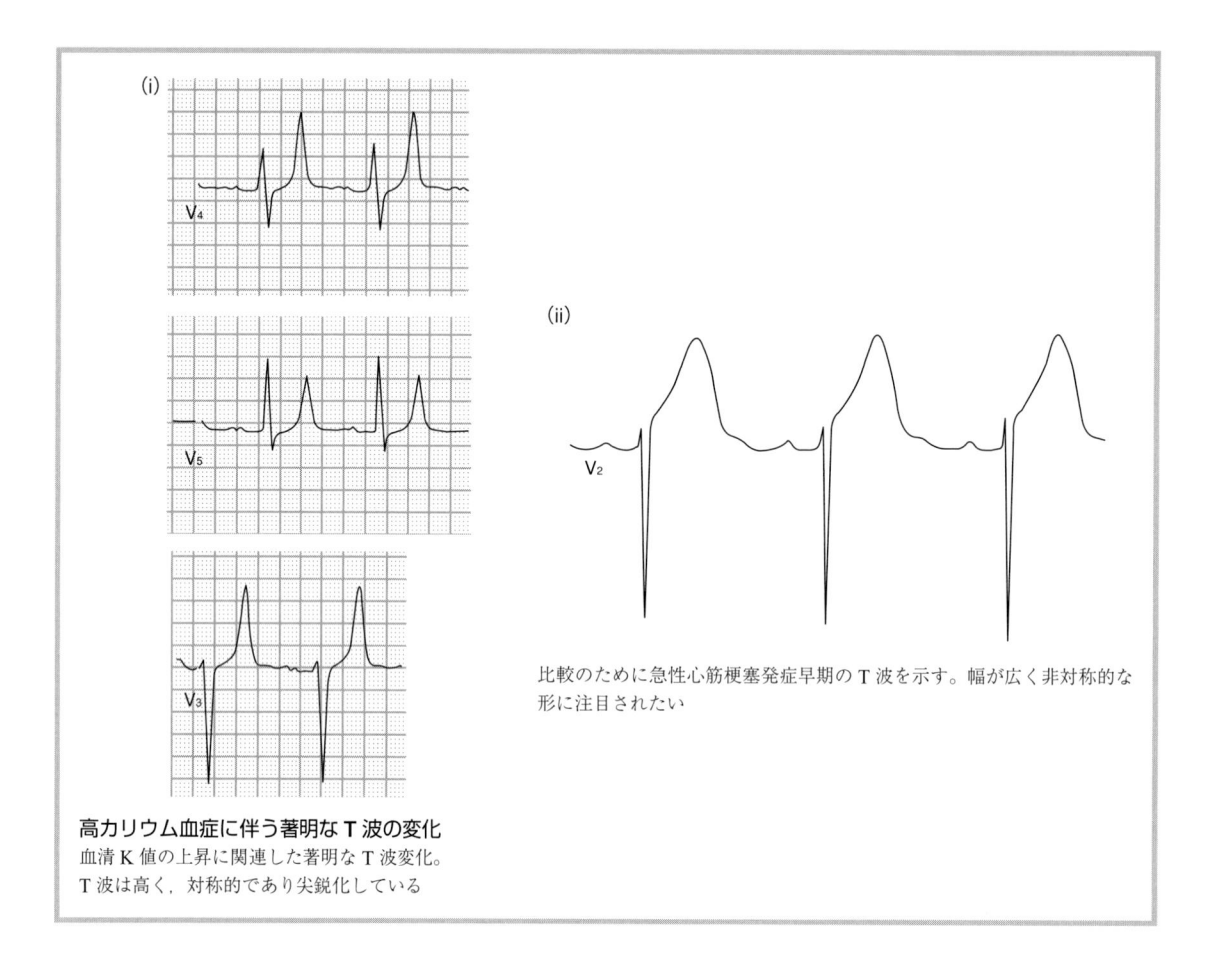

高カリウム血症に伴う著明な T 波の変化
血清 K 値の上昇に関連した著明な T 波変化。
T 波は高く，対称的であり尖鋭化している

比較のために急性心筋梗塞発症早期の T 波を示す。幅が広く非対称的な形に注目されたい

Ⅲ誘導単独における Q 波の臨床的意義は少ない。この症例の T 波の陰転は，先行する非 Q 波心筋梗塞によるものであった。右側前胸部誘導に T 波の陰転が認められた場合には，肺塞栓症も考慮すべきである。その後の診療経過においても急性冠症候群や肺塞栓症の所見は認められなかった。

52 1 度房室ブロックを伴う洞調律，心拍数 80，非特異的心室内伝導遅延，高カリウム血症を示唆する T 波の尖鋭化

高カリウム血症時の T 波は典型的には顕著に高くなり，他の原因による(急性心筋虚血，急性心膜炎，左室肥大，良性早期再分極，脚ブロック，早期興奮症候群〈例：WPW 症候群〉）著明な T 波増高とは異なり，幅が狭く尖鋭化する（テント状 T 波）。T 波の尖鋭化は高カリウム血症の最も初期に現れる所見である。その波形変化と血清 K 値とは相関しない。K 値の上昇につれ，P 波の平坦化，PR 間隔や QRS 幅の延長（心室内伝導遅延），高度房室ブロック，束ブロック・脚ブロックを含む心室内伝導障害などの他の特徴が明らかになり，最終的にはサインカーブ状の調律となる。これらの多様な異常の出現は，K 値とはあまり直接的には関連しない。この患者の血清 K 値は 9.1mEq/L（基準値 3.5～5.5mEq/L）であった。

53 2：1 伝導を伴う心房粗動，心拍数 150

心室レートが 150/分の場合にはただちに粗動波を探すべきである。本症例では下壁誘導に認められ，典型的な「鋸歯」状のパターンが殊にⅡ誘導において認められる。右側前胸部誘導において垂直な心房波が著明である。2 拍ごとに心房波が T 波に重畳しており，上記の誘導においては T 波の変形が認められる。T 波が「変形」していたり，「突出」が認められる場合（V$_1$ 誘導にみられるような）には，必ずその原因として P 波が埋没している可能性を考慮すべきである。

54 洞性徐脈，心拍数 40

救急医は，しばしば認められる薬剤誘発性徐脈を熟知すべきである。すなわち，β 遮断薬，Ca 拮抗薬（例：ベラパミル，ジルチアゼム），ジゴキシン，クロニジン，オピオイド，そしてアルコールにより惹起される徐脈である。

55　上室性頻拍症，心拍数 210

幅の狭い規則正しい頻脈の鑑別診断は，洞性頻脈，上室性頻拍症，そして心房粗動である。上室性頻拍症の診断は，主に P 波あるいは粗動波の欠如によりなされる。

56　高度な心室応答を伴う心房細動および散発性の心室性期外収縮，心拍数 140，右脚ブロック，陳旧性下壁梗塞，前側壁梗塞

幅の広い QRS 波の不規則な頻脈があれば，ただちに変行伝導を伴う心房細動（本症例の場合は右脚ブロック），WPW 症候群合併の心房細動，そして多形性心室性頻拍症を思い浮かべるべきである。心室性期外収縮以外は一定の QRS 波形をとる場合には，後二者は除外診断される。左軸偏位は陳旧性下壁梗塞によるものである。

57　洞調律，心拍数 75，左房拡大，低カリウム血症を示唆する下壁誘導における非特異的 T 波の平坦化，前胸部誘導における U 波

いかなる誘導においてでもよいが，P 波にノッチ（切痕）を認め P 波の幅が 0.11 秒以上であるときか，V₁ 誘導における P 波の後半部分の下向き成分の高さが 1mm 以上かつ幅が 0.04 秒以上の場合に，左房拡大（LAE〈訳注：心電図で「左房拡大」と「左房負荷」は同義である〉）と診断される。低カリウム血症の確定診断はできないが，低カリウム血症を示唆する所見である前胸部誘導における著明な U 波が認められ，T 波と近接し「ラクダのコブ」様[2]を呈する。T 波と U 波が融合した場合には，実際の QT 間隔は正常にもかかわらず，QT 間隔が延長したようにみえる。低カリウム血症に関連した心電図異常として，心室性期外収縮を含めた心室性不整脈，ST 低下，T 波の平坦化がある。この患者の血清 K 値は 2.9mEq/L（基準値 3.5〜5.3mEq/L）であった。

58　洞調律，心拍数 80，左房拡大，後壁梗塞の可能性

下壁誘導において ST 部分の上昇が認められたことから急性下壁梗塞と診断される。右側前胸部誘導に認められる ST 低下は，急性下壁梗塞によくみられる鏡面像としての異常所見である。しかしながら，本症例ではこれらの誘導で高い R 波が認められ，心筋梗塞部位の後壁領域への拡大が強く示唆される。後壁梗塞は心エコーにより確認された。

59　洞調律，心拍数 80，虚血の持続を伴う亜急性期の下壁梗塞

下壁誘導における Q 波の存在は，発症時期は不明だが貫壁性心筋梗塞を示唆する。しかしながら，ST 部分の軽度上昇と T 波の陰転は虚血が存続している最近発症の心筋梗塞であると考えられる。

60　洞調律，心拍数 86，前壁中隔の虚血を伴う T 波異常，QT 延長

QT 間隔延長の鑑別診断として，低カリウム血症，低マグネシウム血症，低カルシウム血症，急性心筋虚血，頭蓋内圧の上昇，Na チャネル遮断効果を有する薬剤（例：キニジン，三環系抗うつ薬など），低体温，そして先天性 QT 延長症候群があげられる。もし，T 波の陰転があれば，急性心筋虚血をまず考えるべきである。この患者の以前の心電図（症例 51 参照）でも T 波の陰転が認められていた。本症例の QT 間隔延長は低マグネシウム血症により引き起こされたものであった。血清 Mg 値は 1.0mEq/L（基準値 1.4〜2.0mEq/L）であり，経静脈的に Mg が補充され QT 間隔は正常化された。

61　上室性頻拍症，心拍数 210

調律は，幅の狭い QRS 波からなる規則正しい頻脈である。QRS 波の直後に逆行性 P 波が認められるが，上室性頻拍時によく認められる所見である。下壁および側壁誘導に ST 部分の低下が認められる。この所見も上室性頻拍時によくみられるが，臨床的意義は不明である。上室性頻拍時の ST 低下は虚血の正確な指標ではなく，運動負荷試験での再現性はない。

62　心室性頻拍症，心拍数 130

調律は幅の広い QRS 波からなり，規則正しい。鑑別診断は，変行伝導を伴う洞性頻脈，変行伝導を伴う上室性頻拍症，そして心室性頻拍症である。洞性の電気活動である P 波の欠如は洞性頻脈を否定する。したがって，この調律は心室性頻拍症と考えるべきであり，そのように治療されるべきである。右軸偏位は心室性頻拍症を強く示唆し，電気生理学的検査により心室性頻拍症と確定診断された。

63　洞調律，心拍数 81，左房拡大，再分極異常を伴う左室肥大，急性心膜炎

左室肥大はしばしば再分極異常も惹起し，側壁誘導（Ⅰ，aV_L，V₄〜V₆）において ST 部分の低下と非対称性の T 波の陰転を認める。また，左室肥大は右側前胸部誘導の ST 上昇を惹起する。特に下壁および側壁誘

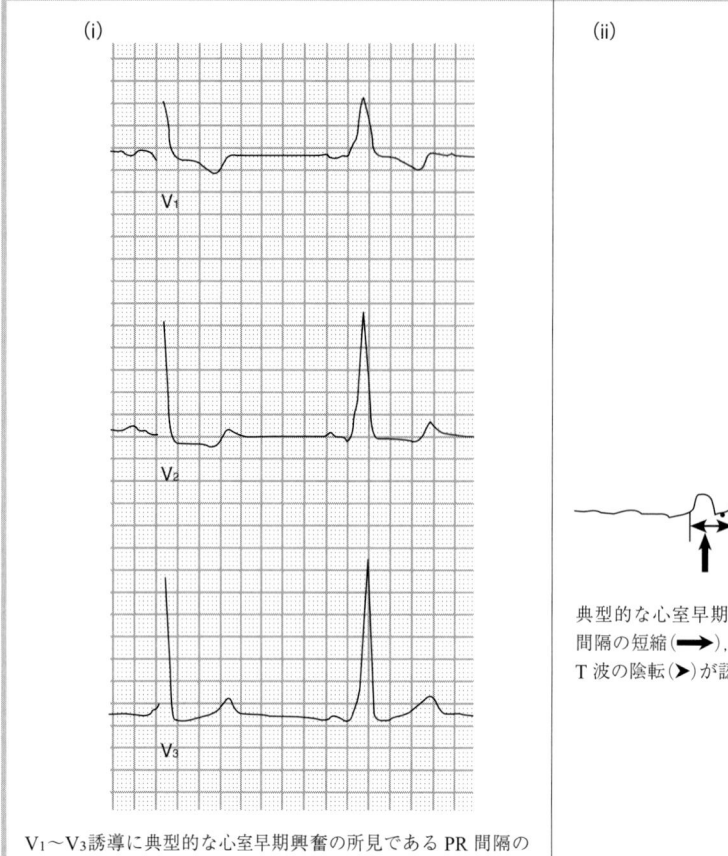

(i) V₁〜V₃誘導に典型的な心室早期興奮の所見であるPR間隔の短縮，デルタ波，QRS波の増大が認められる

(ii) 典型的な心室早期興奮の所見を一心拍波形で例示する。PR間隔の短縮(→)，デルタ波(→と破線)，QRS波の増大とT波の陰転(▶)が認められる

この図は症例 66 に関するものである
WPW症候群

導におけるびまん性のST部分の上昇とPR部分の低下の所見より急性心膜炎と診断される。

64 種々のブロックを伴う心房粗動，心拍数130，陳旧性中隔梗塞，側壁の虚血を示唆するT波異常

本症例では基本的には2：1伝導の心房粗動が認められるが，3：1伝導も認められ，結果として不規則な調律となっている。

65 洞性徐脈，心拍数40，左室肥大，前側壁の虚血を示唆するT波異常

T波の陰転は，以下の2つの理由により左室肥大による二次性の再分極異常と考えるべきではない。
- 非対称性であること
- 側壁誘導以外にも認められること

本症例における洞性徐脈(SB)はヘロイン過量内服により惹起されたものである。この患者は塩酸ナロキソン(訳注：オキシモルフィンのN-アリル活性体であり，モルヒネなどの麻薬に対する拮抗薬である)により，ただちに心拍数は上昇し，T波の陰転が消失した。救急においてたびたび遭遇する薬剤により惹起される徐脈の原因として，β遮断薬，Ca拮抗薬，ジゴキシン，クロニジン，オピオイド，アルコールがあげられる。

66 洞性徐脈，心拍数56，WPW症候群

WPW症候群は，PR間隔の短縮(0.12秒未満)，QRS幅の延長(0.12秒以上)，R波上昇部のslurring，すなわちデルタ波という3徴により特徴づけられる。QRS幅延長のその他の原因として，低体温，高カリウム血症，心室内変行伝導(例：脚ブロック)，心室性期外収縮，ペースメーカー心拍，そして多剤併用がある。WPW症候群は，しばしばV₁誘導のR波増大を惹起するために後壁梗塞や完全または不完全右脚ブロックと類似する。V₁誘導のR波増大の他の原因として，心室性期外収縮，右室肥大，急性右室拡大(例：広範囲

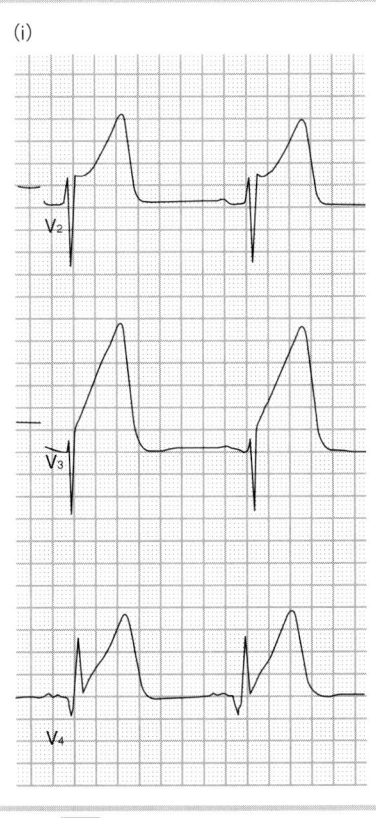

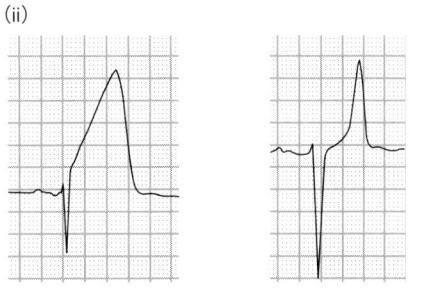

急性心筋梗塞と高カリウム血症時のT波の増高の比較

1 急性心筋梗塞発症早期のhyperacute T波は，基部が幅広く非対称的である
2 高カリウム血症時のT波の尖鋭化は，基部の幅が狭く対称的である

ST部分早期の上昇を呈す急性心筋梗塞の著明なT波増高。基部が幅広く，非対称的で，J点が高位なことに注目されたい

この図は症例 **69** に関するものである
急性心筋梗塞時の著明なT波増高

肺塞栓症のような右室「ストレイン」)，肥大型心筋症（HCM)，進行性筋ジストロフィー，右胸心，そして前胸部誘導の誤った装着がある。V₁誘導のR波増大はR：S比＞1と定義されるが，その正常亜型は非常にまれである。前ページの図参照。

67 2：1伝導を伴う心房粗動，心拍数140

この調律は，下壁誘導で粗動波が欠如しており，当初は上室性頻拍症と誤診されていた。しかしながら，QRS幅が狭く心室レートが150 ± 20/分の頻脈の場合には，必ず12誘導心電図をしっかり観察し，粗動波の有無を検討すべきである。本症例では，心房粗動の決定的な所見はV₁誘導にあり，ここでは280/分の心房の電気的活動と2：1伝導の心房粗動が明らかに示されている。V₁誘導は，心房の電気活動をみるためにしばしば最適な誘導となる。

68 1度房室ブロックを伴う洞調律，心拍数66，左房拡大，非特異的心室内伝導遅延，高カリウム血症を示唆するT波の尖鋭化

高カリウム血症に伴うT波の尖鋭化は前胸部誘導で観察されやすい傾向がある。PR間隔およびQRS幅の延長は，より重症の高カリウム血症の指標となる。高カリウム血症がより進展すれば，高度房室ブロックや心室性不整脈が生じうる。この患者の血清K値は8.7mEq/L（基準値3.5～5.3mEq/L）であった。

69 洞性不整脈を伴う洞調律，心拍数60，急性前壁梗塞，発症時期不明の下側壁梗塞

前胸部誘導においてST部分の上昇と基部の幅が広い顕著なT波の尖鋭化がみられ，急性前壁梗塞が示唆される。下壁および側壁誘導におけるQ波は患者の陳旧性心筋梗塞の既往の結果であるが，これは以前の心電図と比べなければ確定診断は不可能である。超急性期のT波の顕性化（"hyperacute T"波）は急性心筋虚血の早期心電図所見である。ただし，高カリウム血症，急性心膜炎，左室肥大，良性早期再分極，脚ブロック，そして早期興奮症候群（例：WPW症候群）などのさま

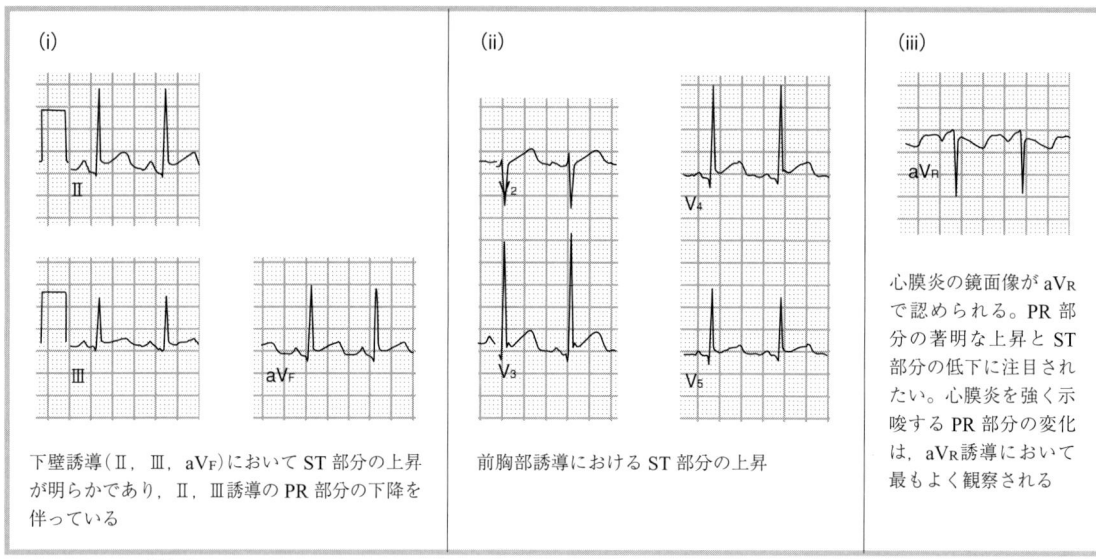

(i) 下壁誘導（Ⅱ，Ⅲ，aV_F）において ST 部分の上昇が明らかであり，Ⅱ，Ⅲ誘導の PR 部分の下降を伴っている

(ii) 前胸部誘導における ST 部分の上昇

(iii) 心膜炎の鏡面像が aV_R で認められる。PR 部分の著明な上昇と ST 部分の低下に注目されたい。心膜炎を強く示唆する PR 部分の変化は，aV_R 誘導において最もよく観察される

この図は症例 75 に関するものである

ざまな病態もしばしば T 波の顕性化を惹起する。前ページの図参照。

70 上室性頻拍症，心拍数 155，左室肥大

逆行性 P 波が QRS 波に引き続き観察されるが，この所見は上室性頻拍症でしばしば観察される。左軸偏位は左室肥大による二次性のものである。

71 2：1 伝導の 2 度房室ブロックを伴う洞調律，心拍数 40，左室肥大

心房の興奮頻度は 80/分であり規則的である。1 つの QRS 波に対して 2 つの P 波がみられ，P 波は 1 拍ごとに伝導されていない。2 度房室ブロック時に 2：1 伝導がみられるときには，Mobitz Ⅰ型と Mobitz Ⅱ型間の鑑別は非常に困難である。以下の所見は有用な診断の鍵となる。

- もし，心電図記録またはリズムストリップ上の他部位で Mobitz Ⅰ型が認められれば，Mobitz Ⅰ型と診断される
- 脚ブロックや二束ブロックが観察されれば，決定的ではないが，Mobitz Ⅱ型の診断が示唆される

本症例における左室肥大は aV_L 誘導の R 波高 > 11mm より診断される。

72 洞性頻脈，心拍数 105，急性前壁梗塞，左室肥大

前壁誘導において Q 波が完成しており，これは梗塞組織の存在を示唆する。しかしながら，ST 上昇の存続は梗塞に陥っていない進行中の虚血組織の存在を示唆する。

73 洞調律，心拍数 73，R 波増高不良，側壁の虚血を示唆する T 波異常，下壁誘導における非特異的 T 波の平坦化，低電位

R 波増高不良（V_3 誘導における R 波高 ≦ 3mm）は陳旧性前壁中隔梗塞を示唆するが，本症例は正常亜型であった。低電位は，すべての四肢誘導の R 波高 < 5mm，またはすべての前胸部誘導における R 波高 < 10mm によりなされる。低電位の鑑別診断としては，粘液水腫，大量の心嚢液貯留，大量の胸水貯留，末期心筋症，重症の慢性閉塞性肺疾患，極度の肥満，浸潤性心疾患（訳注：アミロイドーシスなど），収縮性心膜炎，広範な陳旧性心筋梗塞があげられる。この患者は重症の肺気腫であった。

74 洞性頻脈，心拍数 120，不完全右脚ブロック，下壁および前壁中隔の虚血を示唆する T 波異常

この心電図は，以下に示す広範な急性肺塞栓症の「古典的」所見がすべてそろっている。

- 頻脈
- 右軸偏位
- 不完全右脚ブロック
- S_ⅠQ_ⅢT_Ⅲパターン（Ⅰ誘導の大きな S 波，Ⅲ誘導における Q 波と陰性 T 波）
- 下壁誘導と前壁中隔誘導に時に認められる T 波の陰転

広範な肺塞栓症は急性の右室負荷および右室拡大を

惹起する（右室「ストレイン」），その結果としてしばしば不完全または完全右脚ブロックが生じる．III誘導やaV_F誘導のQ波は，典型的な心筋梗塞にみられるものとは違い幅広い（0.04秒以上）．同時に下壁誘導と前壁中隔誘導にT波の陰転が認められた場合には，ただちに急性肺塞栓症を必ず考慮すべきである[3]．また右軸偏位やV_1誘導のR波増高が認められる患者において，急性肺塞栓症を念頭におくべきである．この患者は胸痛と呼吸困難の評価のために入院し，ICU入院直後1時間以内に心停止をきたし死亡した．解剖により，死亡の数日前より大きな下肢深部静脈血栓症が肺へ「シャワー」塞栓（少なくとも5個以上）を惹起していたことが明らかとなった．

75 洞性頻脈，心拍数110，急性心膜炎

広汎なST上昇が認められ，この場合にただちに考えるべき疾患として，急性心膜炎，梗塞範囲の大きな心筋梗塞，心室瘤，良性早期再分極，冠動脈攣縮がある．下壁誘導に認められる顕著なPR部分の低下は，急性心膜炎に非常に特異的な所見である．aV_R誘導におけるPR部分の上昇は，しばしば急性心膜炎を示唆すると考えられている．しかしながら，この所見自体は他の疾患を除外する所見ではない．たとえば，aV_R誘導におけるPR部分の上昇は，急性心筋梗塞ではまれな所見ではない．aV_RおよびV_1誘導のST部分の低下は，急性心膜炎時にはよく認められる．しかし，他の誘導でもST部分の低下が認められれば，急性心筋梗塞が強く示唆される（「鏡面像」）．前ページの図参照．

76 上室性頻拍症，心拍数215

ST部分の低下が側壁誘導に認められるが，上室性頻拍症の場合には臨床的意義は不明である．

77 洞性頻脈，心拍数110，急性前側壁梗塞

本症例の右軸偏位は側壁梗塞に起因する．右軸偏位の他の成因として，左脚後枝ブロック，右室肥大，急性肺疾患（例：肺塞栓症）もしくは慢性肺疾患（例：肺気腫），心室性期外収縮，高カリウム血症，過剰なNaチャネル遮断薬（例：環系抗うつ薬，Ia群抗不整脈薬など）がある．健常な若い人ややせた人で，心臓が水平位にある場合には心電図上は右軸偏位を呈することがある．この患者では広範囲な貫壁性心筋梗塞（Q波）と進行性の虚血（持続するST部分の上昇）が明らかである．

78 2：1伝導を伴う心房粗動，心拍数155

心拍数150 ± 20/分の場合には，ただちに心房粗動を想起し粗動波を探すべきである．症例 67 と同様に，明らかな粗動波が下壁誘導では観察されない．しかしながら，V_1誘導が心房の電気活動が最も明瞭に観察できる誘導であることがわかる．小さな上方に向かう310/分の心房活動が観察される．IおよびaV_L誘導もまた心房活動を観察するに適する誘導であるが，粗動波はしばしばアーチファクトと見間違いやすい．

79 心室性頻拍症，心拍数155

心室性頻拍症としても本症例のQRS波は異常に幅広い（0.176秒）．この患者の頻脈性不整脈と幅の広いQRS波の成因は高カリウム血症であった．血清K値は8.1mEq/L（基準値3.5～5.3mEq/L）であった．この調律は心室の伝導障害性が高度であり，サインカーブ状にもみえる．この患者では心室性頻拍症に対してリドカインとアミオダロンで治療されたが改善が得られなかった．その後，患者は心静止となり，Caが経静脈的に投与された．しかし，患者を救命するためにはすでに遅かった．著明に幅の広いQRS波，特にbizarre様の場合には，常に高カリウム血症を迅速に考慮すべきである．

80 促進性房室接合部調律，心拍数70

この調律は幅の狭いQRS波であり，先行するP波を欠如する規則的な調律である．この頻度は正常の内因性の房室接合部の頻度（40～60/分）より速く，促進性房室接合部調律と呼ばれる．

81 洞調律，心拍数75，WPW症候群

この心電図は，古典的なWPW症候群の3徴を示している．
- 狭いPR時間（0.12秒未満）
- 幅の広いQRS波（0.12秒以上）
- 心室早期興奮によるR波の立ち上がりのスラー（デルタ波）

WPW症候群は下壁誘導で下壁梗塞様の大きなQ波を生じることがある．症例 66 にみられるように，WPW症候群はV_1誘導での大きなR波を形成して，後壁梗塞にみえることもある．左軸偏位はWPW症候群の異常伝導により生じる．左軸偏位は，その他，左脚前枝ブロック，左脚ブロック，下壁梗塞，左室肥大，心室性期外収縮，ペーシング心拍などで生じる．

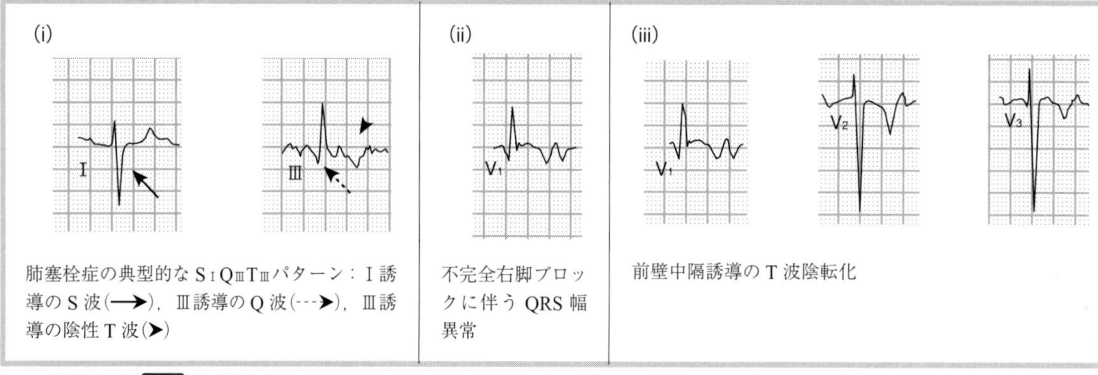

(i) 肺塞栓症の典型的なS₁QⅢTⅢパターン：Ⅰ誘導のS波（→），Ⅲ誘導のQ波（--▶），Ⅲ誘導の陰性T波（▶）

(ii) 不完全右脚ブロックに伴うQRS幅異常

(iii) 前壁中隔誘導のT波陰転化

この図は症例 82 に関するものである

82 1度房室ブロックを伴う洞性頻脈，心拍数130，不完全右脚ブロック，下壁および前壁中隔の虚血に伴うT波異常

この心電図は，症例 74 と類似して，急性重症型の肺塞栓症でほぼ間違いない。肺塞栓症の特徴は以下のとおりである

- 頻脈
- 右軸偏位
- 不完全右脚ブロック
- S₁QⅢTⅢパターン（Ⅰ誘導の大きなS波，Ⅲ誘導におけるQ波と陰性T波）
- 下壁誘導と前壁中隔誘導に時に認められるT波の陰転

肺塞栓による急性の右心「負荷」においてはしばしば，この症例でもみられるように，V₁誘導における拡大し"尖鋭化した"P波を認めることがある。上図参照。

83 1度房室ブロックを伴う洞調律，心拍数70，陳旧性下壁梗塞

重度の房室結節異常による著明な1度房室ブロック（0.445秒）が認められる。患者に著明な1度房室ブロックがある場合，時としてP波をU波（V₃～V₆誘導にみられるような）と間違えることがある。12誘導すべてを注意深くみることにより，P波とU波がはっきり判別できる。

84 種々のブロックと散発性の心室性期外収縮を伴う心房粗動，心拍数110，陳旧性下壁梗塞

調律は幅の狭いQRS波で不整である。さまざまなブロック，心房細動，多源性心房性頻拍症を伴う心房粗動と考えられる。粗動波は下壁誘導で最も確認されやすく，診断に役立つ。

85 1度房室ブロックを伴う洞性徐脈，心拍数42，急性下壁梗塞

徐脈，1度房室ブロック，2度房室ブロック（MobitzⅠ型）はすべて，急性下壁梗塞の合併症としてよく知られている。これらの現象はたいてい迷走神経を介しており，アトロピン投与が有効である。Ⅰ，aVL誘導および前壁中隔誘導においてST低下の鏡面像があり，典型的な急性下壁梗塞である。

86 洞調律，心拍数92，左房拡大，右房拡大，急性下後壁梗塞

左房拡大はP波の幅が0.12秒以上，V₁誘導の陰性部分が1mm以上で，幅が0.04秒以上のとき診断する。右房拡大はP波の高さがいずれかの下壁誘導において2.5mm以上のとき診断する。急性下壁梗塞の後壁への広がりを示唆するのは，右側前胸部誘導における，ST部分の低下，T波の増高，R波の増高である。側壁誘導の優位なST低下やT波の陰転化は急性下壁梗塞における鏡面像か，あるいは側壁領域の心内膜下傷害を反映しているのかもしれない。その後の心エコー検査や冠動脈造影により後壁梗塞と確定診断されたが，この患者に側壁領域の心筋傷害がないという確証はない。

87 洞調律，心拍数66，左脚前枝ブロック，急性前側壁梗塞

左脚前枝ブロックは左軸偏位とⅢ誘導でのrS型（小さなR波と大きなS波）とⅠ，aVL誘導でのqR型（小さなQ波と大きなR波）で診断される。前胸部誘導とⅠ，aVL誘導でST上昇がみられるのは，急性広範前壁および側壁梗塞に矛盾しない所見である。Ⅲ，aVF誘導でわずかなST低下の鏡面像が認められる。

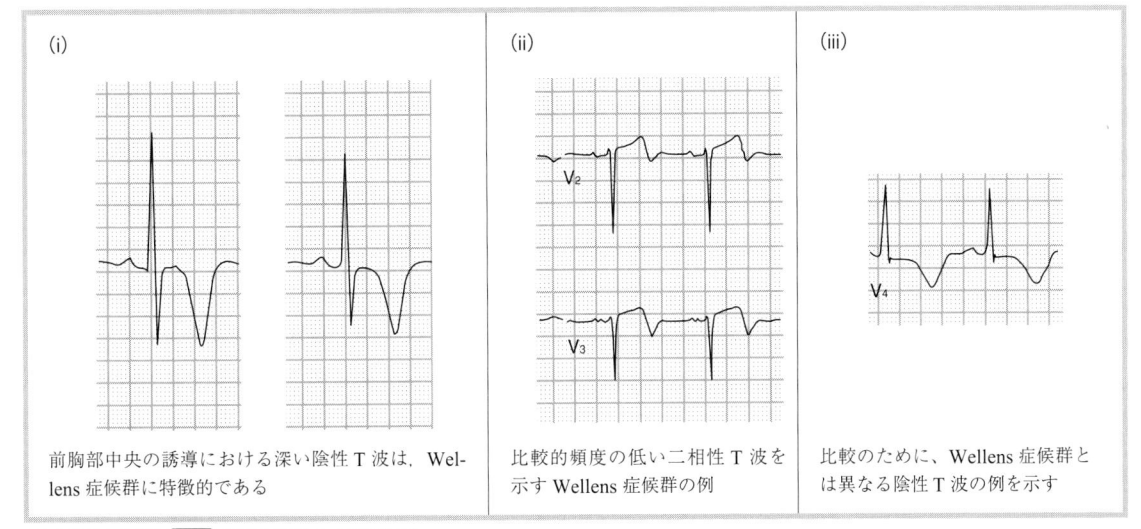

(i) 前胸部中央の誘導における深い陰性 T 波は、Wellens 症候群に特徴的である

(ii) 比較的頻度の低い二相性 T 波を示す Wellens 症候群の例

(iii) 比較のために、Wellens 症候群とは異なる陰性 T 波の例を示す

この図は症例 92 に関するものである

88 洞性徐脈，1 度房室ブロック，心拍数 55，R 波増高不良，低電位

R 波増高不良は R 波高が V_3 誘導で 3mm 以下と定義され，さまざまな原因で起こりうる。陳旧性前壁中隔梗塞や左室肥大，前胸部誘導の電極位置が異常に高い場合や単純に正常亜型のこともある。この症例の心電図は低電位も認める。低電位は QRS の高さがすべての肢誘導で 5mm 以下であるか，胸部誘導で 10mm 以下であるときに診断する。低電位の鑑別診断は，粘液水腫，大量の心嚢液貯留，大量の胸水貯留，心筋症の末期，重症慢性閉塞性肺疾患，極度の肥満，浸潤性心筋症，拘束性心外膜炎，広範な陳旧性心筋梗塞である。この患者の低電位は肥満によるものだった。

89 洞調律，心室性期外収縮から多形性心室性頻拍症になった torsade de pointes

1 番目と 3 番目の QRS 波は洞調律で（3 番目の QRS には先行する P 波がある。1 番目の QRS に先行する P 波がありそうだが，心電図の記録外であり不明），それらの QRS は幅が広く，なんらかの伝導障害を示唆する。2 番目の QRS 波は心室性期外収縮である。3 番目の洞調律の QRS に続く心室性期外収縮は R on T となり，多形性心室性頻拍症を引き起こしている。その後のリズムは，幅広で不規則である。幅の広い不規則なリズムの鑑別診断は，多形性心室性頻拍症，WPW 症候群に伴う心房細動，伝導異常（例：脚ブロック）を伴う心房細動などである。顕著に異なる形態と幅の QRS の存在より，伝導異常を伴う心房細動は除外される。また，心電図の冒頭部分で WPW 症候群の所見（短い PR 間隔やデルタ波を伴う洞調律）が証明できないことから，WPW 症候群における心房細動は除外される。WPW 症候群の心房細動はまた，本症例の心電図所見よりは，規則性のある傾向にある。torsade de pointes（TdP）は QT 間隔延長が存在する際に，発症する多形性心室性頻拍症の一つである。その波形は，QRS の極性と振幅が，基線の周りをねじれるように変動する特徴的な形態を示す。この患者は重篤な低マグネシウム血症と低カリウム血症があった。電解質異常によってモニタ心電図上も QT 間隔延長が認められており，頻脈性不整脈を生じやすい状態であった。除細動に成功し，回復した。

90 上室性頻拍症，心拍数 210

QRS 幅が狭く規則的であり，鑑別診断は洞性頻脈，上室性頻拍症，心房粗動である。詳細に観察すると，上室性頻拍症でしばしばみられる逆行性 P 波が V_1 誘導で顕著に認められる。電気的交互脈と軽度の ST 低下を認める誘導もある。このような異常所見は，上室性頻拍症において時折認められるが，臨床的意義は乏しい。

91 洞性頻脈，心拍数 120，不完全右脚ブロック，下壁および前壁中隔の虚血を示唆する T 波異常

この心電図は症例 74 82 と同様に，急激かつ広範な肺塞栓症を強く示唆するものである。肺塞栓症の心電図変化は通常は一過性で，数週から数カ月持続する。しかしながら右室肥大および関連する心電図変化は，慢性的な肺高血圧症が合併すると認められるよう

71

になる。肺血流シンチグラフィにて，多発性の肺塞栓が確認された。

92 洞調律，心拍数 85，不完全右脚ブロック，下壁および前側壁の虚血を示唆する T 波異常

1982 年に Wellens ら[1] は，前胸部中央の誘導における，2 種類の T 波の形態的異常が，高い特異度をもって，大きな左前下行枝(LAD)の中枢側における閉塞病変を示唆することを報告した。より一般的な形態的異常としては，本症例にみられるような，左右対称性の深い陰性 T 波が認められる。また症例 33 にみられるような二相性の T 波異常を認める場合もある。胸痛がおさまった後にも，この Wellens 徴候として知られる T 波異常は持続する。薬物療法ではしばしば心筋梗塞発作や，心臓死を回避することが困難であり，血管形成術やステント留置が最も効果的である。この症例は左前下行枝中枢に 90% 以上の閉塞が認められた。血管形成術が奏効した。前ページの図参照。

93 洞調律，心拍数 88，持続性の若年型 T 波パターン

健常な若年者，特に女性においては V_1〜V_3 誘導において T 波の陰転化が認められることがあり，通常は幼児，思春期まで認められる。「持続性若年型 T 波パターン」として知られている。これらの T 波の陰転化は左右非対称性であり，浅い。もし陰性 T 波が左右対称性で，深い場合には心筋虚血が示唆される。

94 洞性頻脈，心拍数 140，左室肥大

洞性頻脈または心房細動で心室応答性の高い頻脈は，重症の甲状腺機能亢進症ではしばしば認められる。頻脈性不整脈はその他の臨床症状に先行することもある。この患者では甲状腺機能亢進症が確認された。

95 洞調律，1 度房室ブロック，左脚ブロック

左脚ブロックは，すべての救急医が習熟しておくべき特徴的な再分極異常を伴っている。ST 部分は QRS 成分と反対側に偏位している(QRS 波との「不一致」)。ST 部分が QRS 成分と同じ方向に偏位すること(「一致」すること)は，急性心筋梗塞または心筋虚血を示唆する。左脚ブロックの存在下で，多くの急性心筋梗塞，または心筋虚血を示唆する診断基準が提唱されてきた。しかしながら，100% の正確性は望めないものの，1996 年に Sgarbossa が提唱したよく知られている診断基準[4] について，救急医は習熟しておくべきである。

- QRS 成分と極性が一致した 1mm 以上の ST 部分の上昇
- V_1，V_2 または V_3 誘導における 1mm 以上の ST 部分の低下
- QRS 成分と極性が不一致の 5mm 以上の ST 部分の上昇

96 洞調律，1 度房室ブロック，心拍数 80，急性下側壁梗塞，右室梗塞

急性心筋梗塞を示す ST 部分の上昇が，下壁および側壁誘導で認められる。I，aV_L 誘導では ST 低下の鏡面像が認められる。急性下壁梗塞は通常，右側前胸部誘導に ST 低下の鏡面像を伴う。しかしながら ST 部分の低下が V_2 誘導に限定され，V_1 誘導が上昇，または平坦化の場合には，右室梗塞が示唆される。III 誘導における ST 部分の上昇が II 誘導よりも大きい場合にも，同様に右室梗塞を示唆する。

97 右側前胸部誘導(96 と同一症例)，洞調律，1 度房室ブロック，心拍数 90，急性下壁および右室梗塞

右側前胸部誘導は，急性下壁梗塞が右室へ広がっているかどうかを評価するために，右側前胸部に電極を置くことは有用である。右側前胸部誘導におけるいかなる ST 部分の上昇も，急性右室梗塞を示唆する。

98 洞調律，心拍数 75，左房拡大，QT 延長，急性前側壁梗塞

Q 波がすでに前壁，側壁誘導に生じているが，V_1，V_2 誘導には持続性の ST 部分の上昇が認められ，広範囲に T 波の陰転を伴っており，持続性の心筋虚血を示唆する。わずかに延長した QT はおそらくは心筋虚血によるものと思われる。QT 間隔延長のその他の原因としては，低カリウム血症(実際には T 波と U 波の融合による)，低マグネシウム血症，低カルシウム血症，頭蓋内圧の上昇，Na チャネル遮断効果のある薬剤(例：三環系・四環系抗うつ薬，キニジンなど)，先天性 QT 延長症候群などがある。

99 異所性心房調律，心拍数 60，良性早期再分極

洞結節由来の P 波は I，II，III および aV_F 誘導にて上向きである。これらのいかなる誘導においても，陰転化した P 波は心房または房室接合部由来の異所性起源を示唆する。PR 間隔が 0.12 秒以上であれば，心房由来の P 波とされる。房室接合部調律においても，時に QRS に先行する陰性 P 波を生じることがあるが，PR 間隔は 0.12 秒未満である。良性早期再分極の症例では，広範囲に ST 部分の上昇を認める。良性早期再分極と判断する手がかりとしては，若年であるこ

と，下に凸のST部分の上昇であること，ST低下の鏡面像や陰性T波，またはQ波がないこと，PR部分の低下がないことなどがある。良性早期再分極におけるST部分の上昇は，通常は前側壁胸部誘導で最も顕著である。

100 洞調律，心拍数95，高カリウム血症によるT波の尖鋭化

T波がわずかに尖鋭化しているが，QRS間隔は延長していない。これは中等度の高カリウム血症を示唆するが，実際の血清K値は8.2mEq/L（基準値3.5～5.3mEq/L）であった。本症例における軽度な心電図変化を，血清K値が8.1mEq/Lで心停止寸前の症例 79 と比較対照されたい。高カリウム血症において心電図は鋭敏な指標ではあるが，心電図異常の程度と血清K値においては，特異的な相関関係は乏しい。

【参考文献】

1. de Zwann C, Bar FW, Wellens HJJ. Characteristic electrocardiographic pattern indicating a critical stenosis high in left anterior descending coronary artery in patients admitted because of impending myocardial infarction. *Am Heart J* 1982; **103**: 730-6.
2. Marriott HJL. *Marriott's Manual of Electrocardiography*. Orlando, FL: Trinity Press, 1995, p. 141.
3. Marriott HJL. *Pearls & Pitfalls in Electrocardiography, 2nd edn*. Baltimore, MD: Williams & Wilkins, 1998, p. 134.
4. Sgarbossa EB, Pinski SL, Barbagelata A *et al*. Electrocardiographic diagnosis of evolving acute myocardial infarction in the presence of left bundle-branch block. GUSTO-1 (Global Utilization of Streptokinase and Tissue Plasminogen Activator for Occluded Coronary Arteries) Investigators. *N Engl J Med* 1996; **334**: 481-7.

第2部

症例（心電図と病歴）

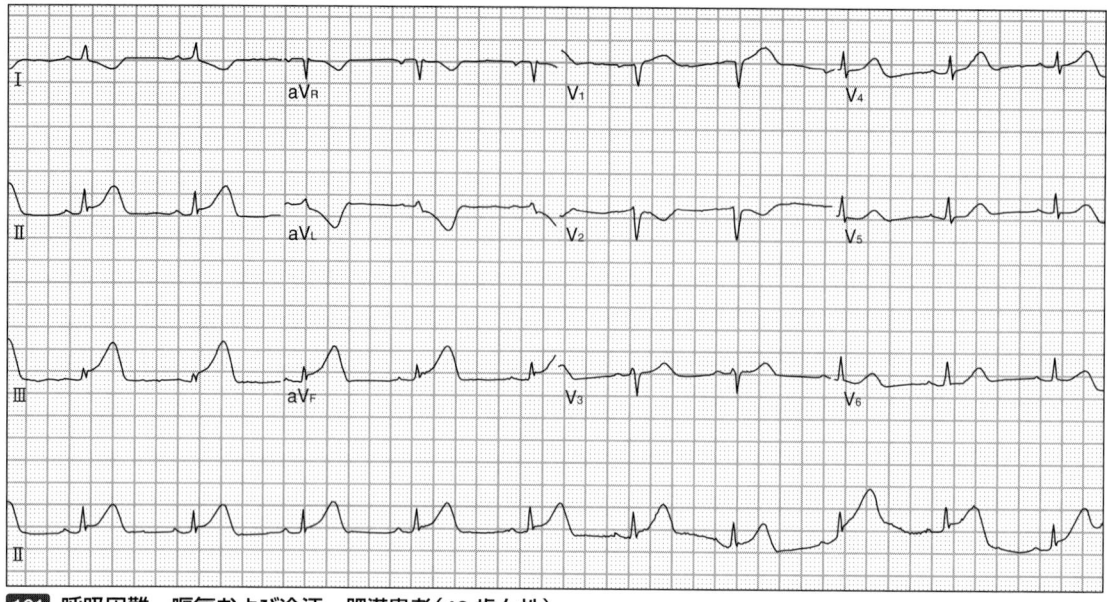

101 呼吸困難，嘔気および冷汗，肥満患者（43歳女性）

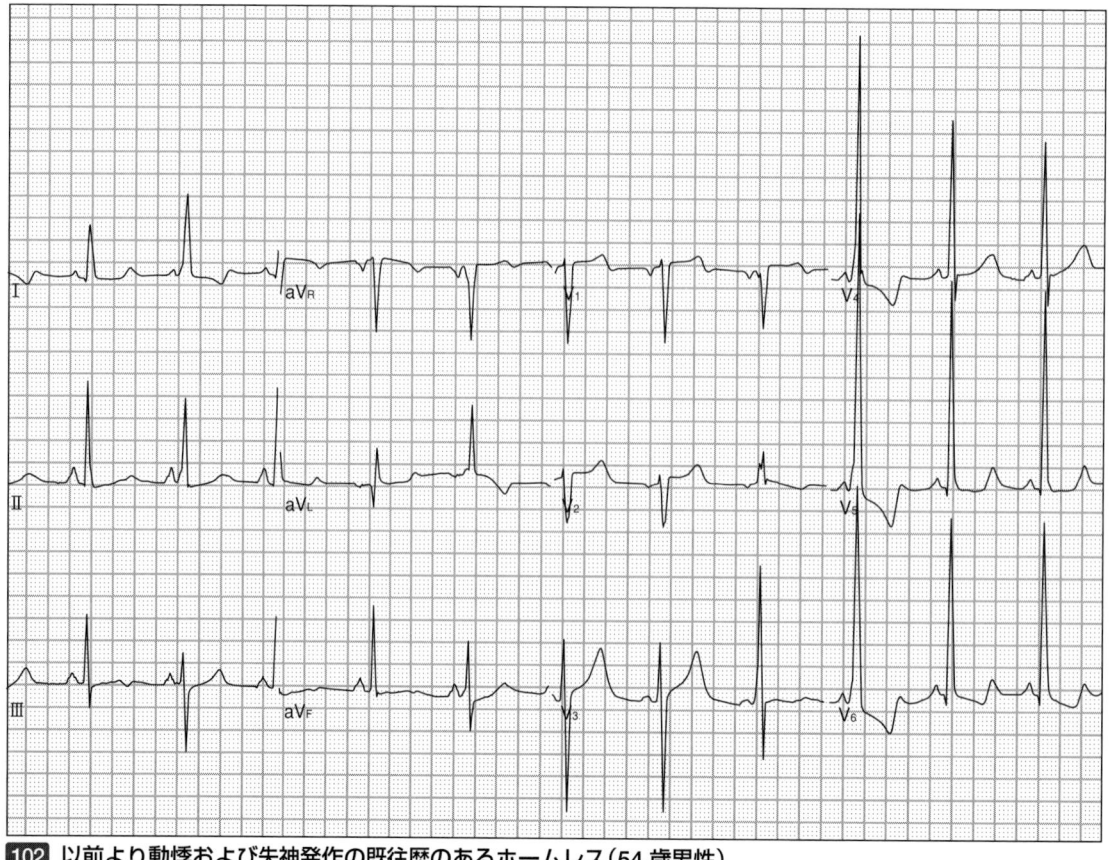

102 以前より動悸および失神発作の既往歴のあるホームレス（54歳男性）

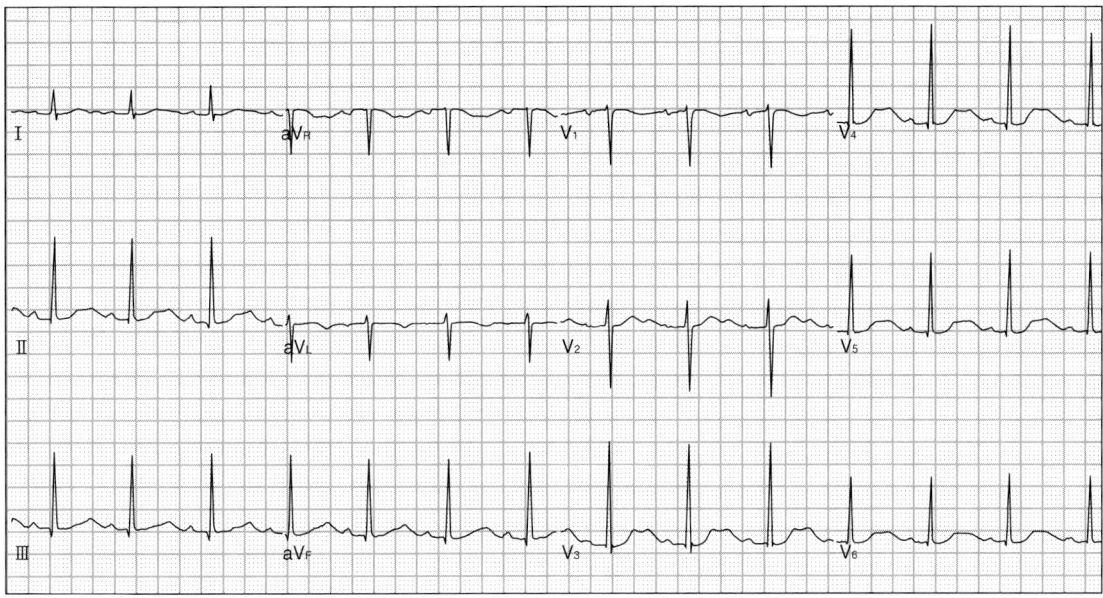

103 4日間続く下痢，嘔吐（46歳女性）

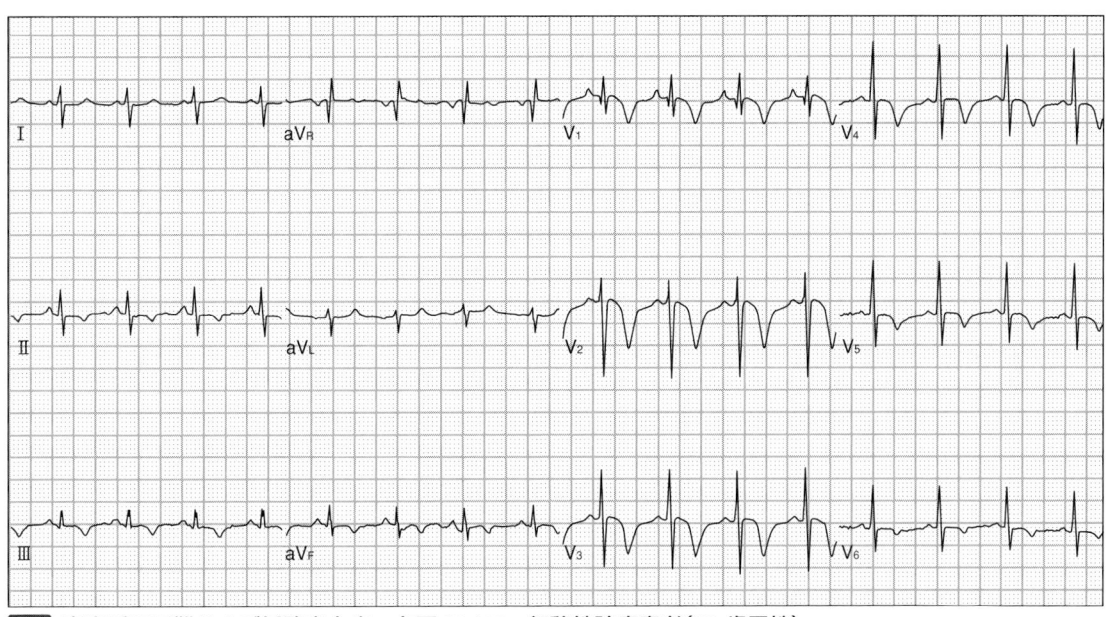

104 高度呼吸困難および低酸素血症―血圧 88/45，転移性肺癌患者（58歳男性）

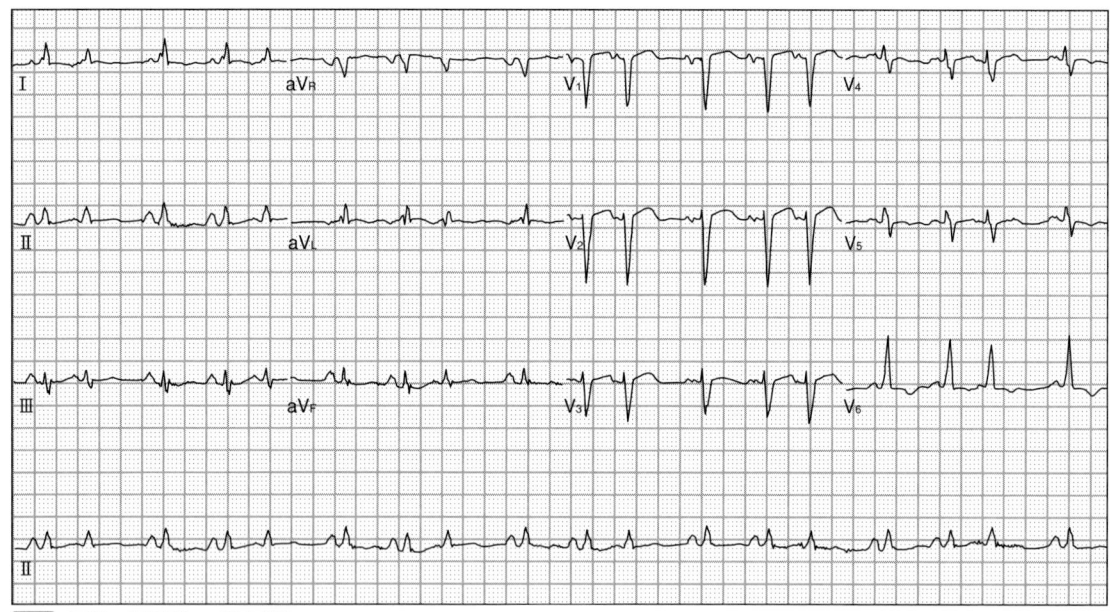

105 嘔吐, 下痢(70歳女性)

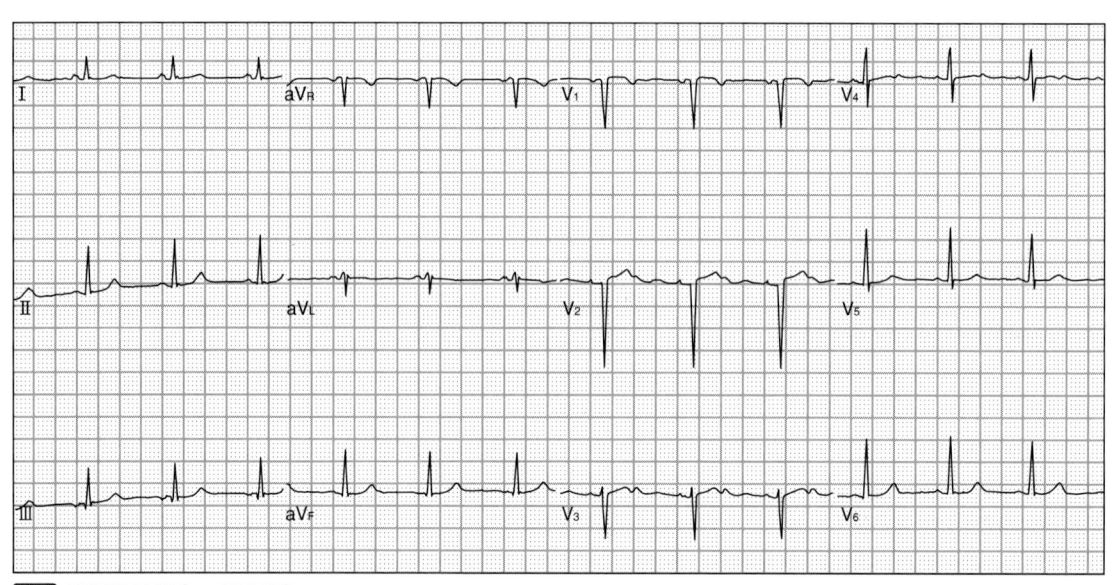

106 意識消失後(64歳女性)

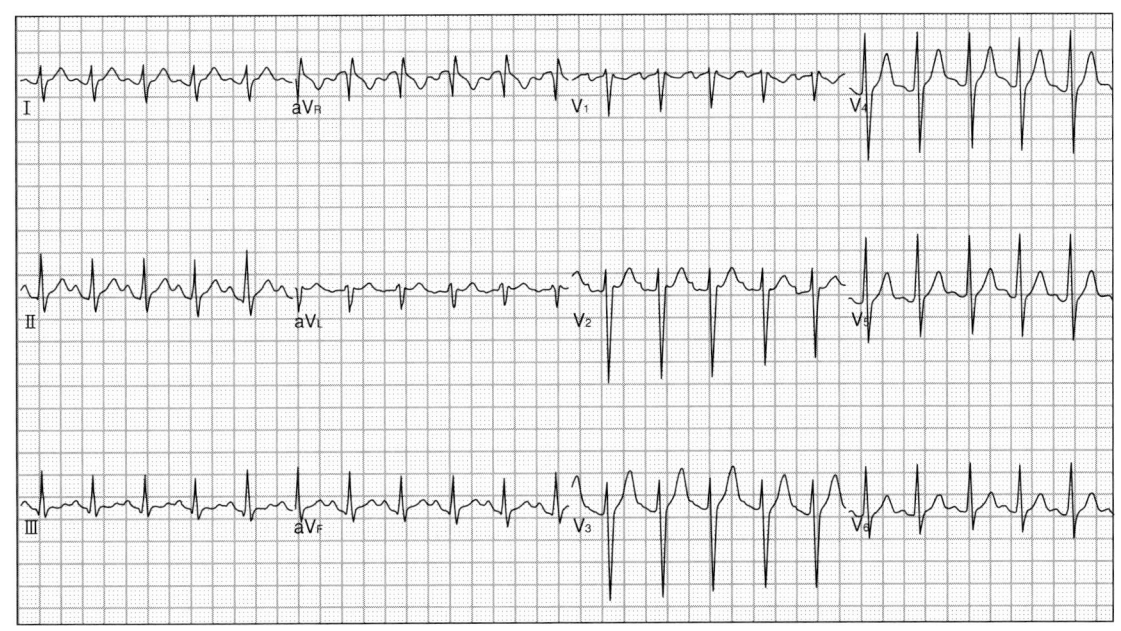

107 薬物（内容不詳）の過量服薬後に精神状態が悪化し，錯乱状態（29歳男性）

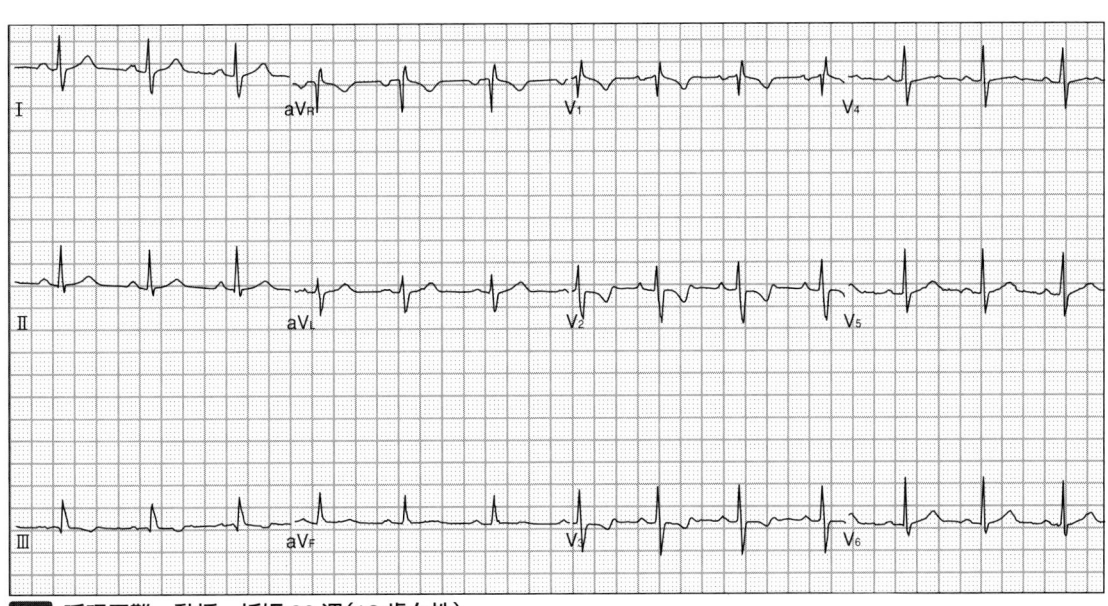

108 呼吸困難，動悸，妊娠26週（18歳女性）
本人は不安発作中であると訴えている

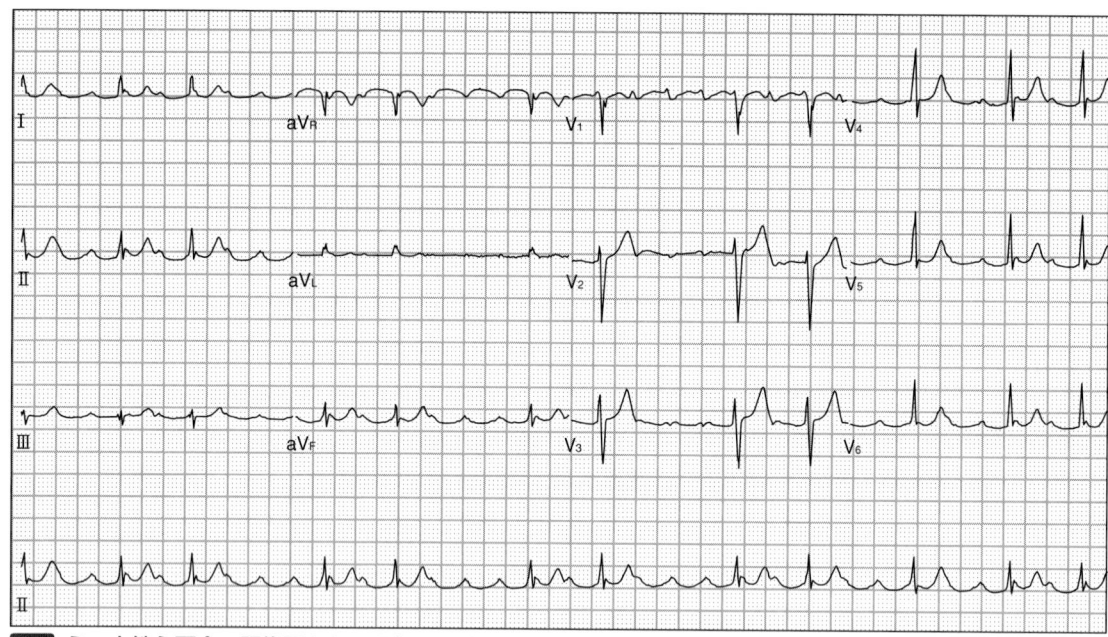

109 うっ血性心不全の既往歴あり，嘔気，嘔吐および全身虚弱（48歳男性）

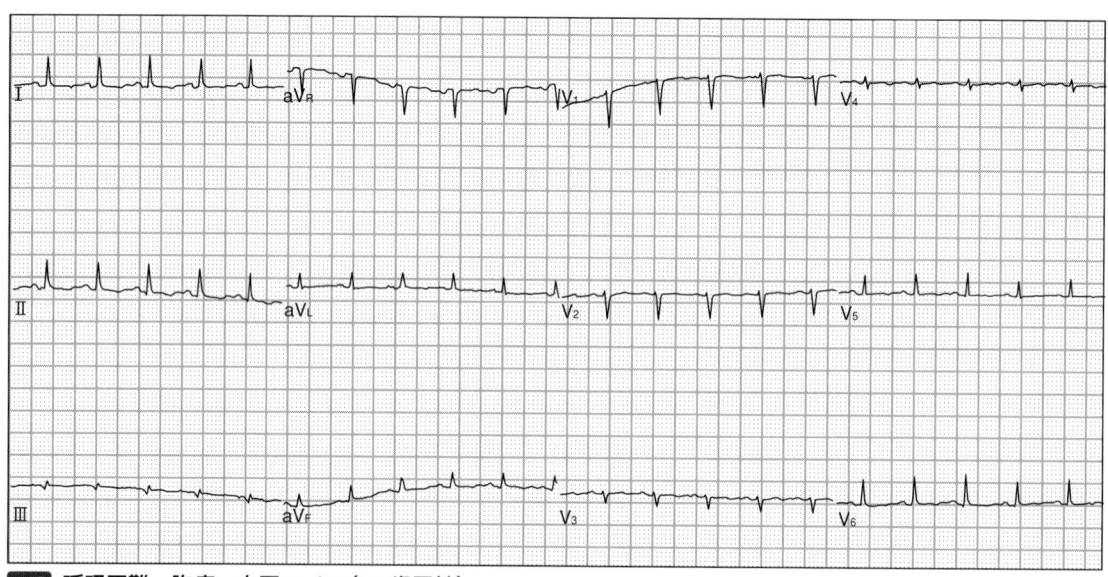

110 呼吸困難，胸痛―血圧85/50（40歳男性）

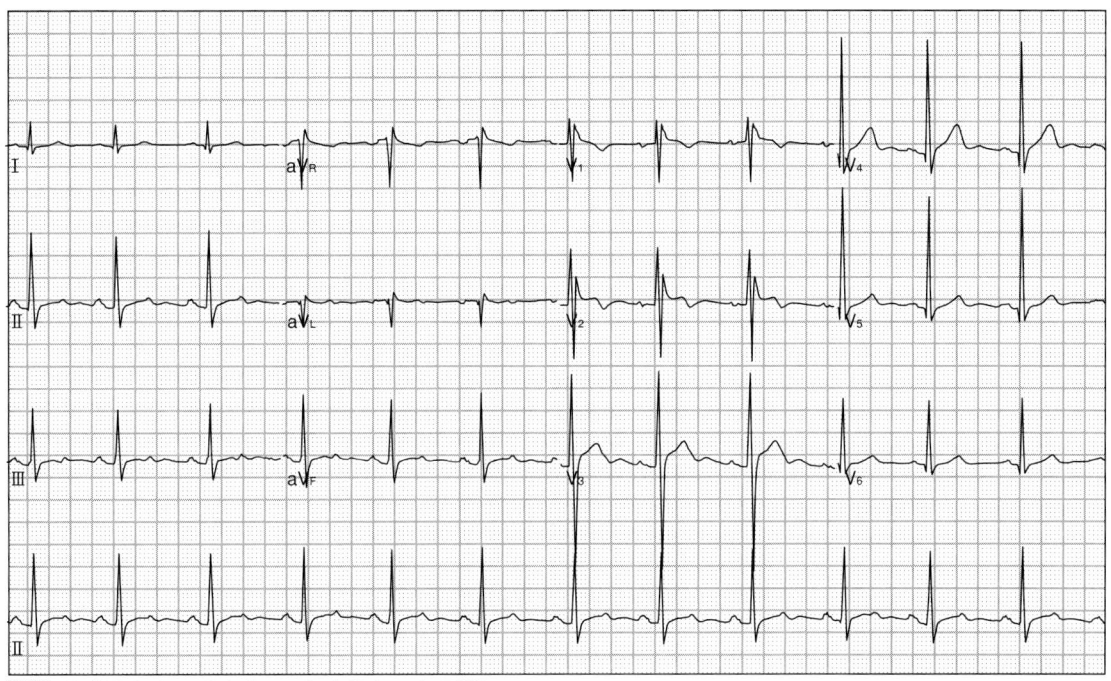

111 意識消失後，受診時には無症状（37歳男性）

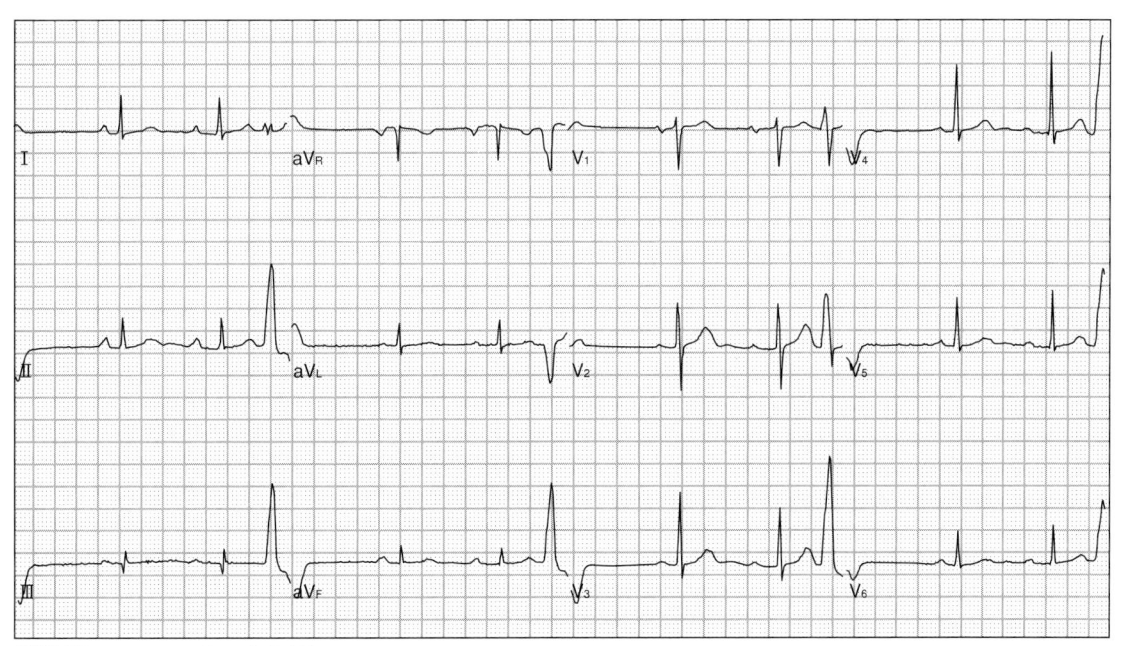

112 頭のふらつき（53歳女性）

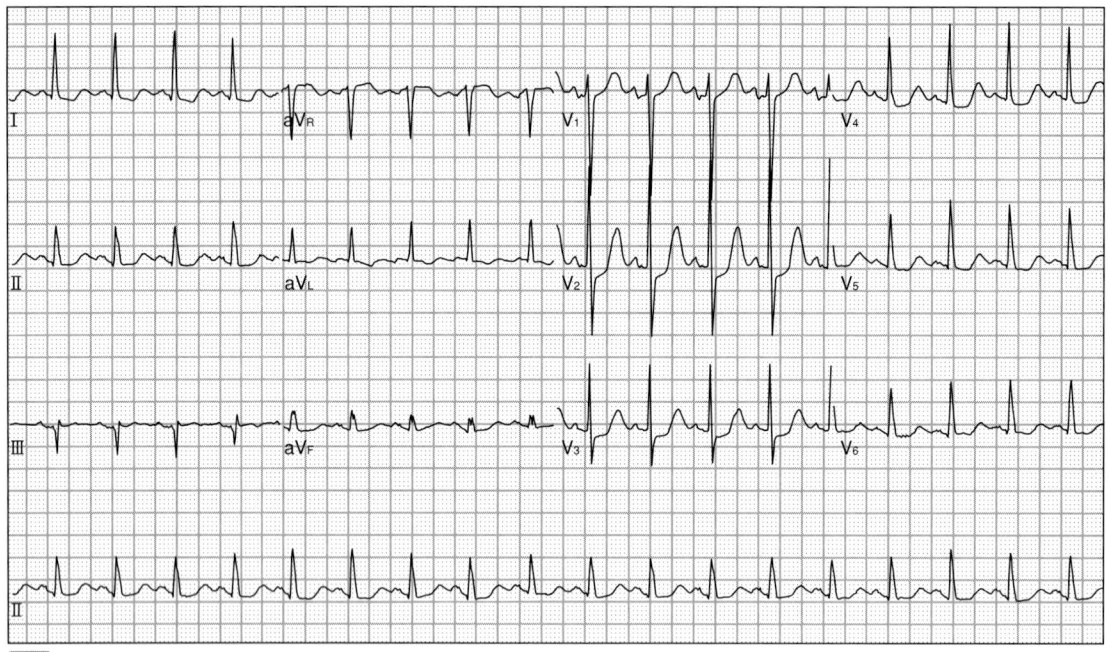

113 胸骨中央部痛，背部痛（75歳女性）

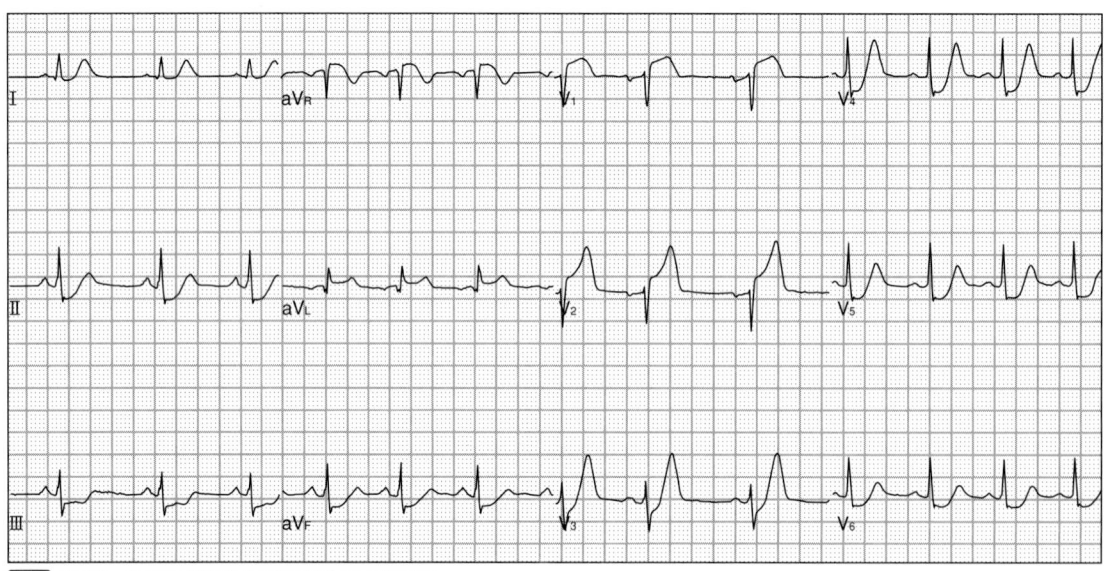

114 胸痛，呼吸困難および発汗（45歳男性）

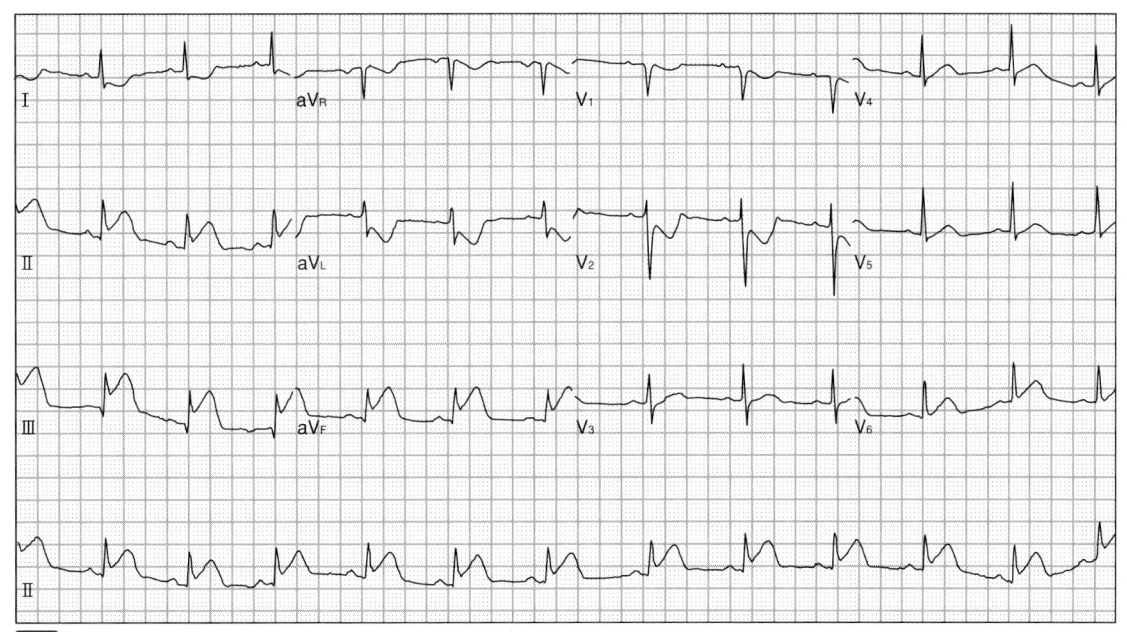

115 胸部圧迫感，嘔吐およびふらつき（44歳女性）

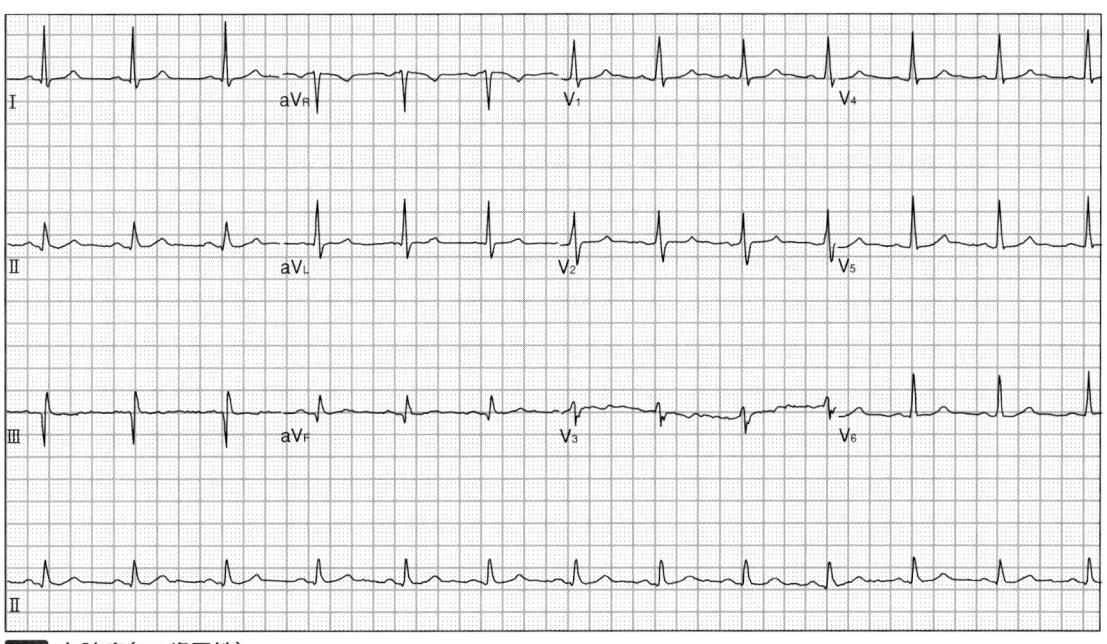

116 左腕痛（54歳男性）

83

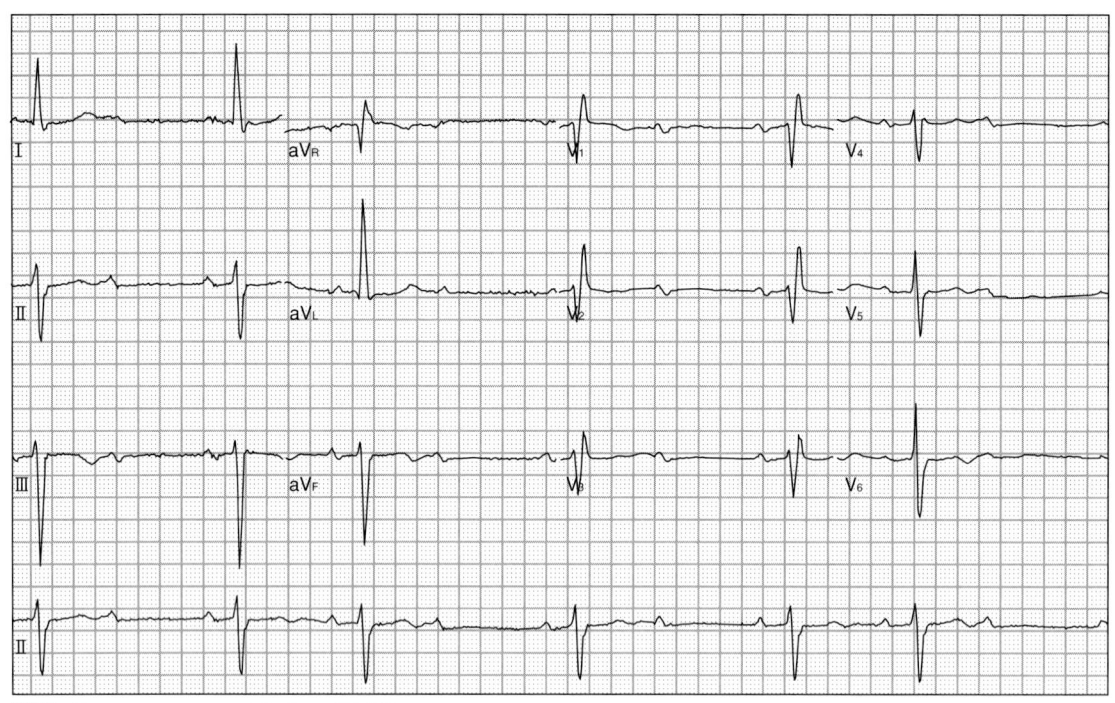

117 激しいふらつき，嘔気（83歳男性）

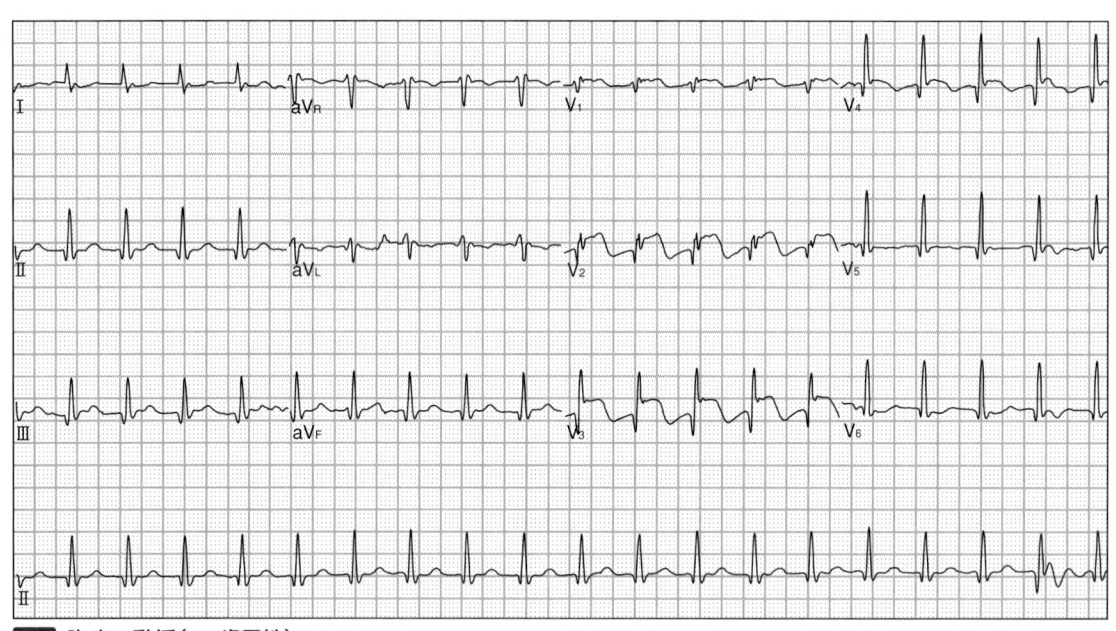

118 胸痛，動悸（48歳男性）

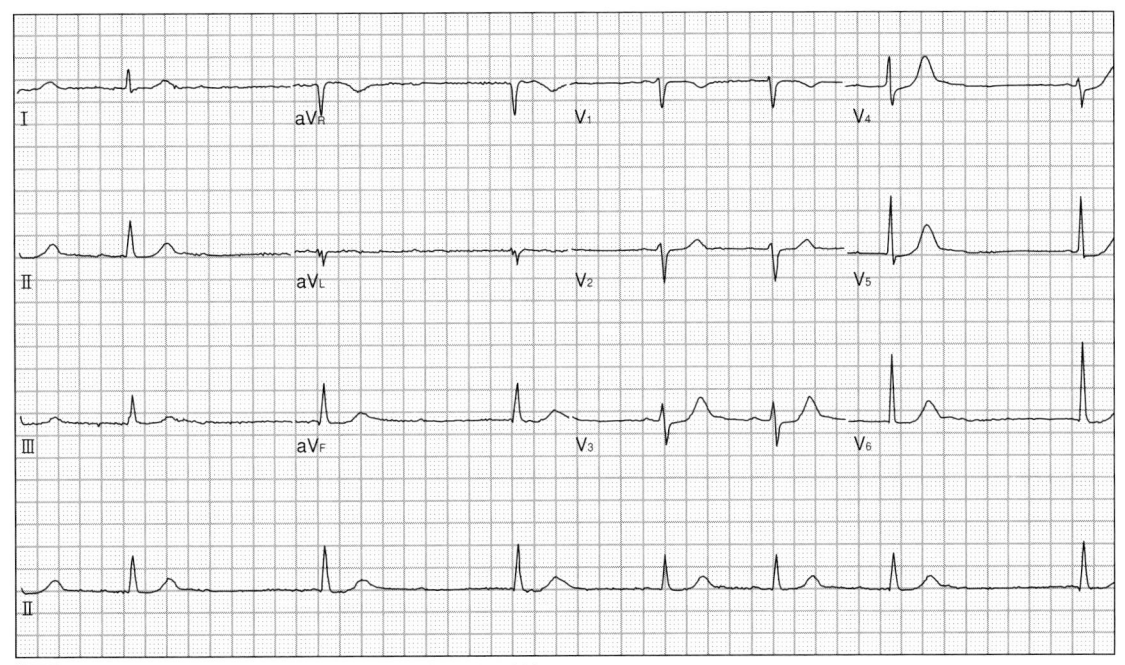

119 慢性心房細動の既往歴あり，失神後（67歳男性）
最近内服薬の変更あり

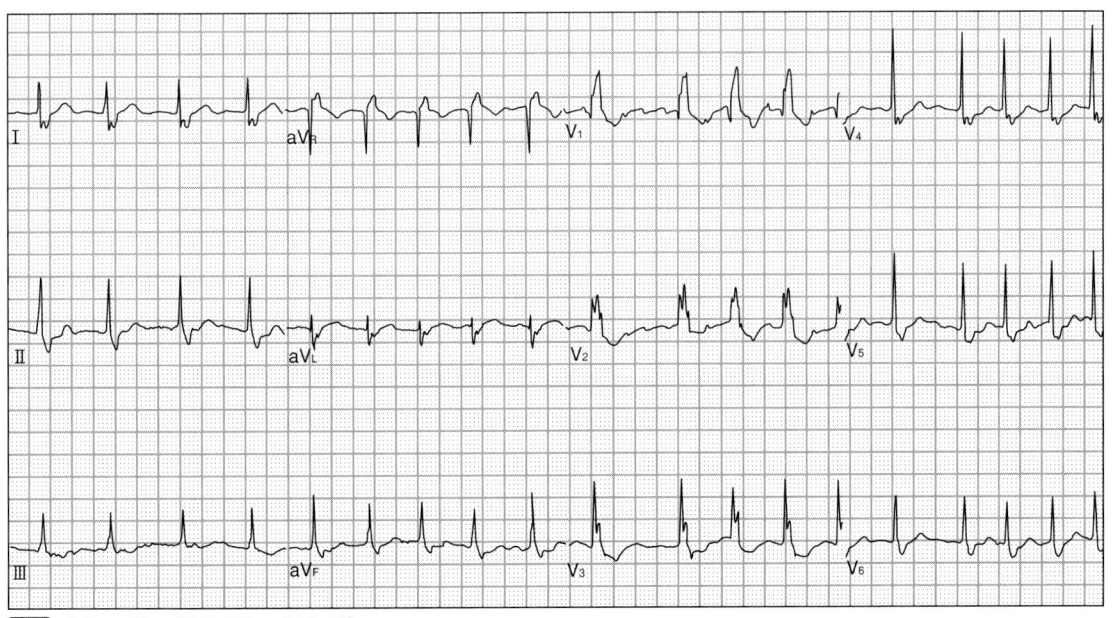

120 嘔気，強い倦怠感（74歳女性）

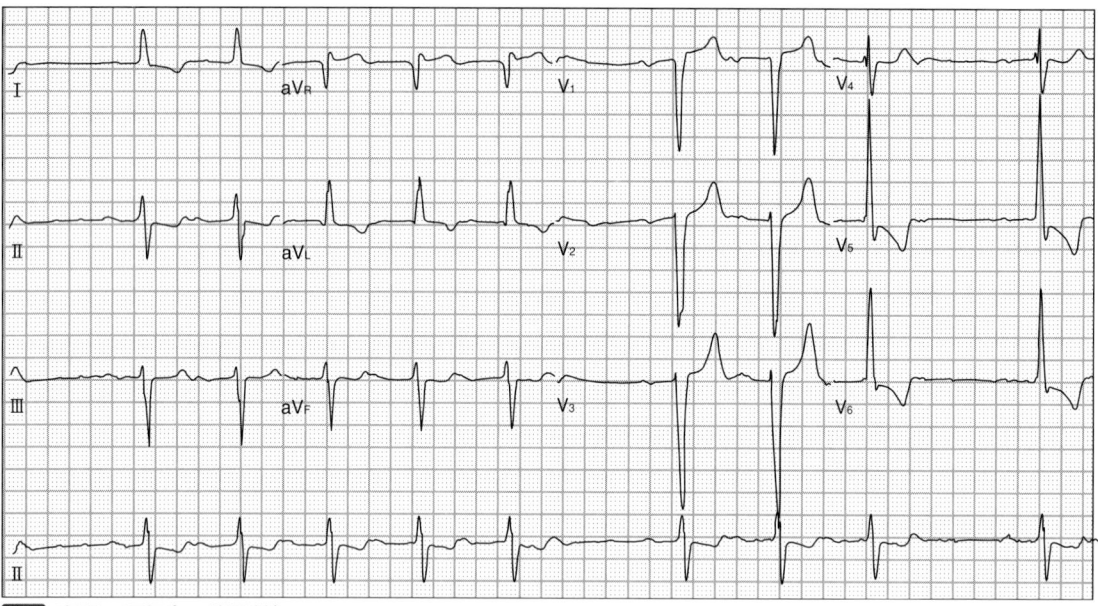

121 衰弱，嘔気（71 歳男性）

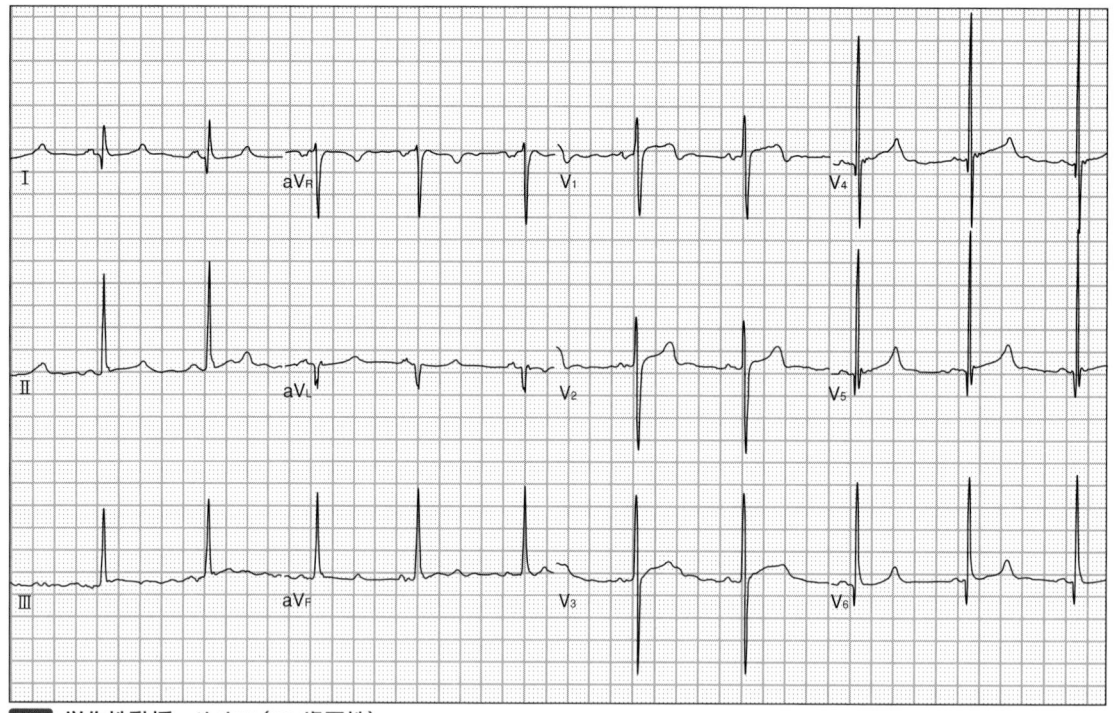

122 労作性動悸，めまい（30 歳男性）

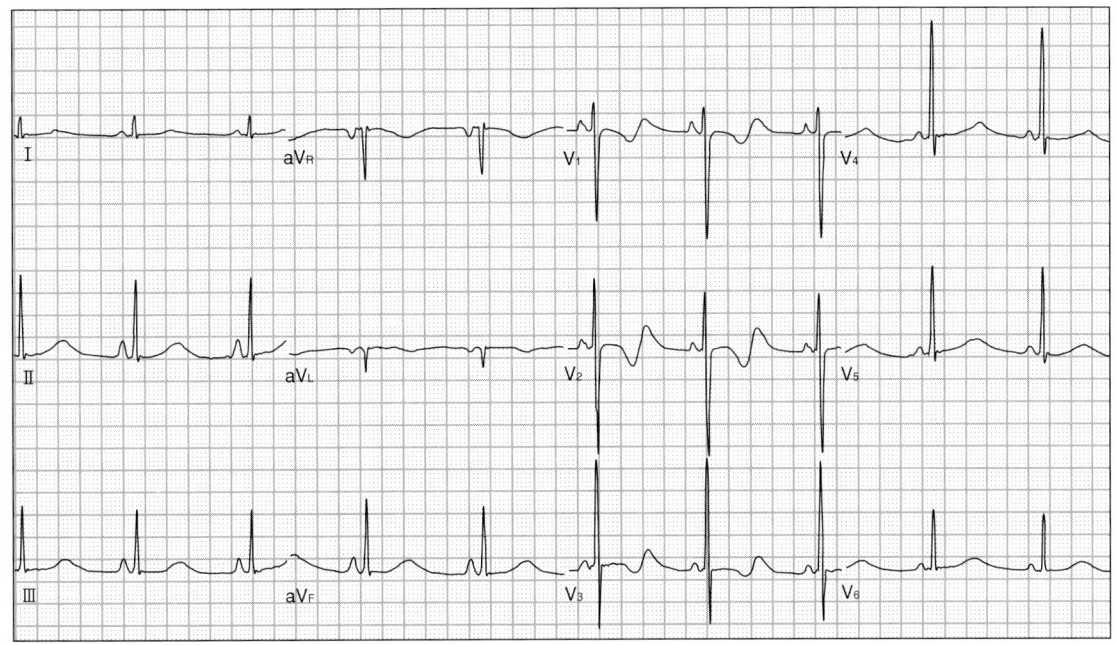

123 3日間続く嘔気, 嘔吐および下痢（49歳男性）

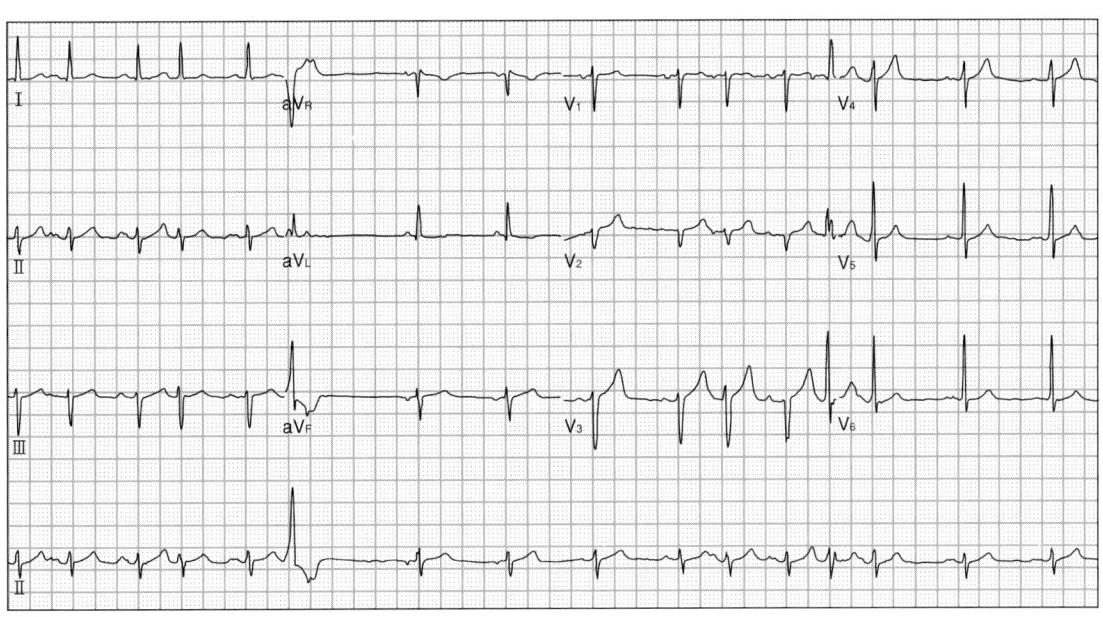

124 増悪する呼吸困難を呈する肺気腫患者（72歳男性）

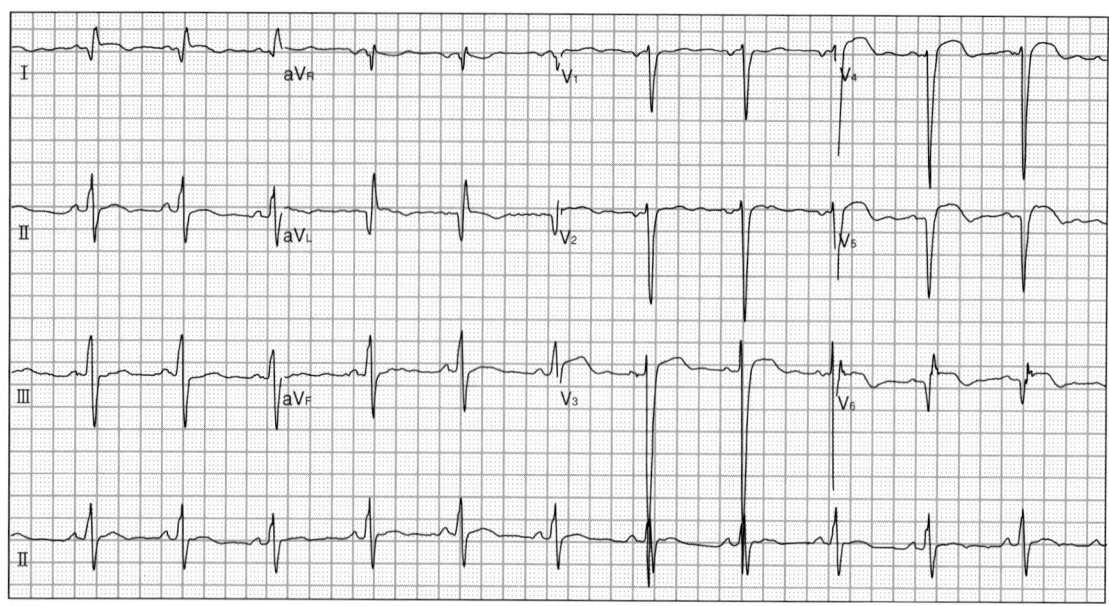

125 心筋梗塞の既往歴あり，入院時心電図検査を施行（56歳女性）
今回は下肢の蜂窩織炎で入院，胸部症状なし

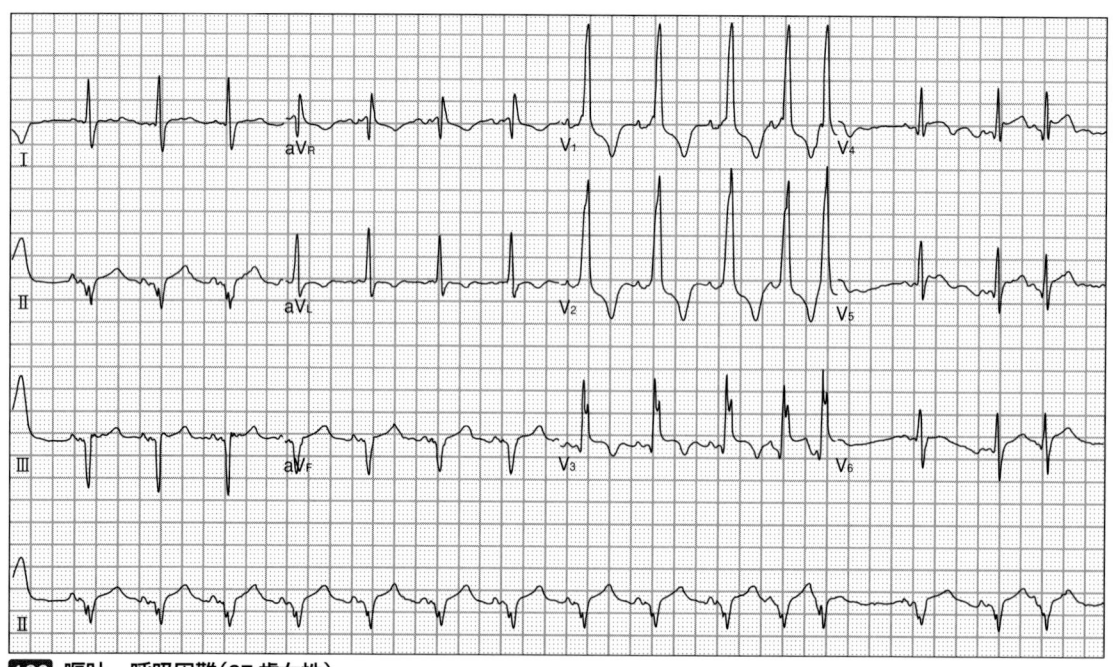

126 嘔吐，呼吸困難（87歳女性）

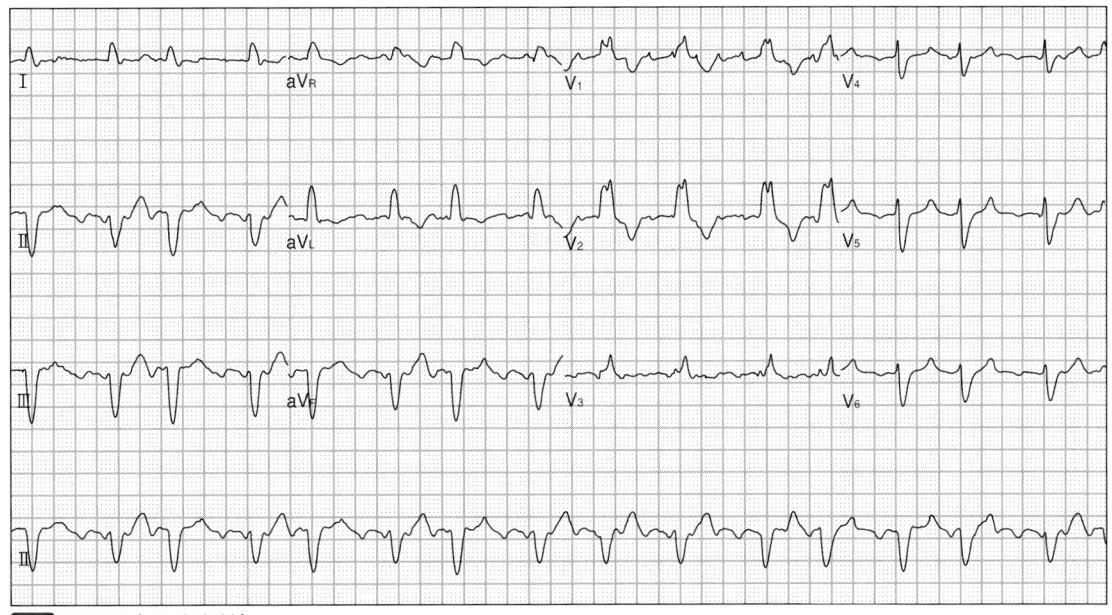

127 めまい（66歳女性）

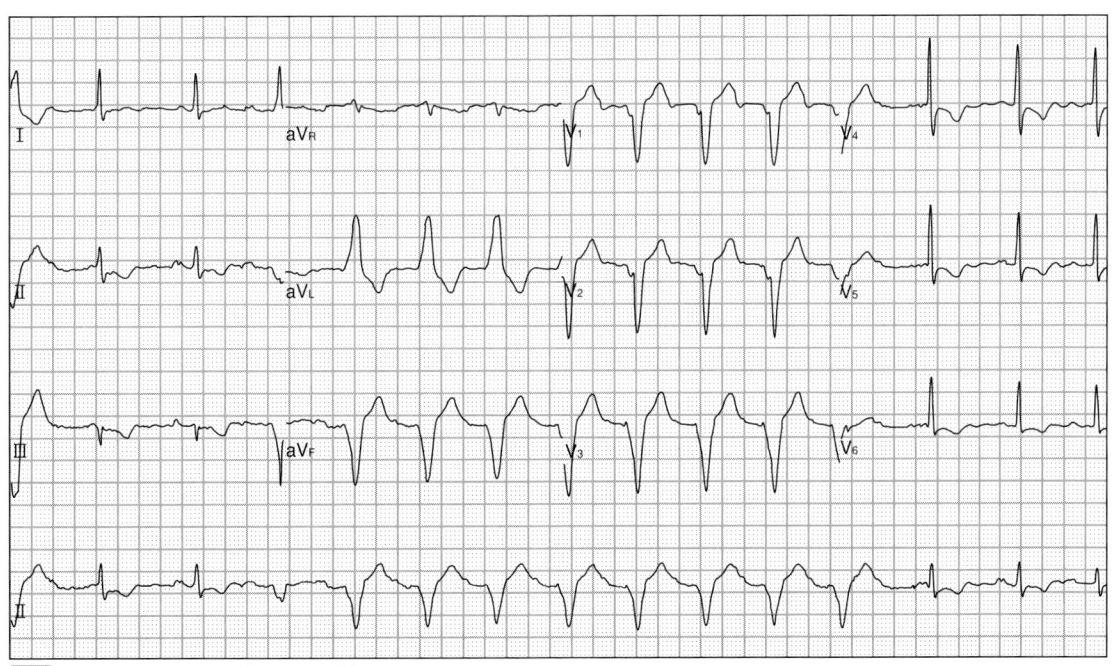

128 胸痛，間欠的動悸（54歳男性）

すべての誘導は1/2縮尺

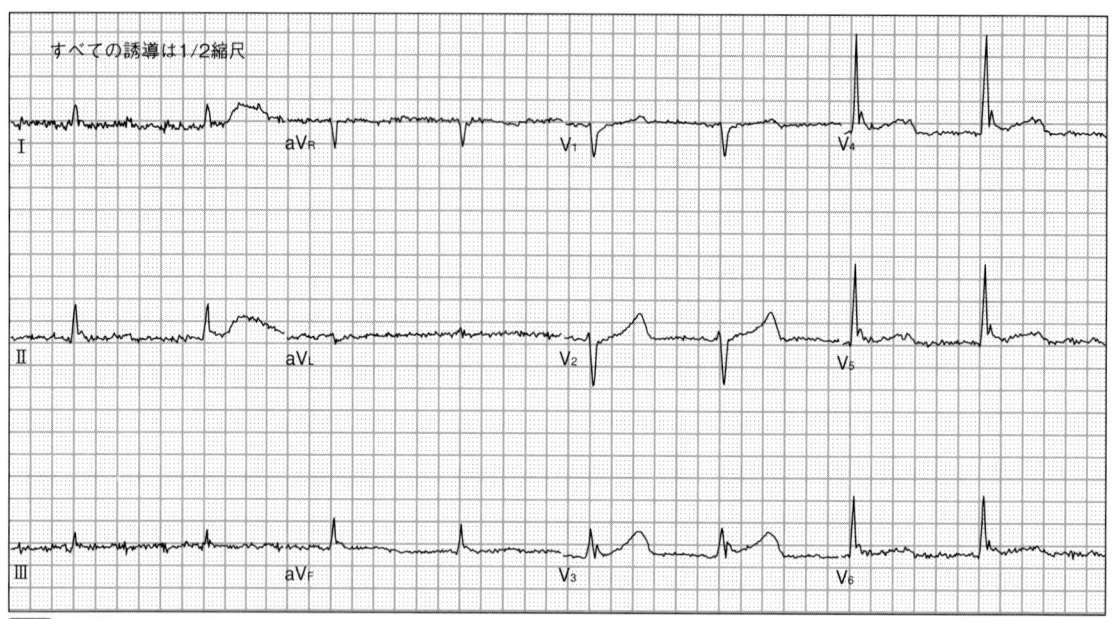

129 意識レベルの低下を伴うアルコール依存症患者（53歳男性）

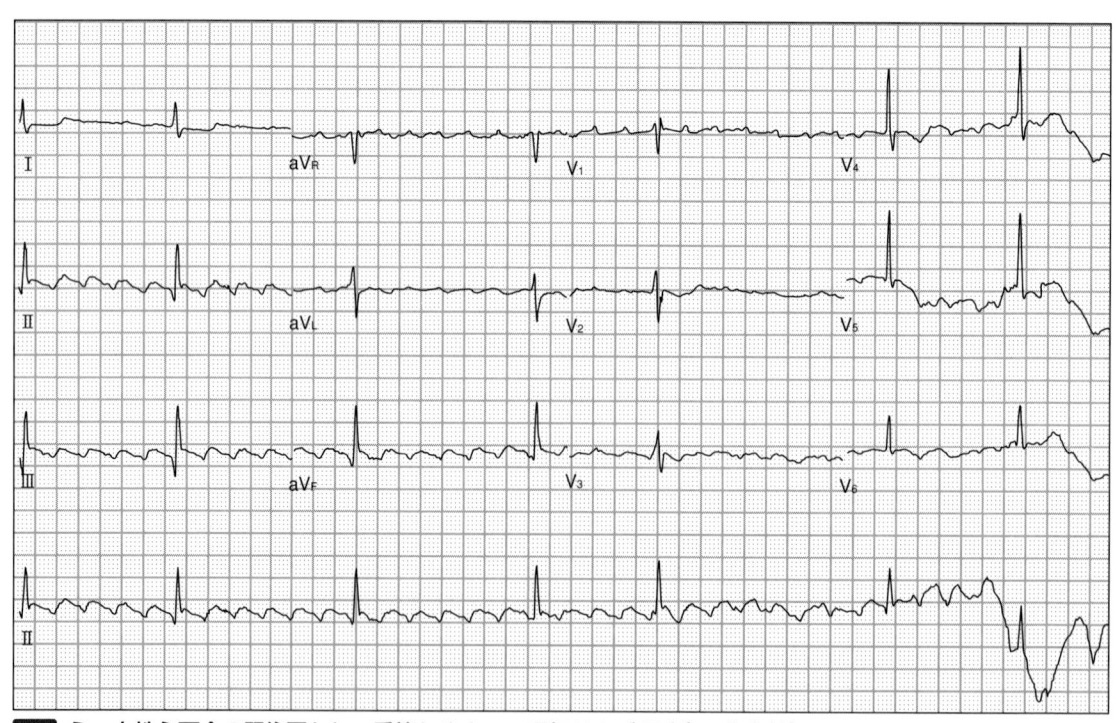

130 うっ血性心不全の既往歴あり，重篤なめまい，嘔気および嘔吐（67歳女性）

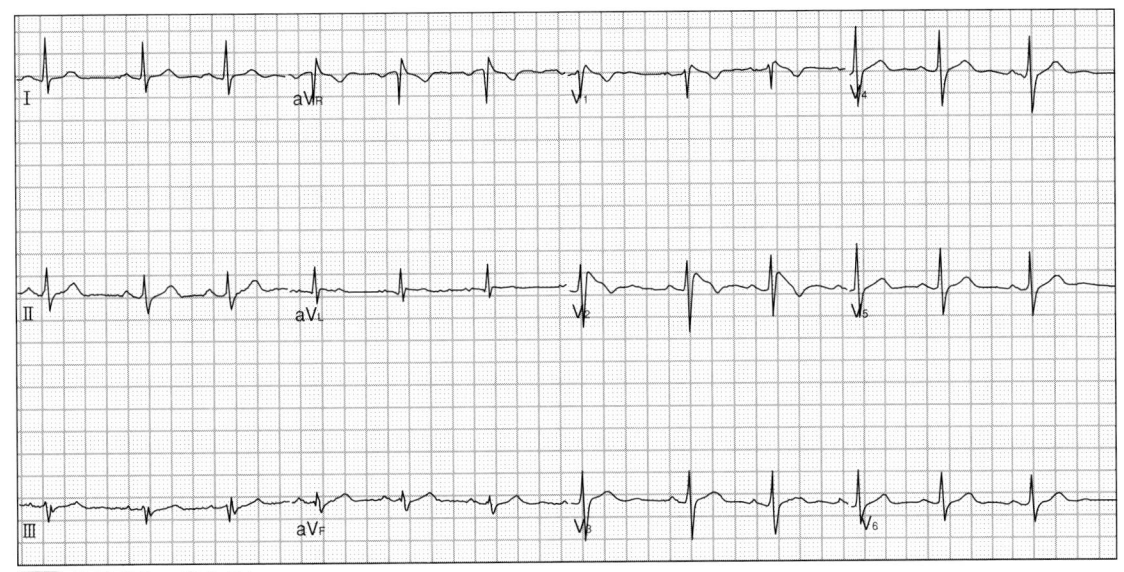

131 失神後（30 歳女性）

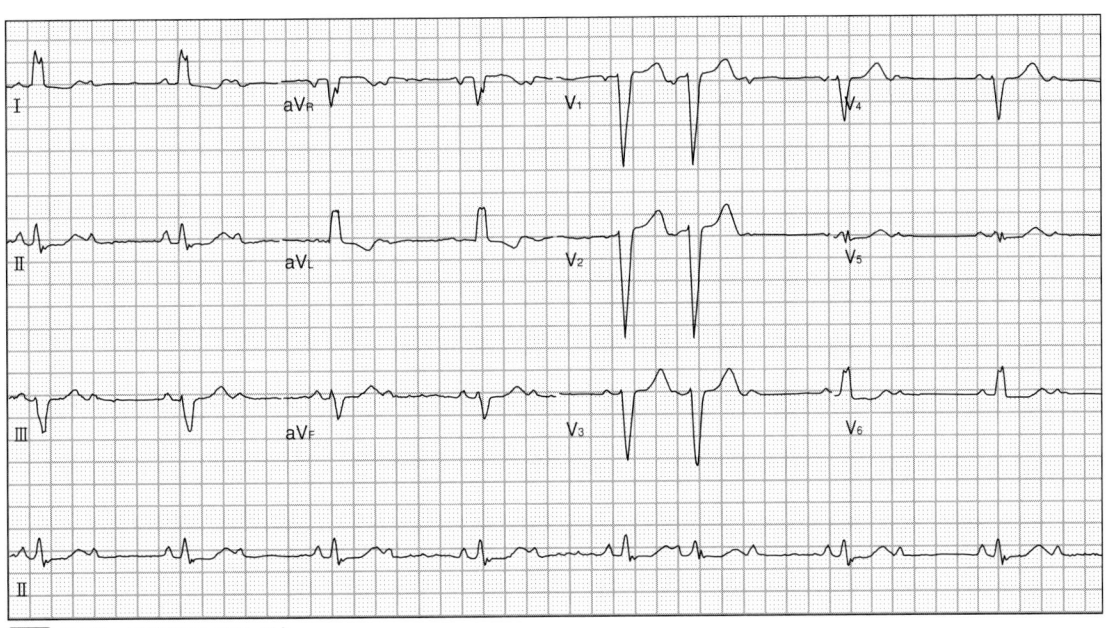

132 胸痛，衰弱（58 歳女性）

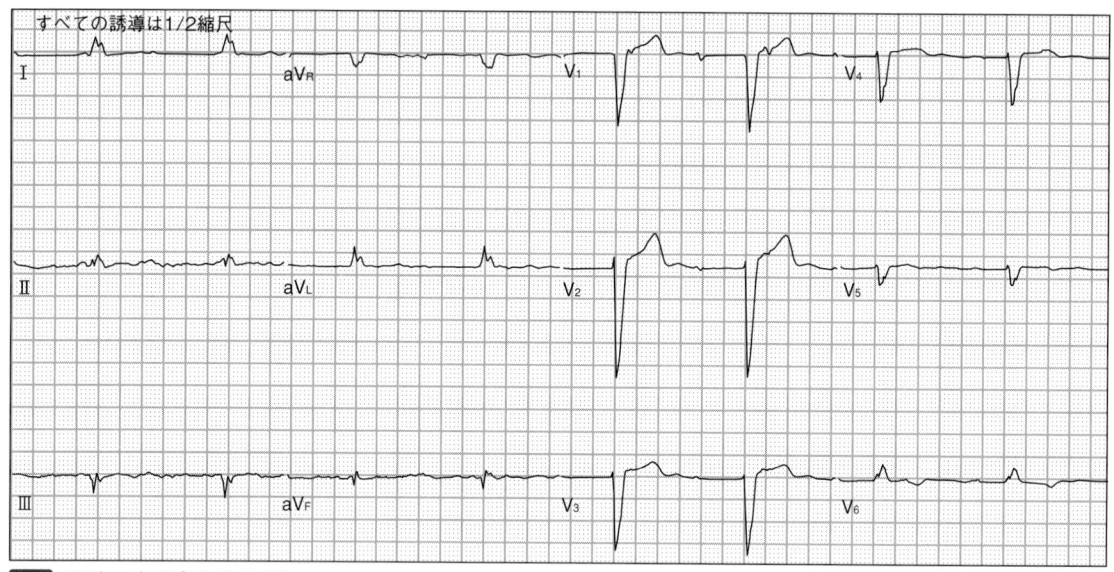

133 嘔吐, 衰弱（74 歳女性）

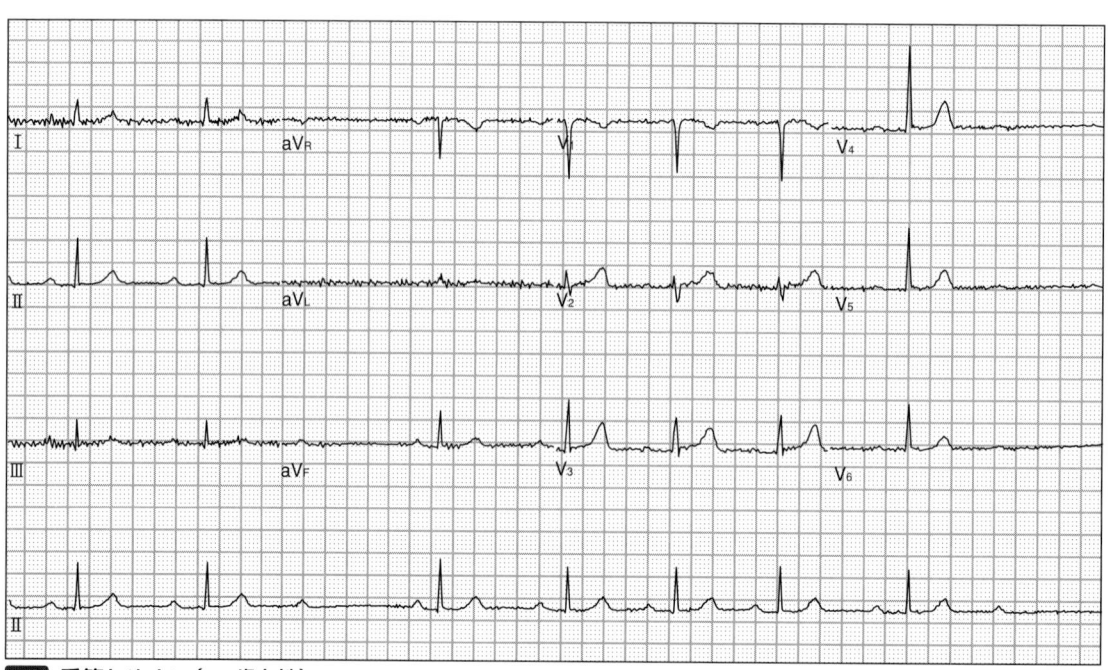

134 重篤なめまい（41 歳女性）

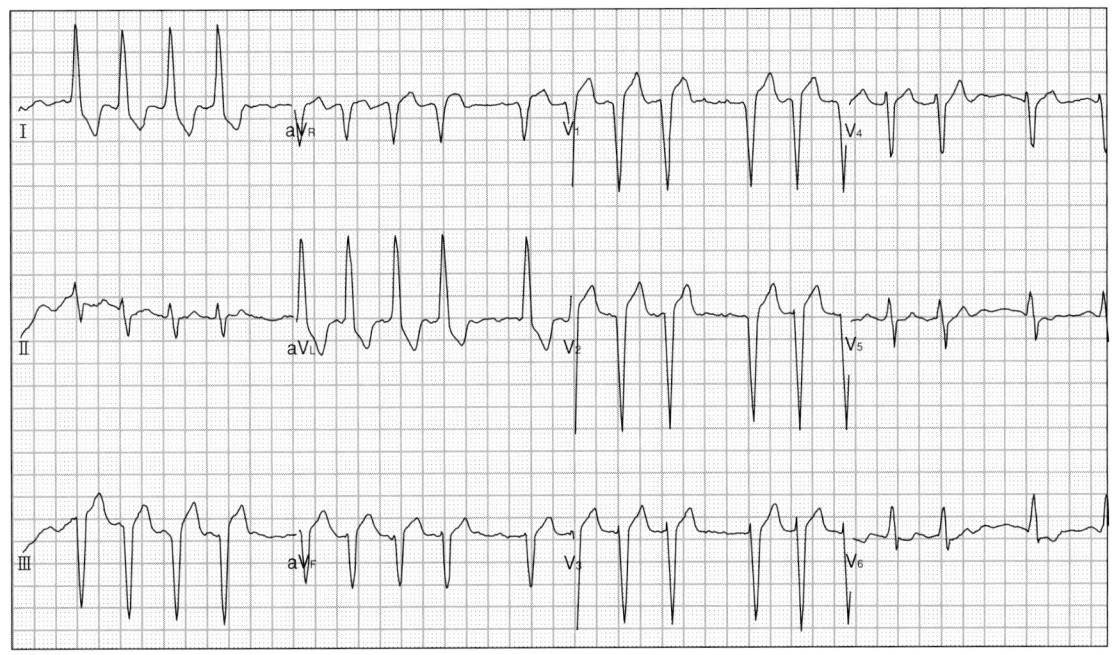

135 めまい，呼吸困難（91歳女性）

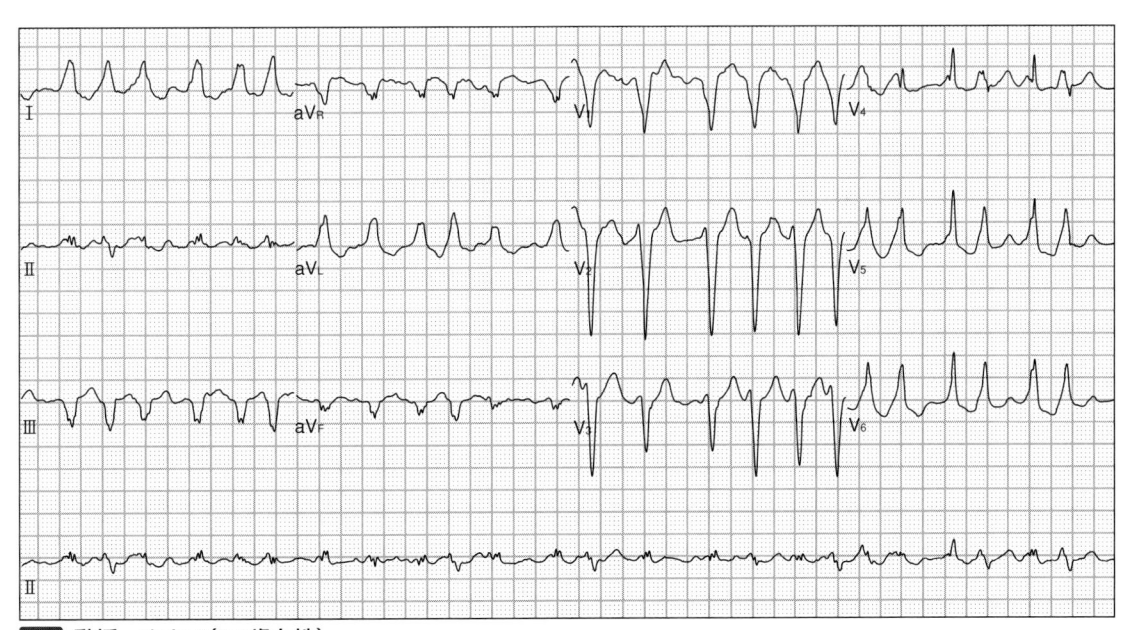

136 動悸，めまい（30歳女性）

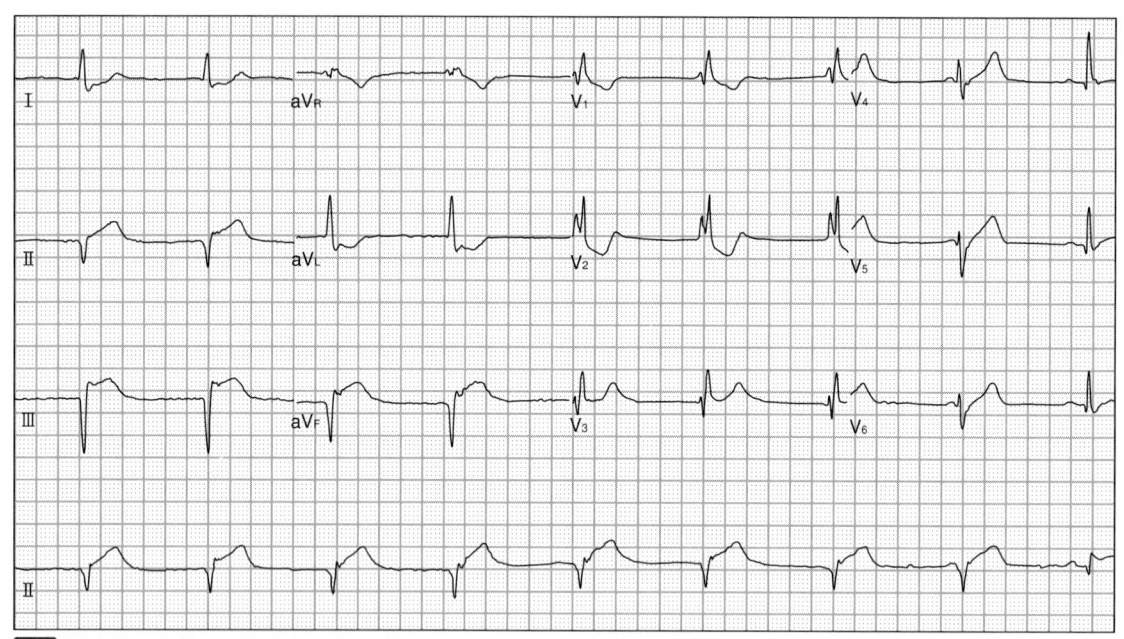

137 両上肢に放散する胸痛（86歳男性）

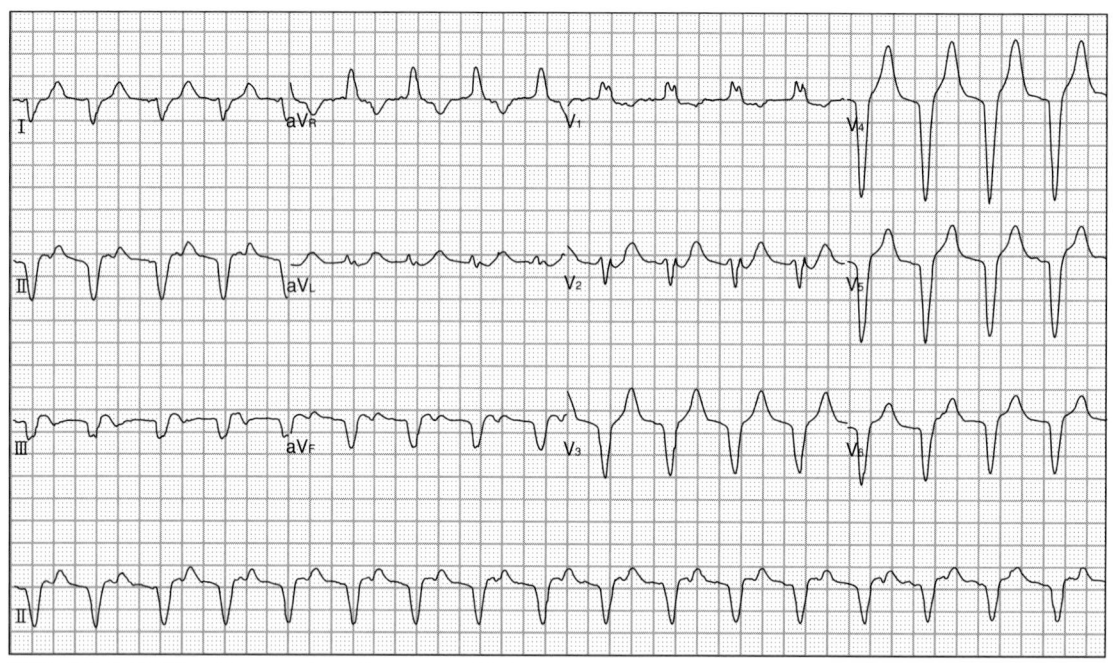

138 急性心筋梗塞に対してストレプトキナーゼ静注，その2時間後，現在は無症状―血圧125/70（86歳男性）

症例（心電図と病歴）

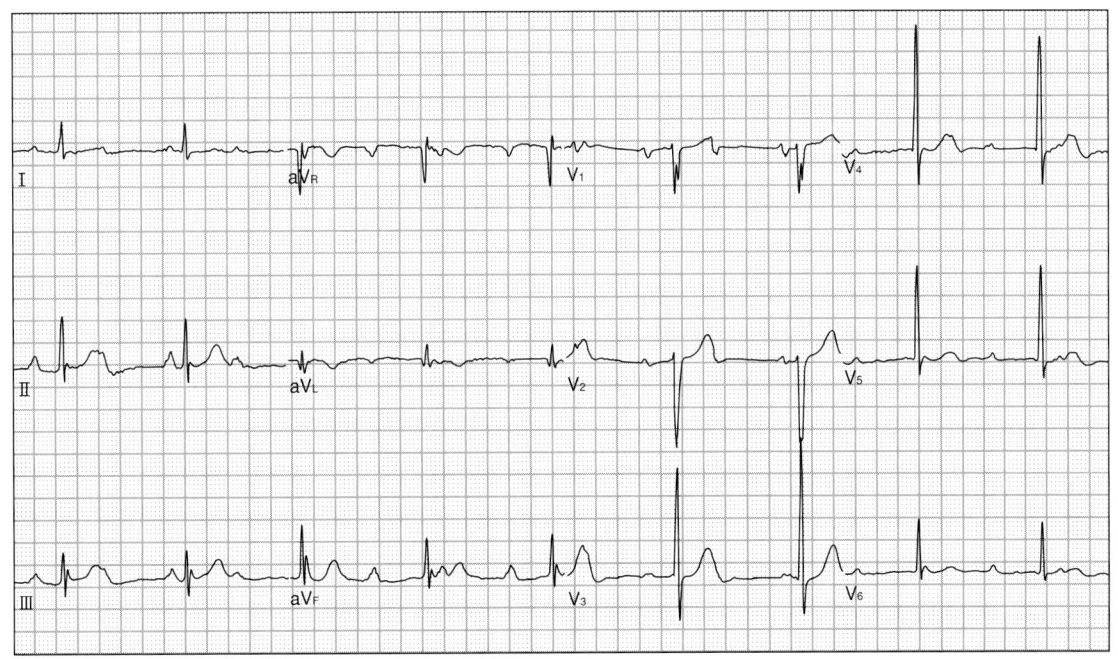

139 歩行中のめまい（54歳男性）

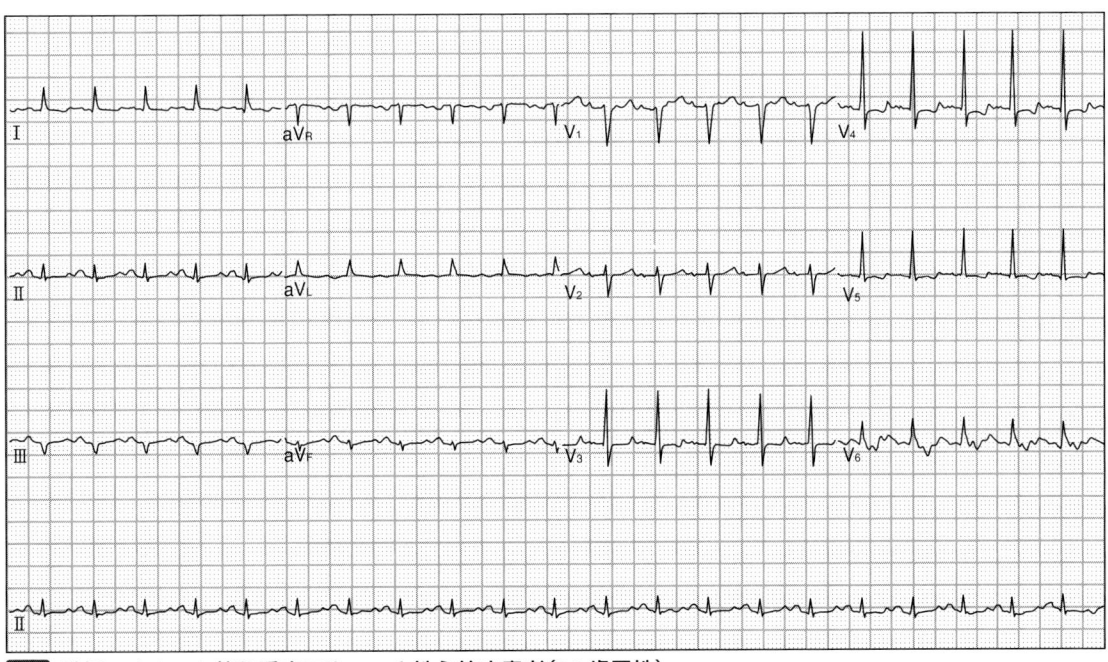

140 動悸，めまいを伴う重症アルコール性心筋症患者（39歳男性）

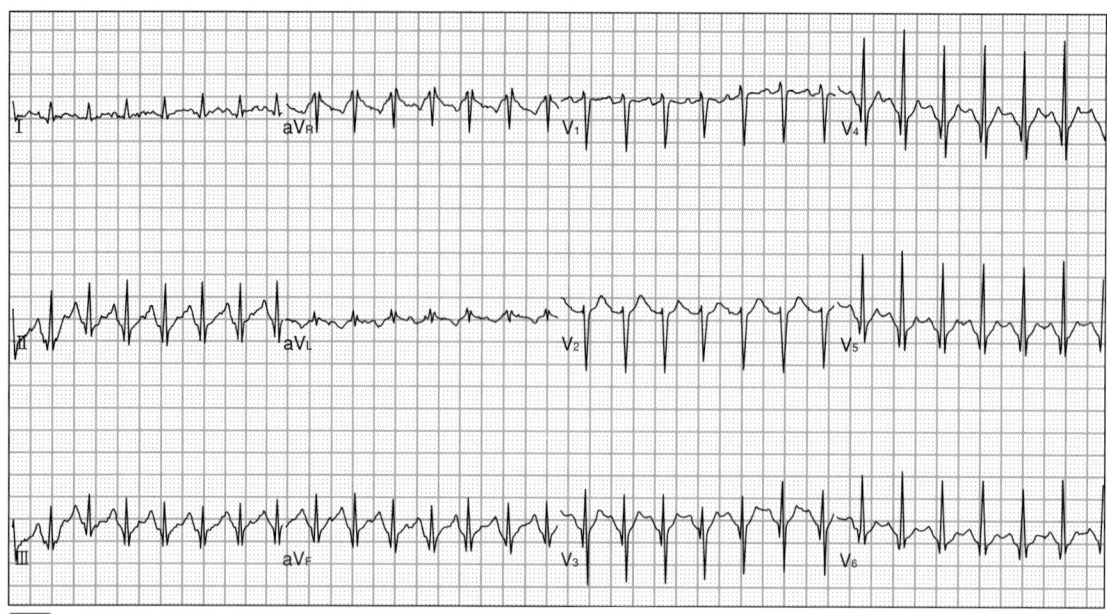

141 1週間続く高熱，喀痰を伴う咳，嘔吐（43歳女性）

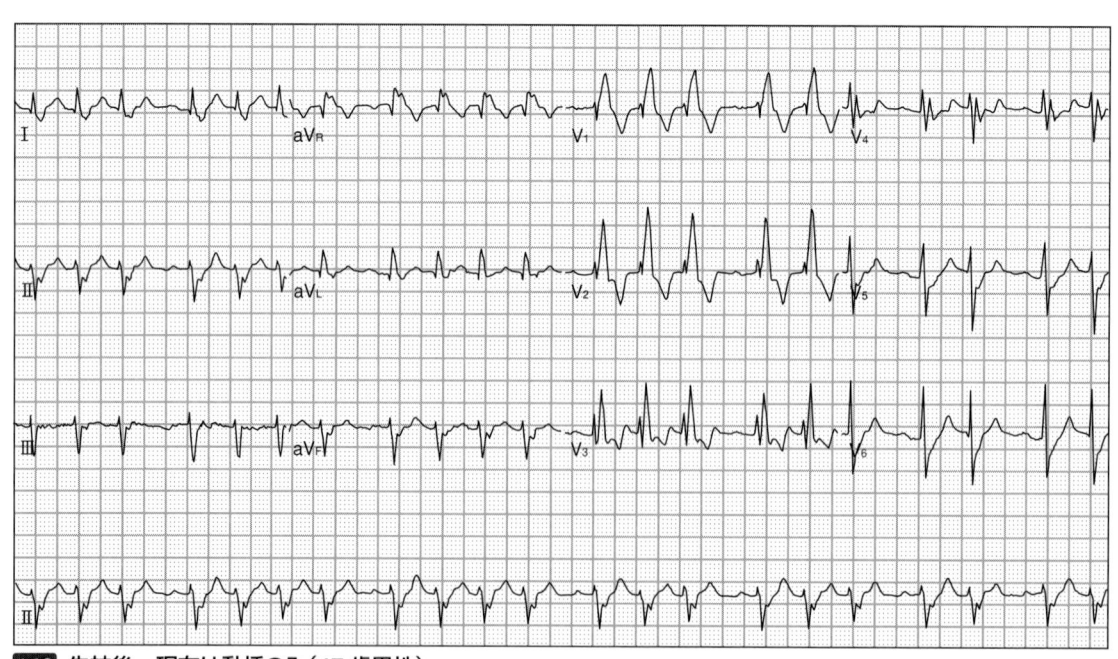

142 失神後，現在は動悸のみ（47歳男性）

症例（心電図と病歴）

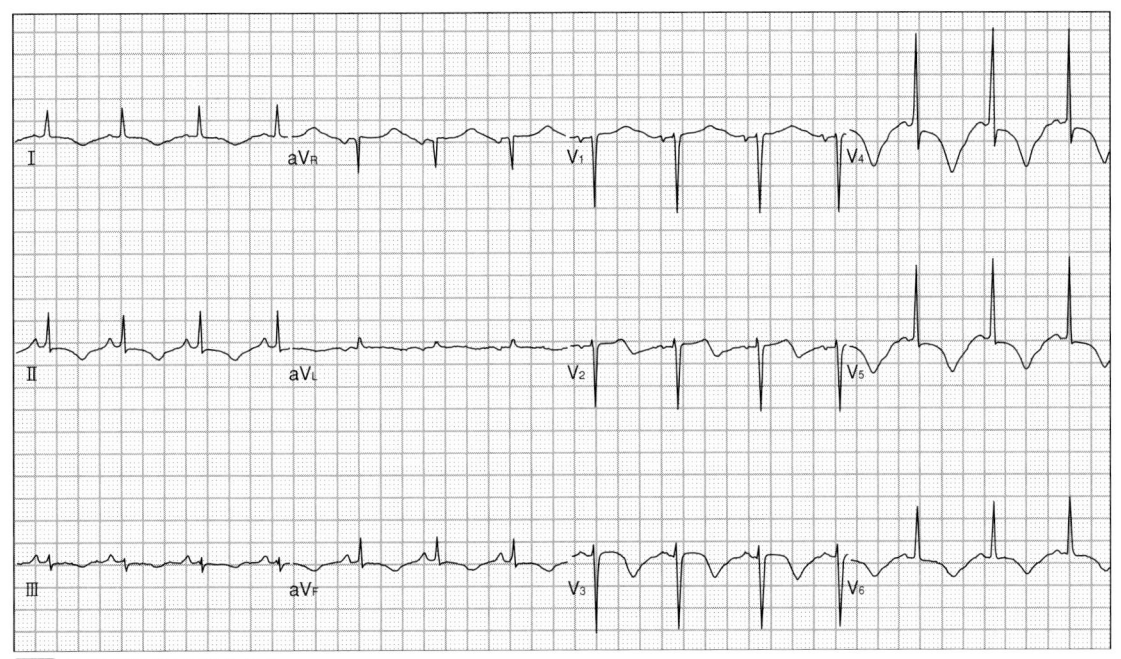

143 意識障害（62歳女性）

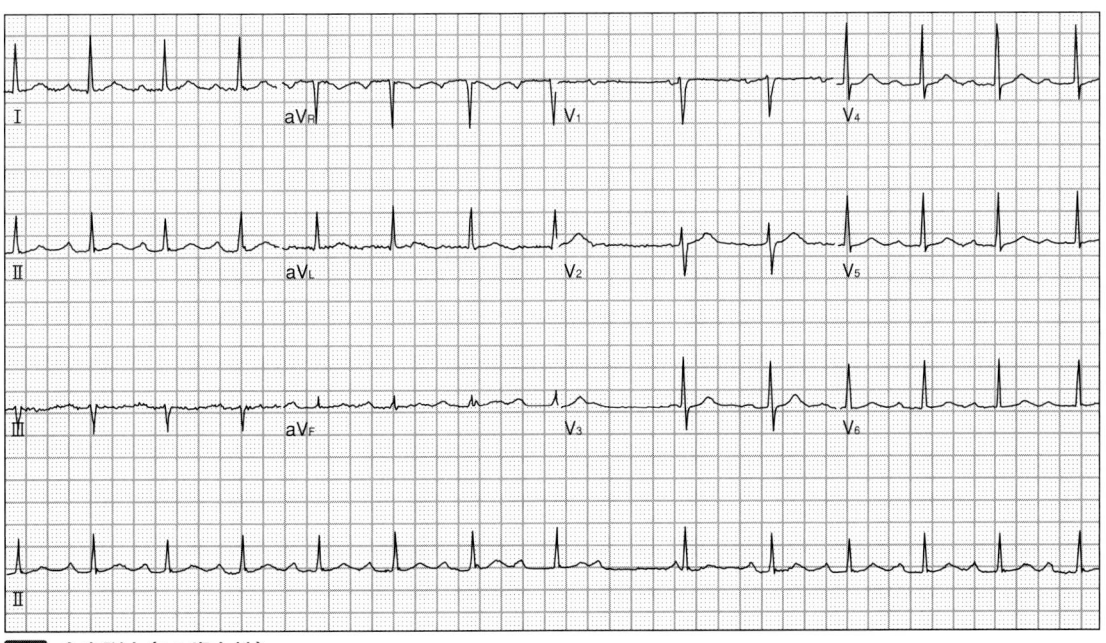

144 全身脱力（63歳女性）

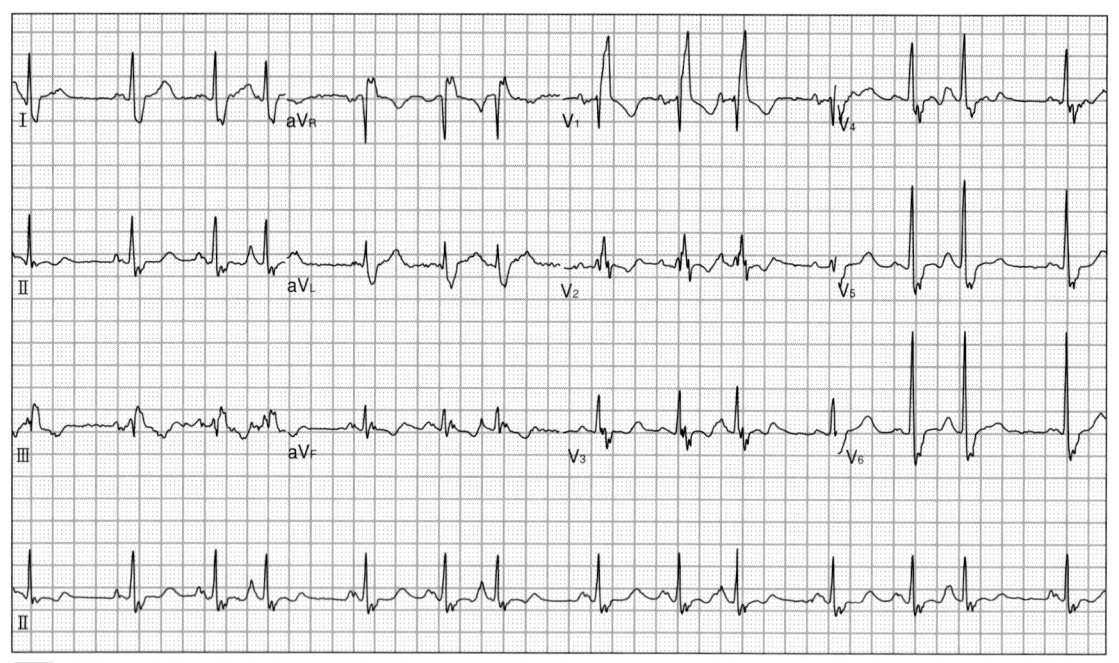

145 咳嗽，喘鳴（73 歳女性）

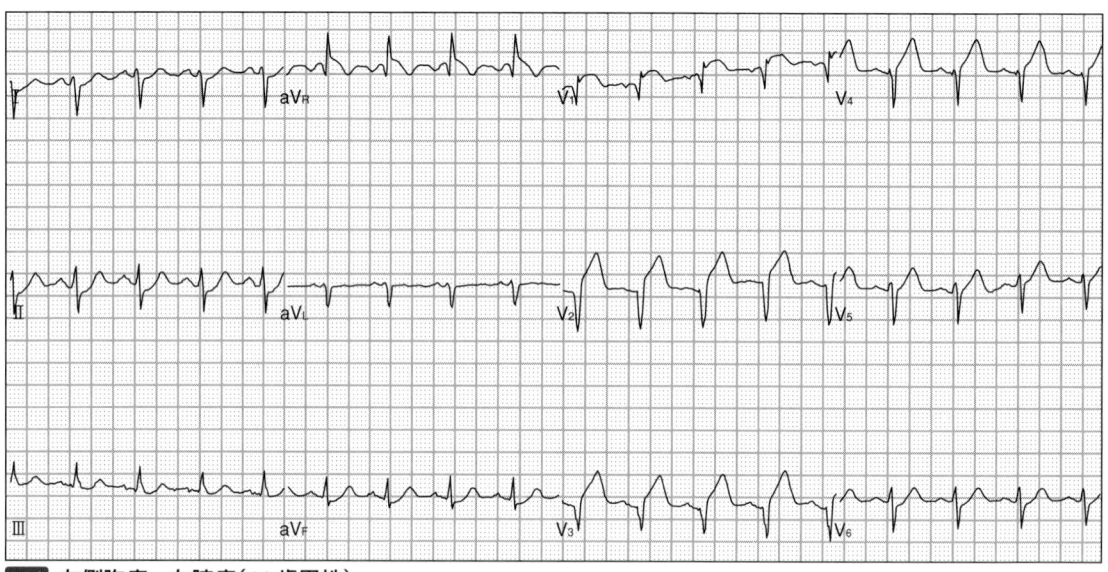

146 左側胸痛，左腕痛（44 歳男性）

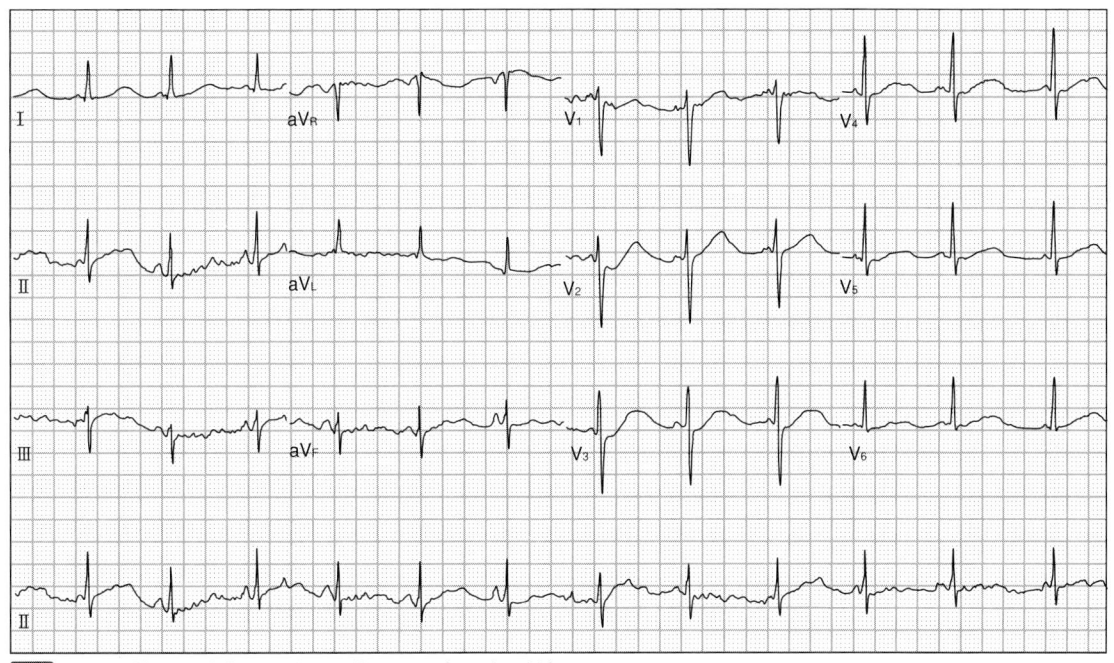

147 過量服薬後，統合失調症の既往歴あり（57歳男性）

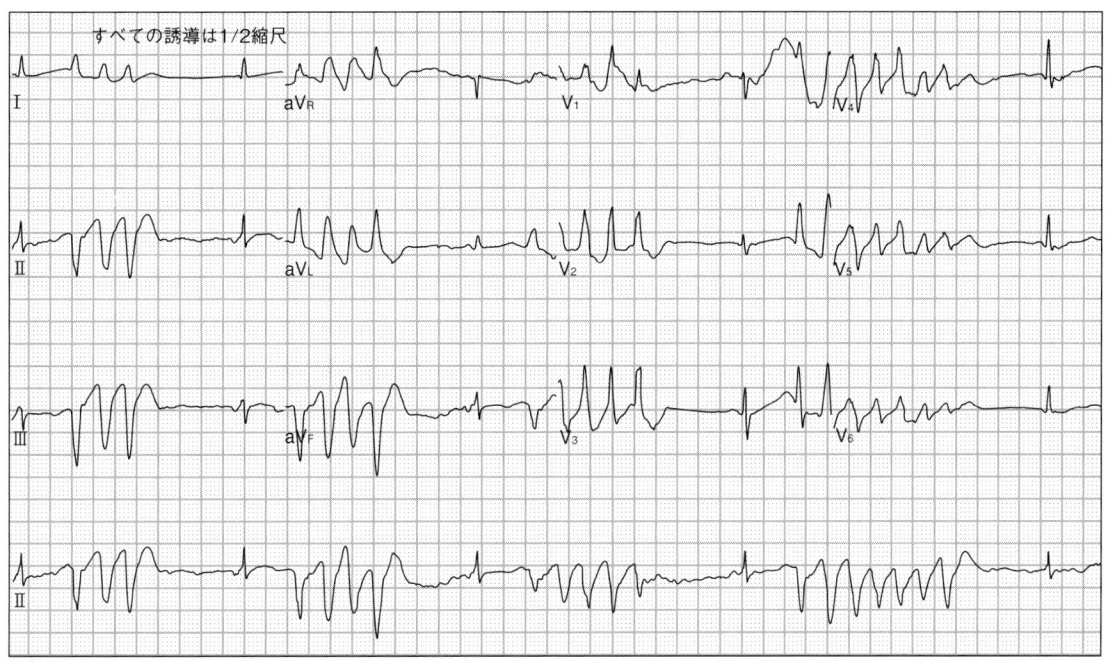

すべての誘導は1/2縮尺

148 抗精神病薬の過量服薬後（57歳男性）

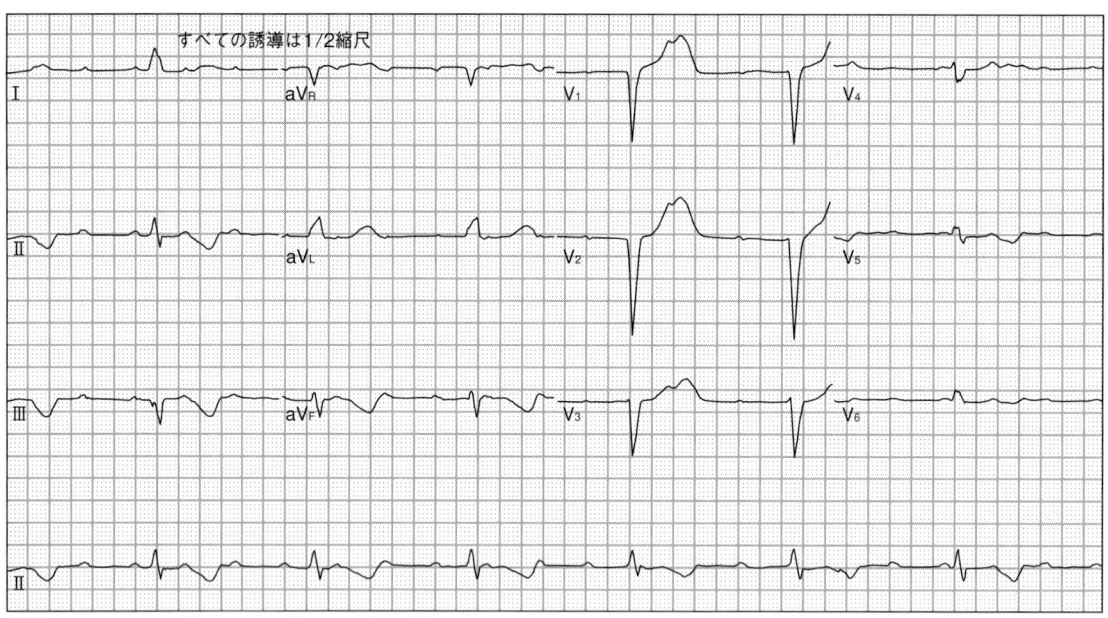

149 脱力，呼吸困難および発汗（68歳女性）

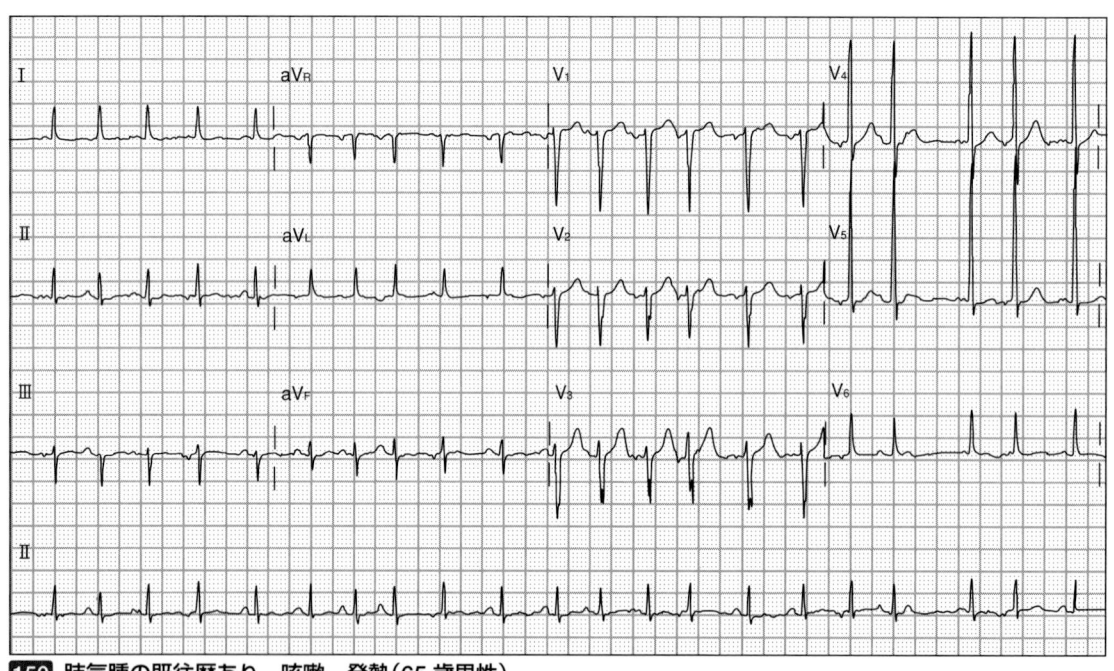

150 肺気腫の既往歴あり，咳嗽，発熱（65歳男性）

症例（心電図と病歴）

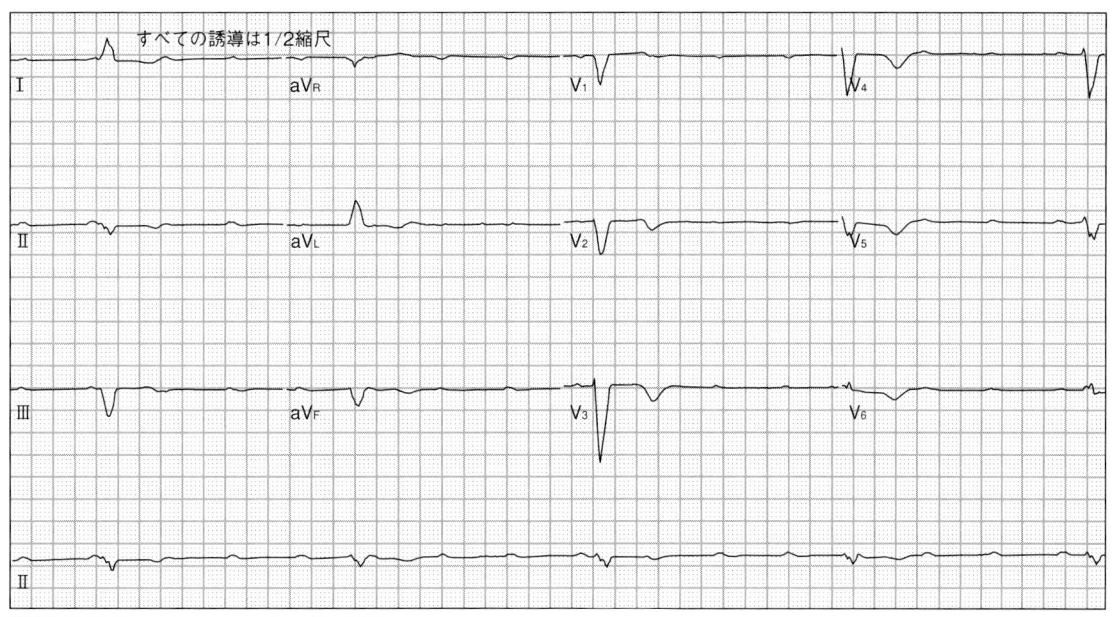

151 失神後―血圧 70/35（82 歳男性）

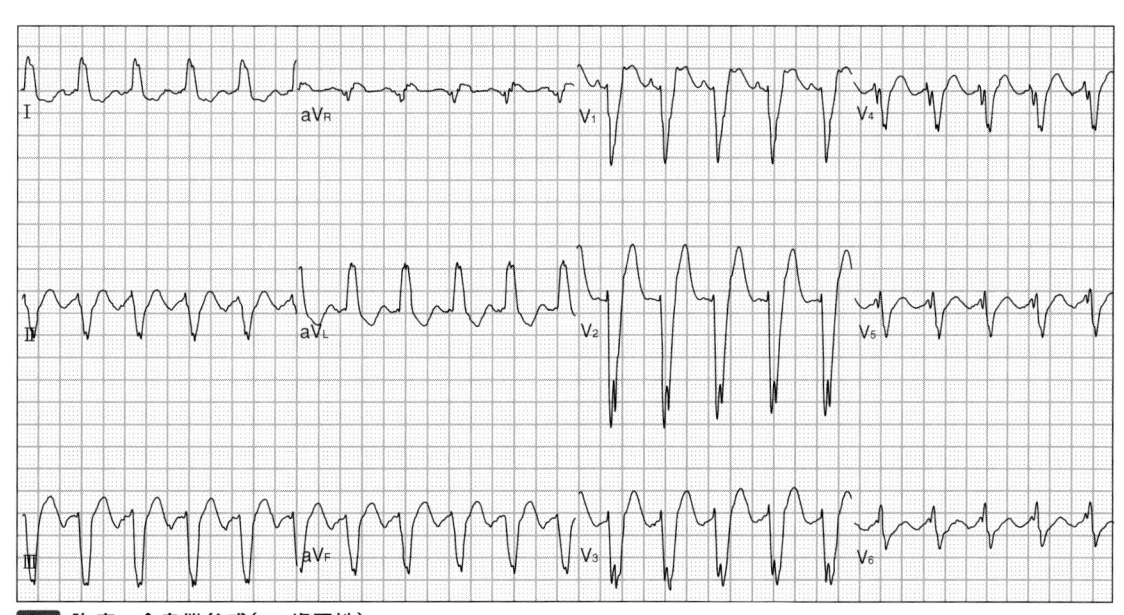

152 胸痛, 全身倦怠感（67 歳男性）

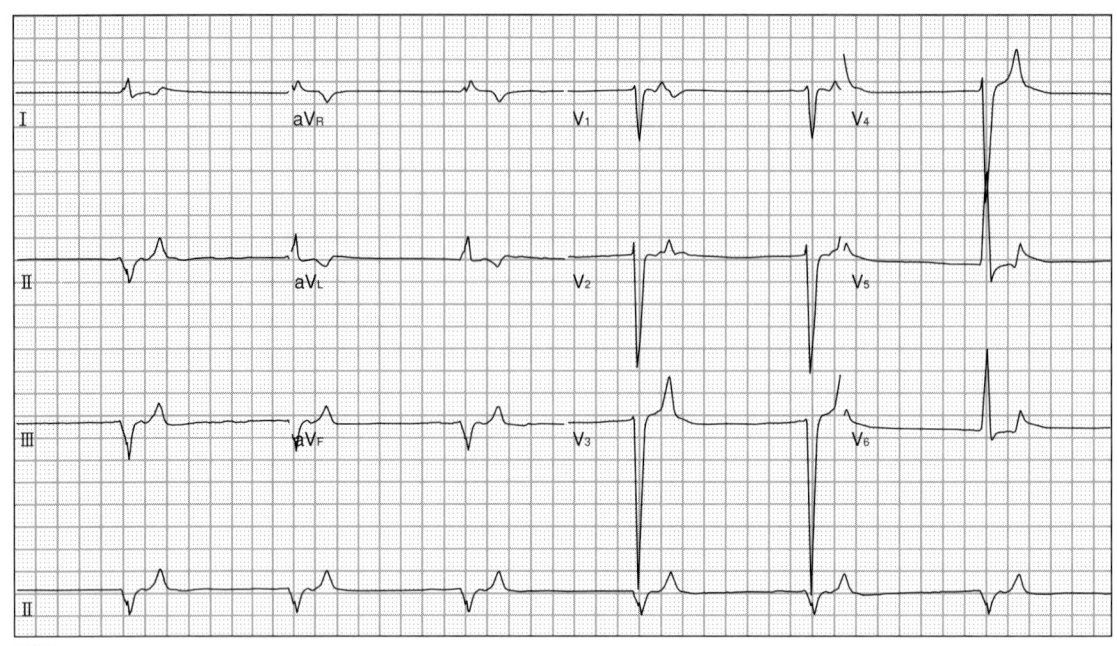

153 脱力，嘔気，慢性腎臓病患者（44歳男性）

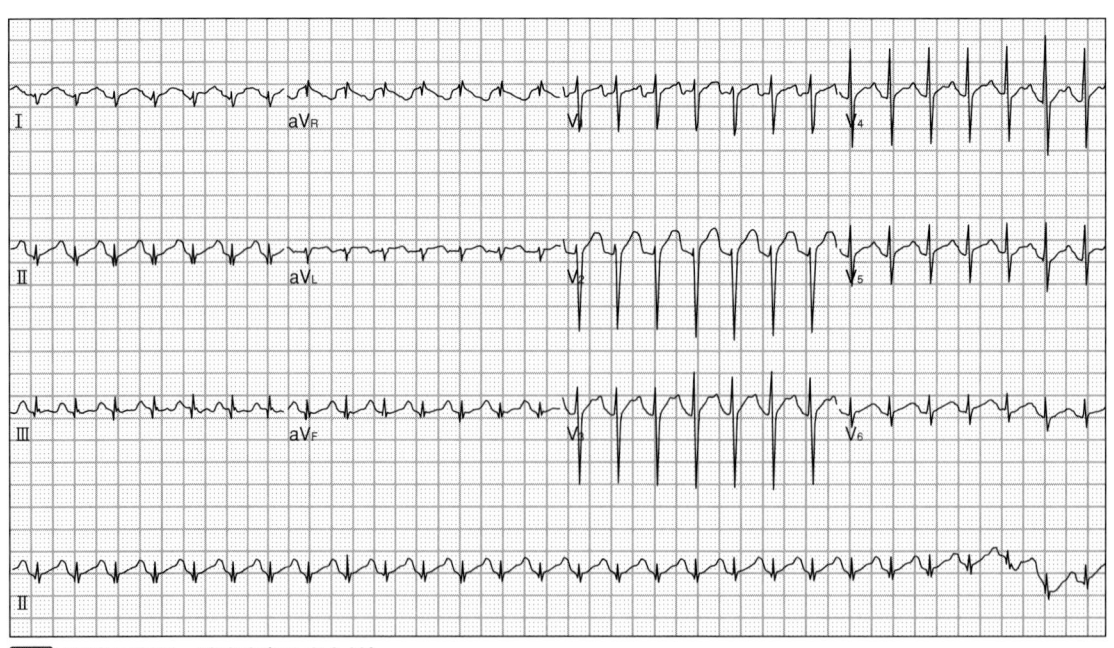

154 突然の腹痛，腟出血（23歳女性）

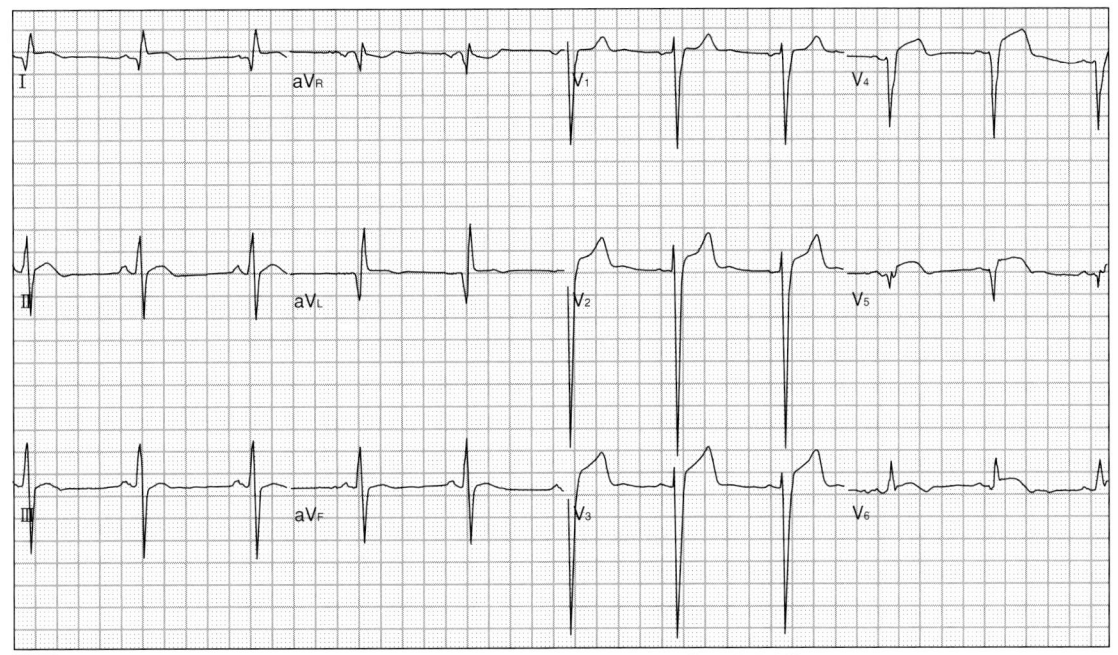

155 心筋梗塞の既往歴あり，喀痰を伴う咳嗽，胸痛および呼吸困難（44歳女性）

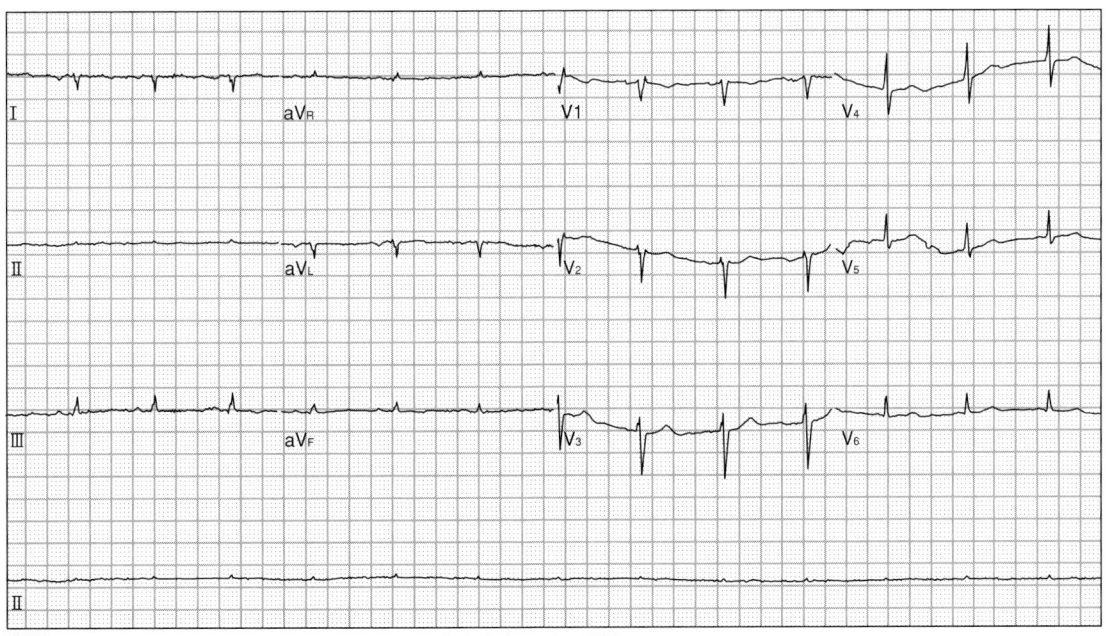

156 呼吸困難の悪化と起座呼吸を呈する肺癌患者（52歳男性）

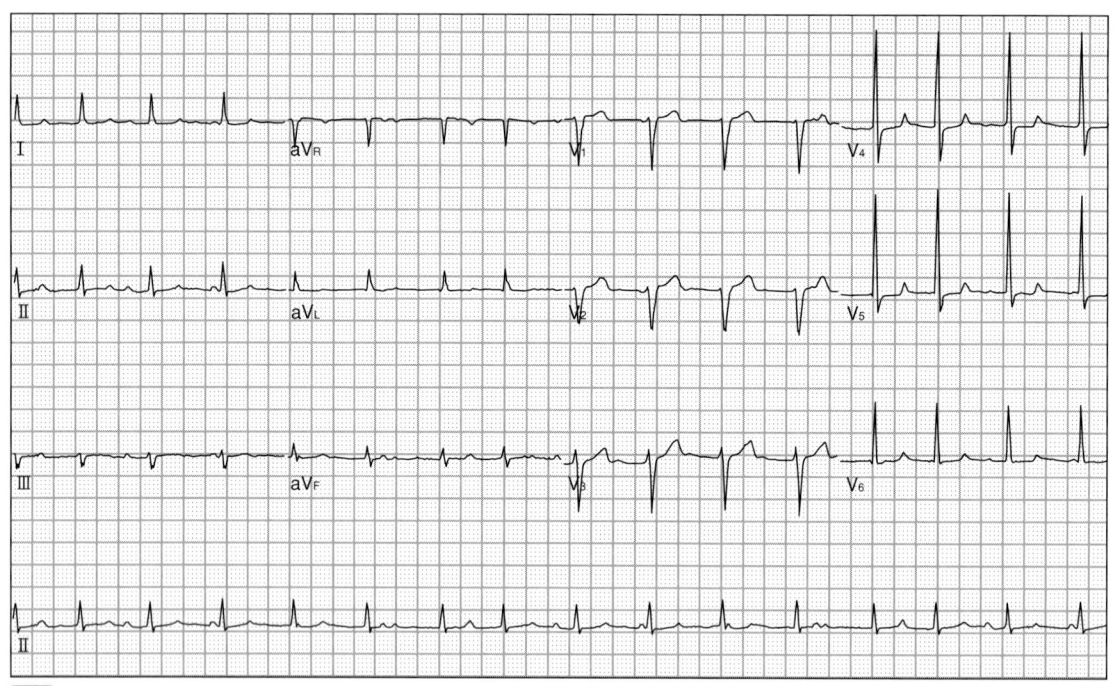

157 軽労作による呼吸困難，心筋症患者（39歳男性）

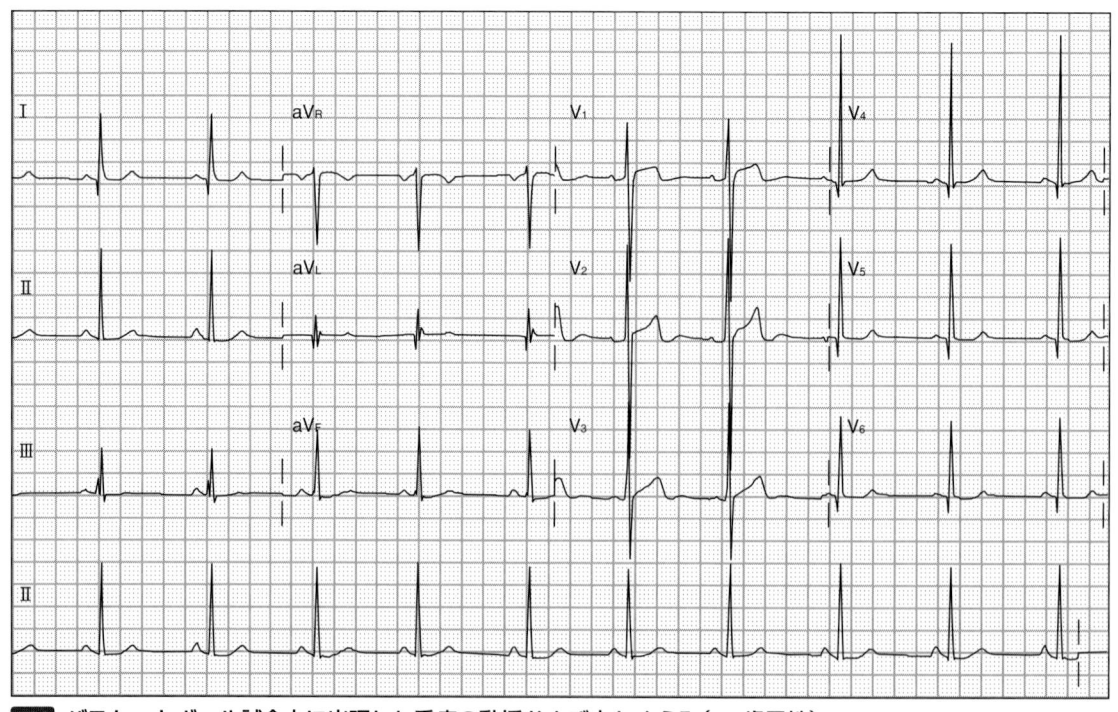

158 バスケットボール試合中に出現した重症の動悸および立ちくらみ（25歳男性）

症例（心電図と病歴）

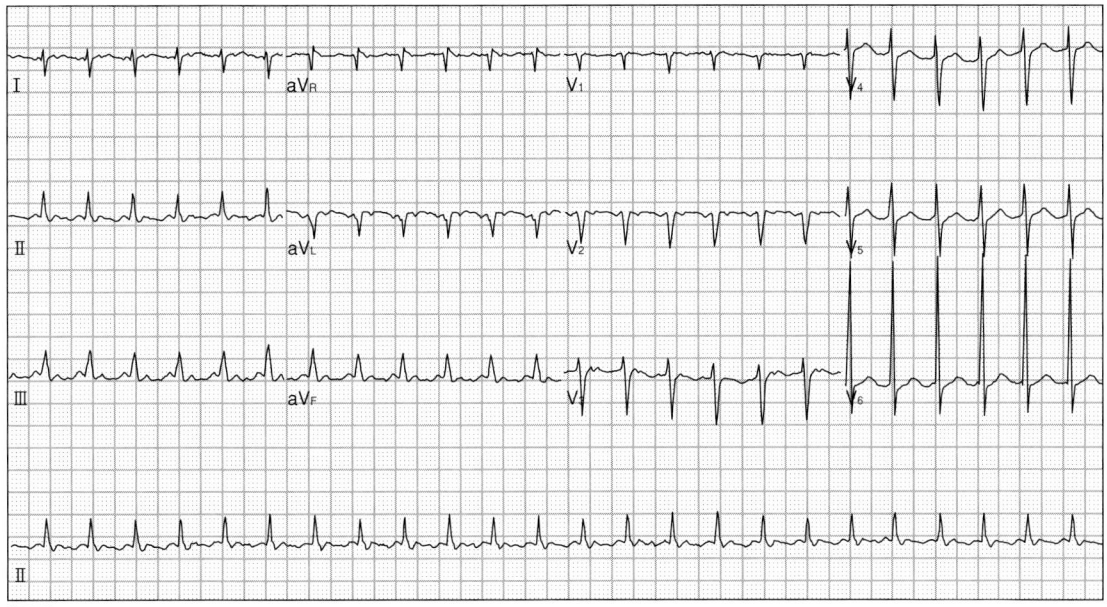

159 嘔吐，動悸，アルコール依存症患者（53歳男性）

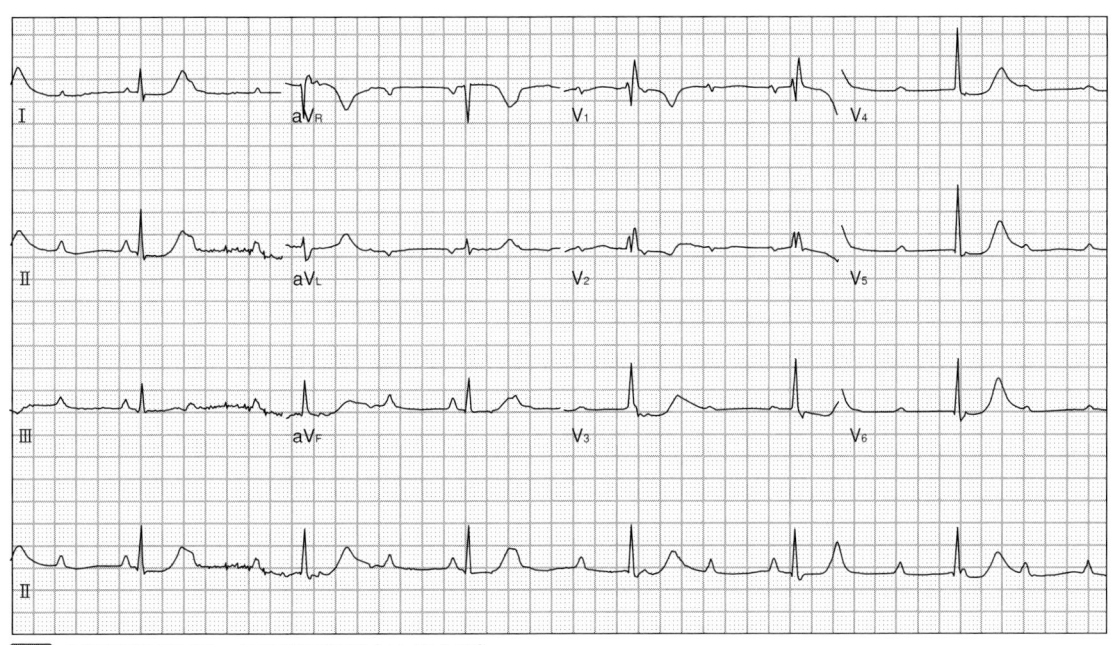

160 3時間続く胸痛，その後に失神（51歳女性）

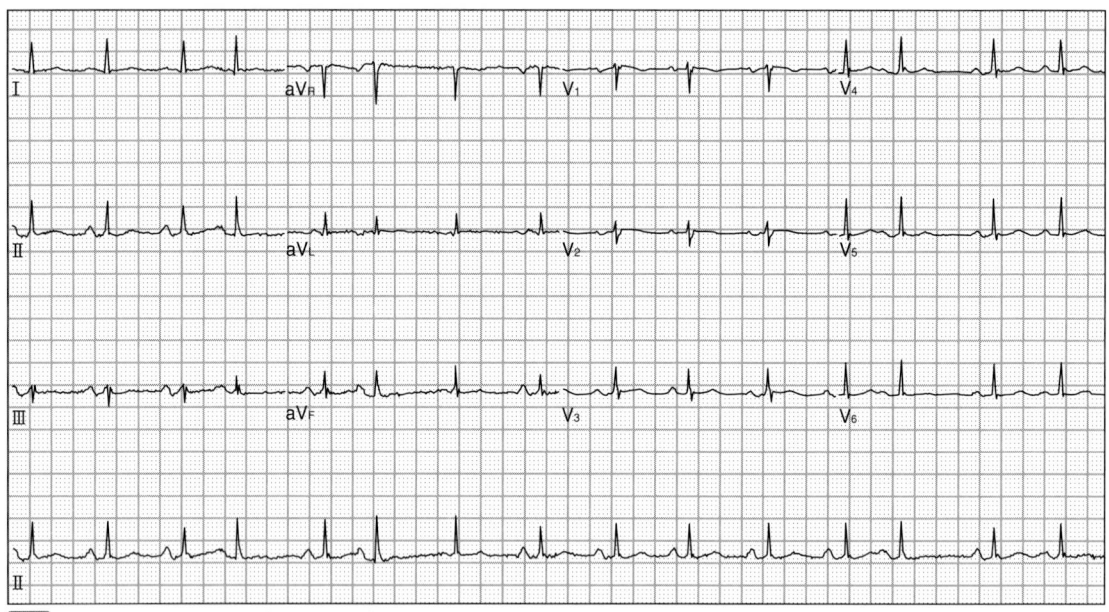

161 間欠的な軽度の動悸（49 歳女性）

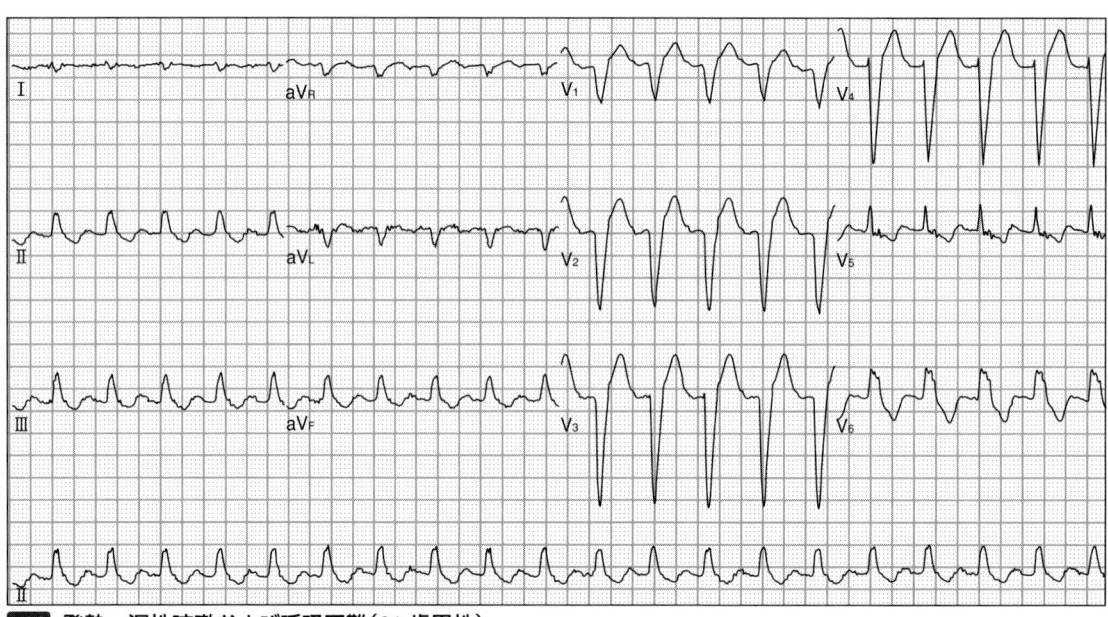

162 発熱，湿性咳嗽および呼吸困難（61 歳男性）

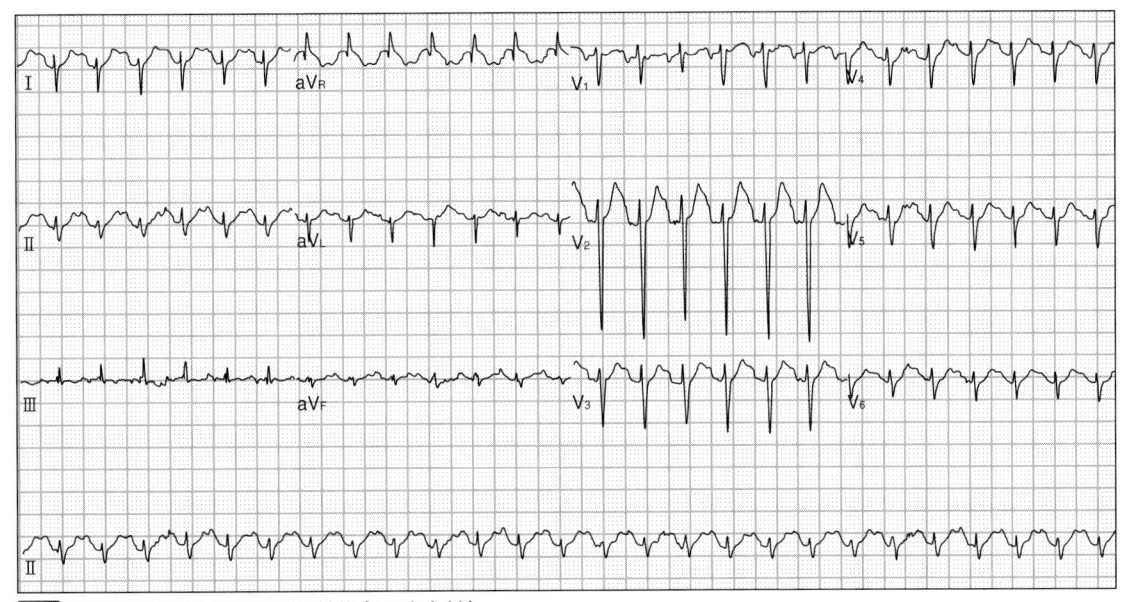

163 詳細不明の薬物の過量服薬後（37歳女性）

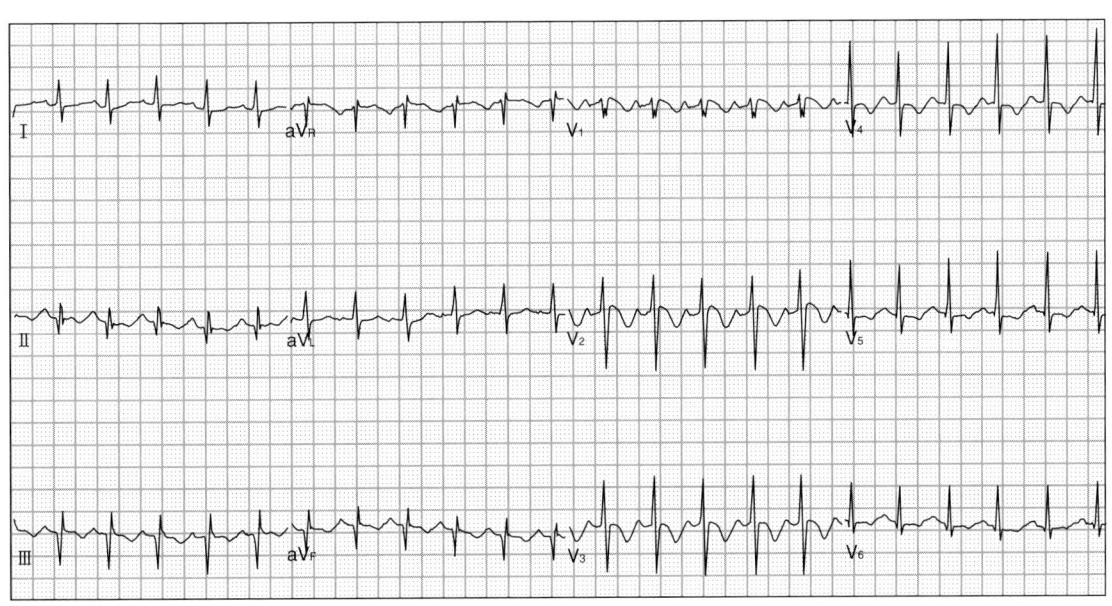

164 胸部圧迫感，呼吸困難（50歳男性）

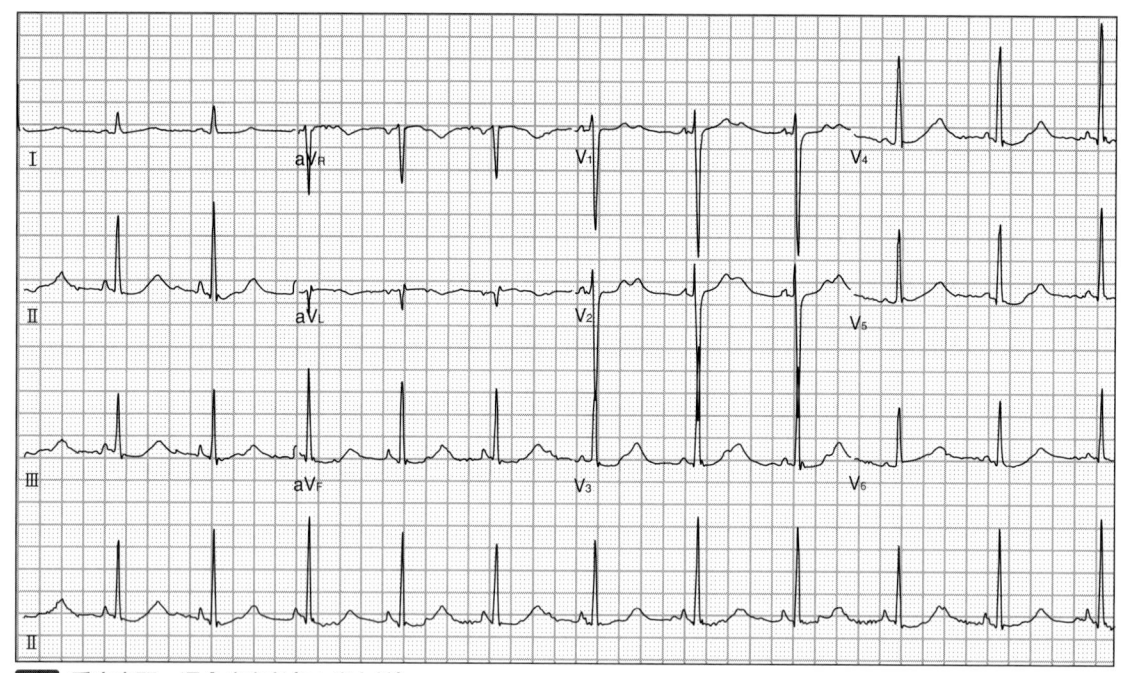

165 重度衰弱，過食症患者（31 歳女性）

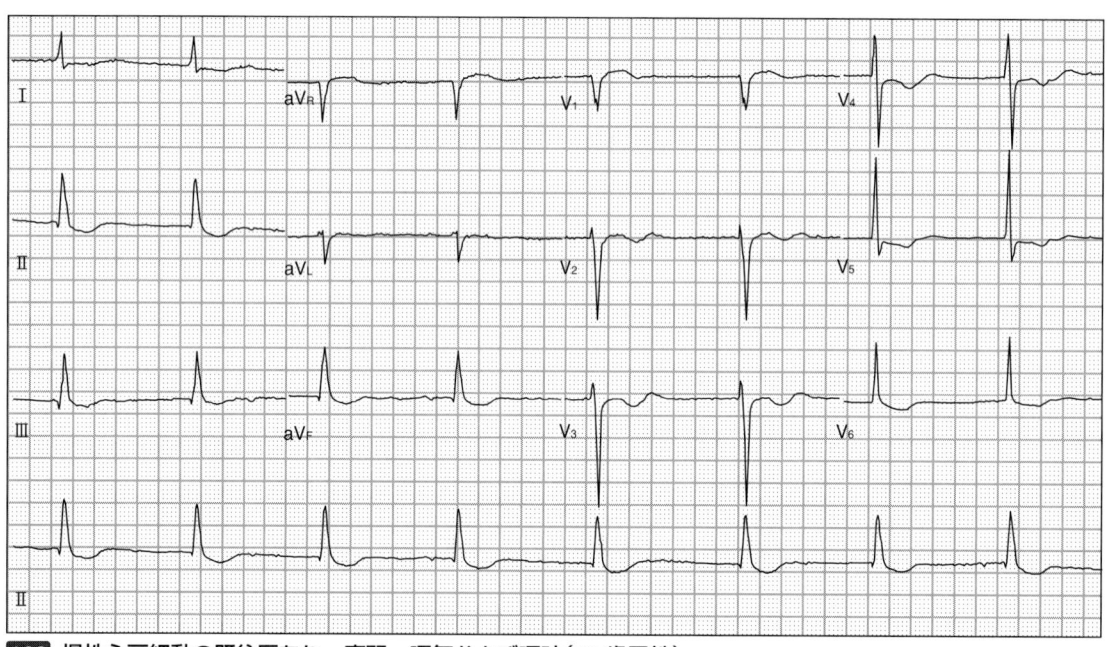

166 慢性心房細動の既往歴あり，衰弱，嘔気および嘔吐（66 歳男性）

症例(心電図と病歴)

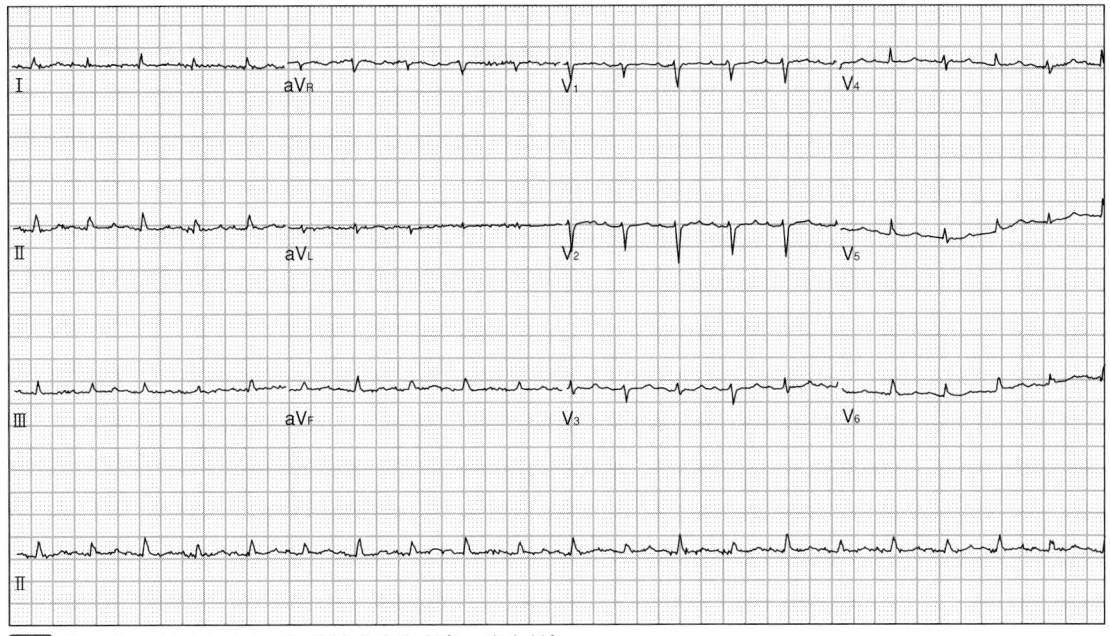

167 息切れ—血圧 85/45，転移性乳癌患者（54 歳女性）

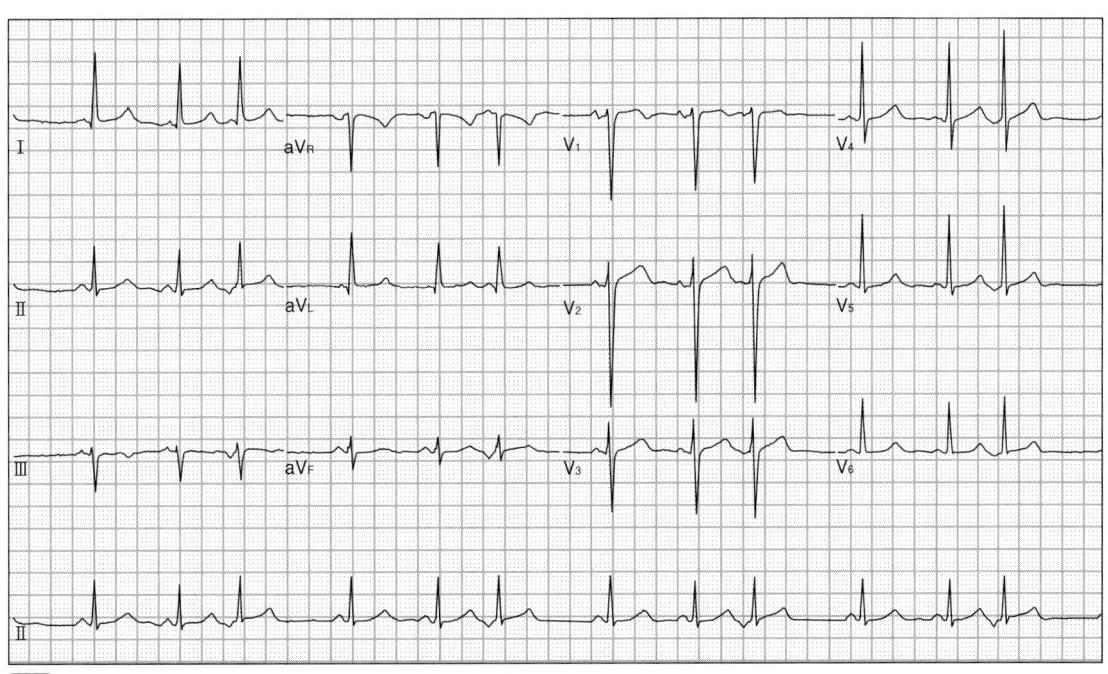

168 動悸と 2 日間続く嘔気および下痢（53 歳男性）

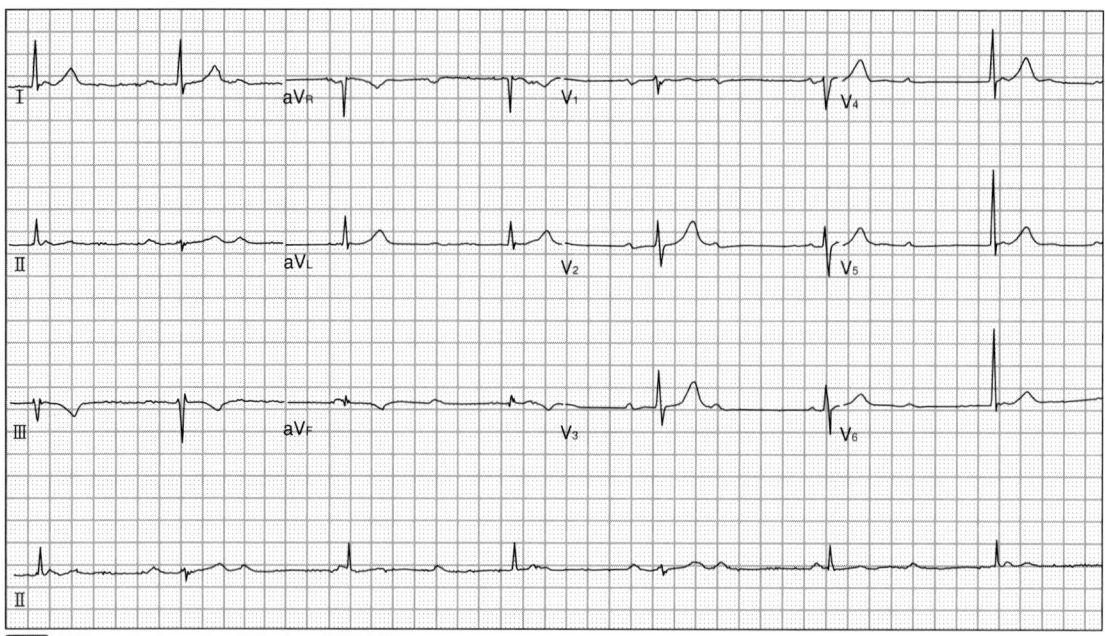

169 激しいふらつき，嘔気（54歳男性）

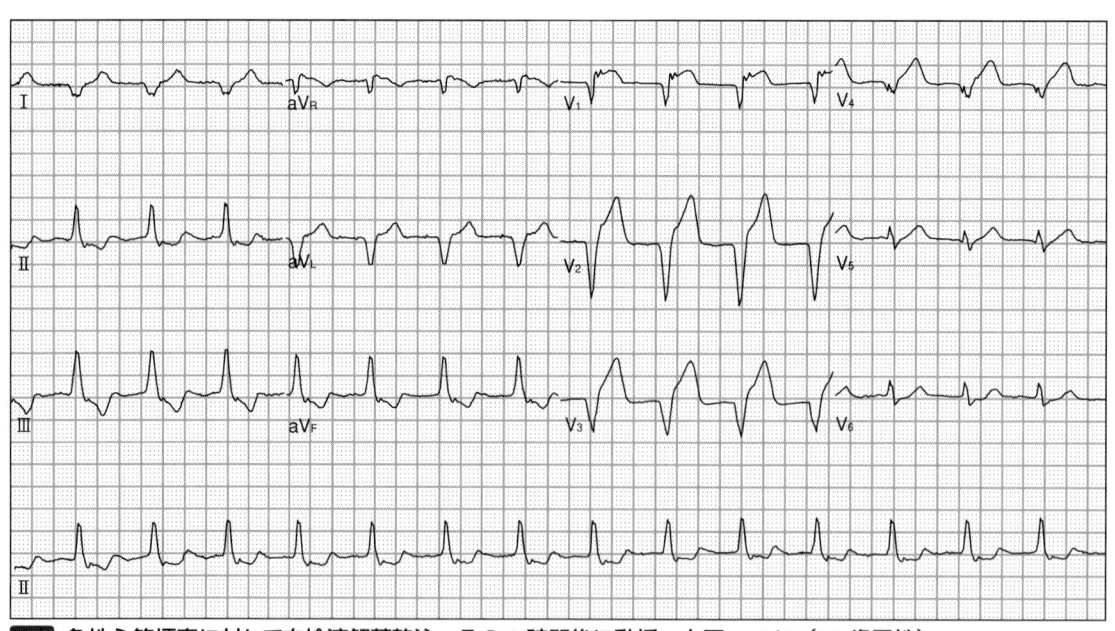

170 急性心筋梗塞に対して血栓溶解薬静注，その1時間後に動悸―血圧 140/85（78歳男性）

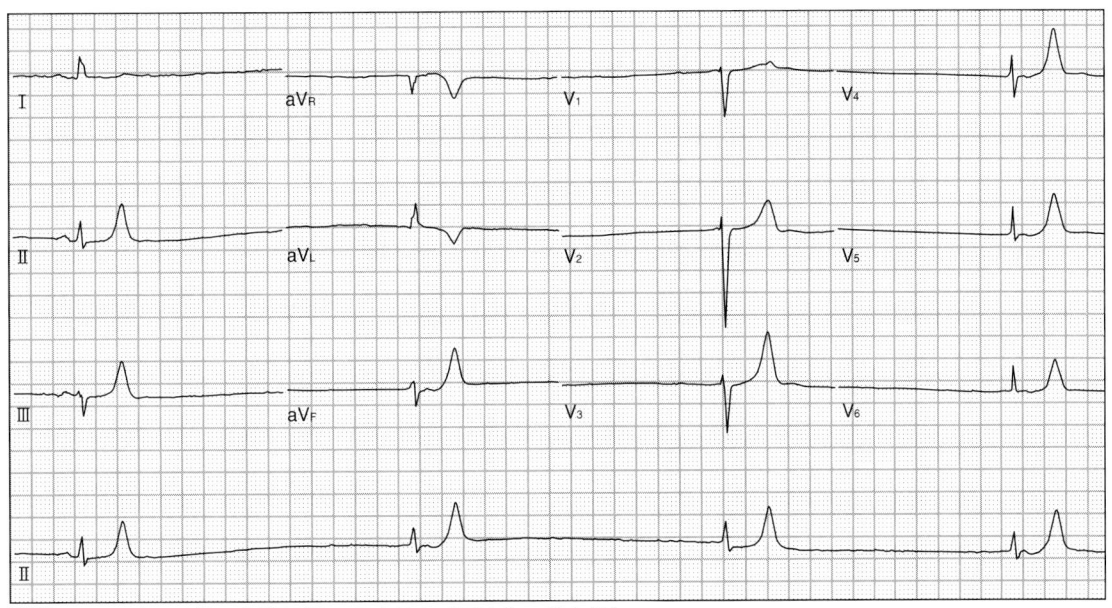

171 1週間続く発熱, 食欲不振, 嘔吐および下痢（60歳女性）

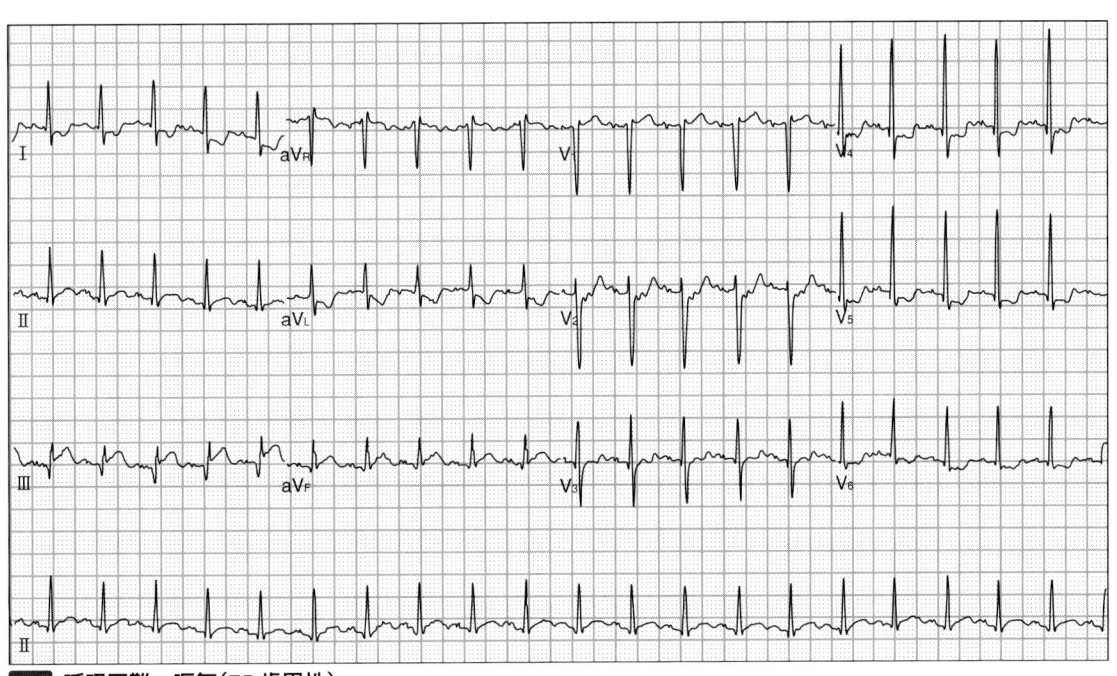

172 呼吸困難, 嘔気（75歳男性）

第 2 部

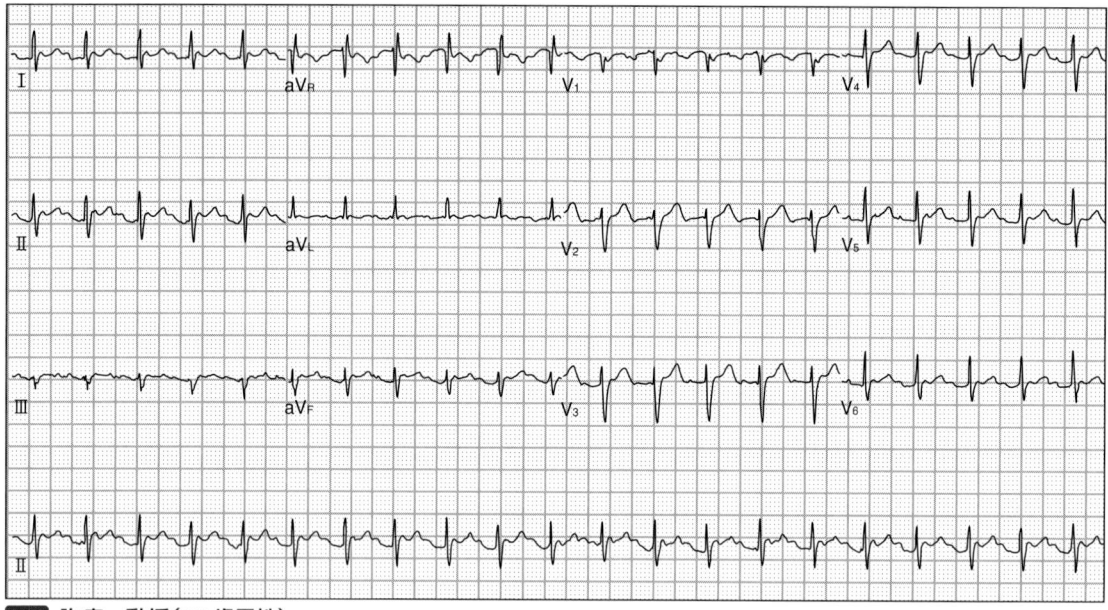

173 胸痛，動悸（52 歳男性）

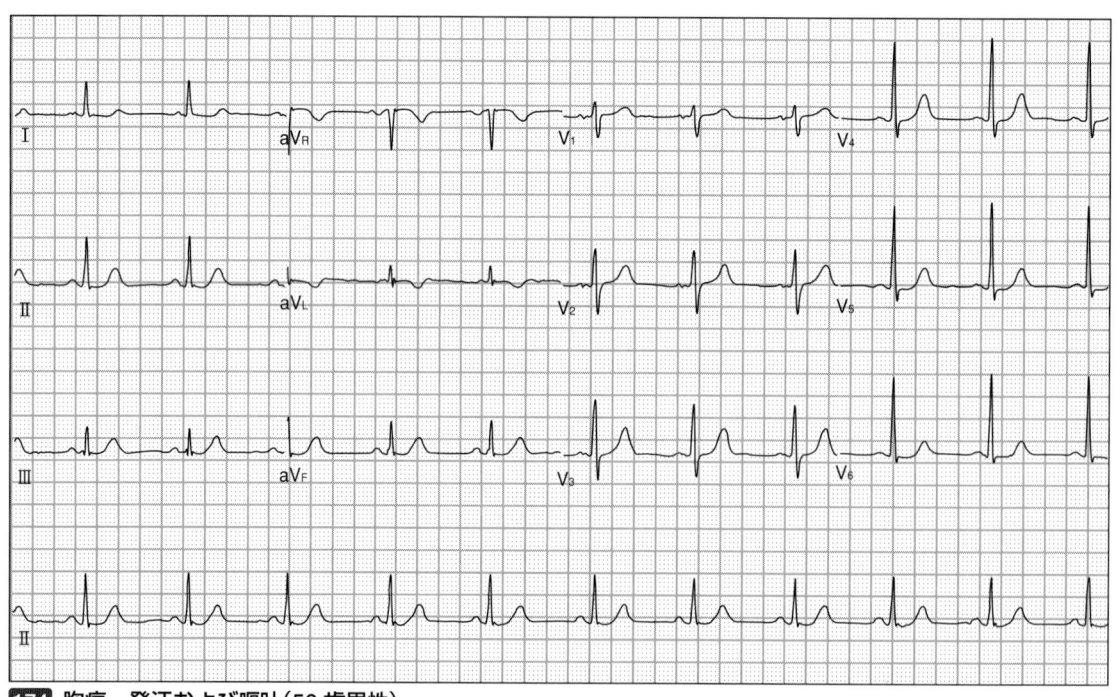

174 胸痛，発汗および嘔吐（56 歳男性）

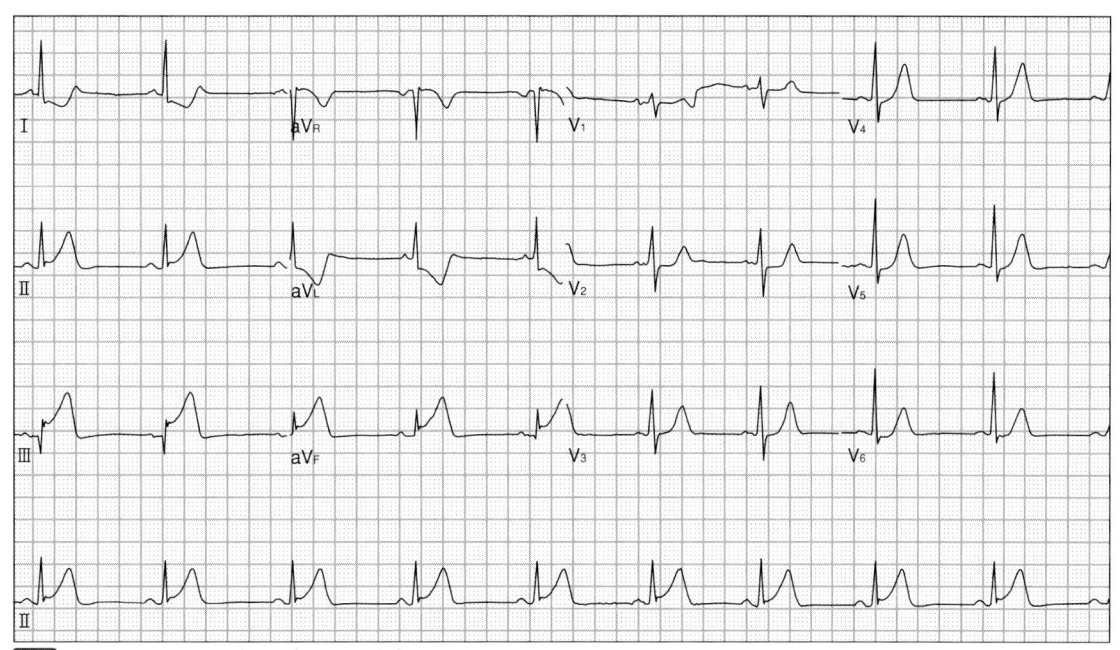

175 胸痛, 発汗および嘔吐 (56 歳男性)

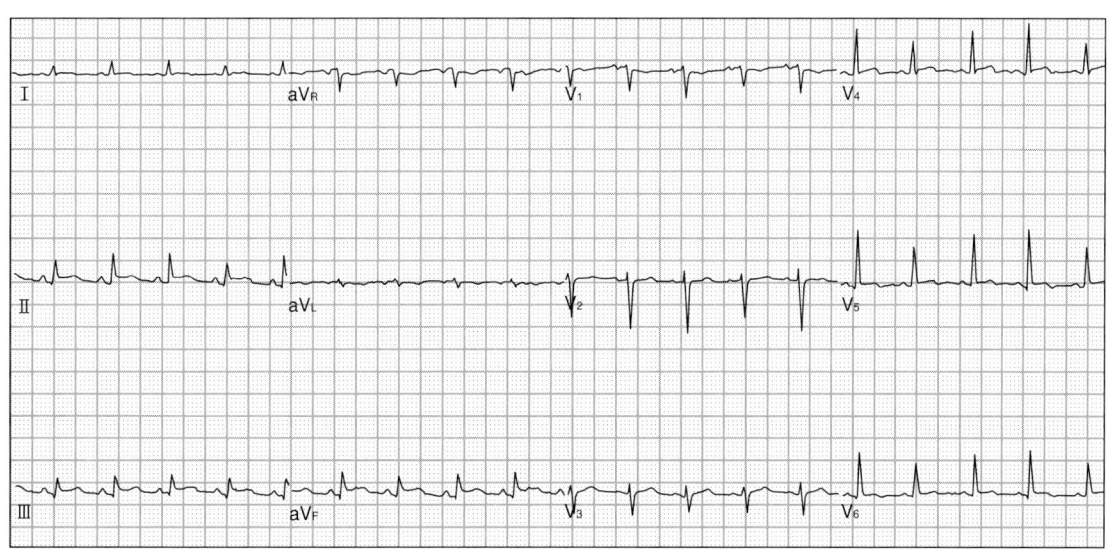

176 胸膜性の胸痛, 呼吸困難 (32 歳男性)

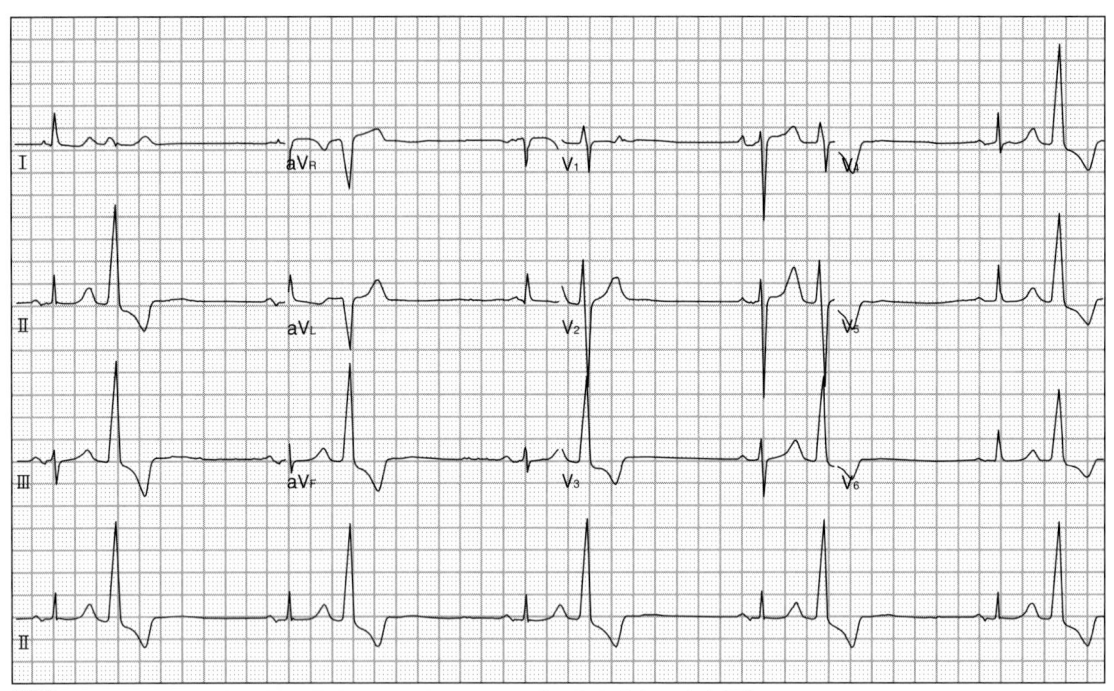

177 新たに出現した顔面神経麻痺，不明瞭言語および不全麻痺（95歳女性）

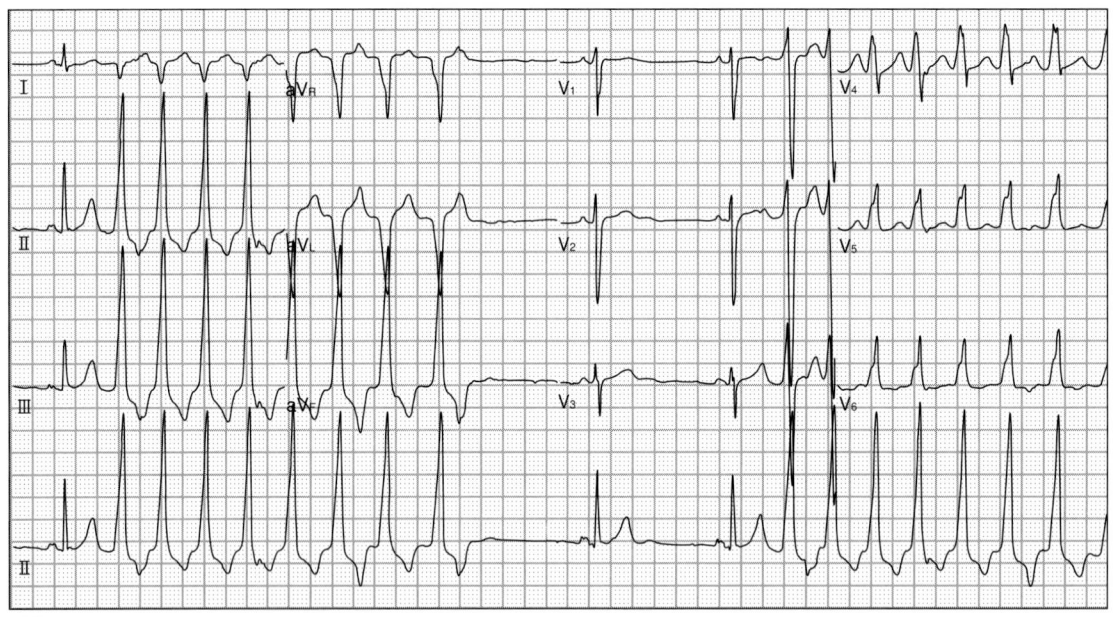

178 動悸，ふらつき（36歳男性）

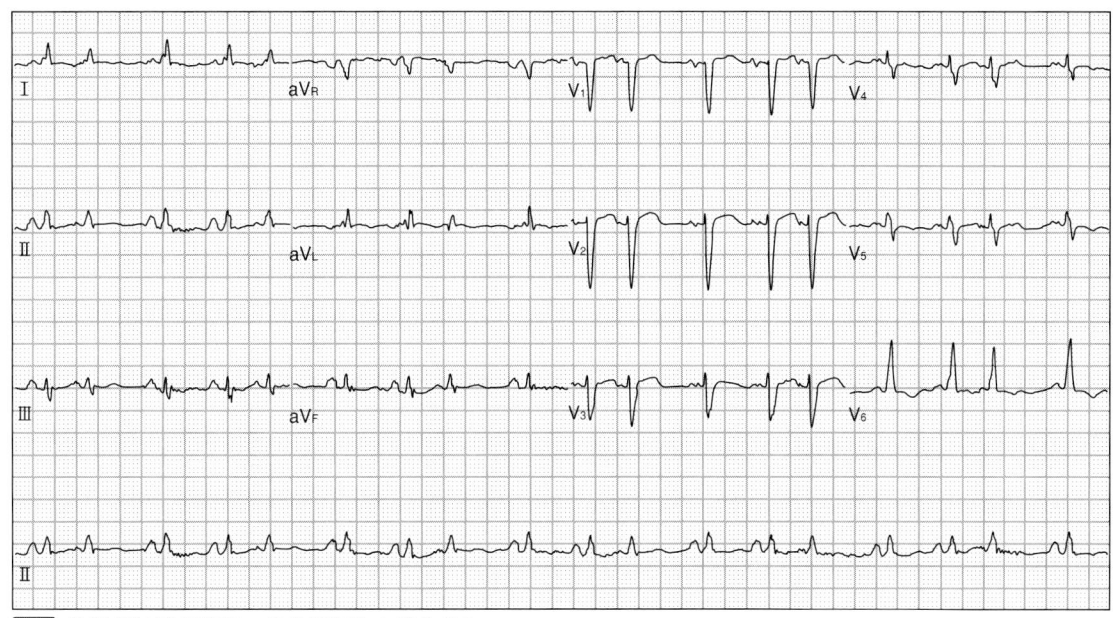

179 化学療法後の嘔吐，食欲不振（70歳女性）

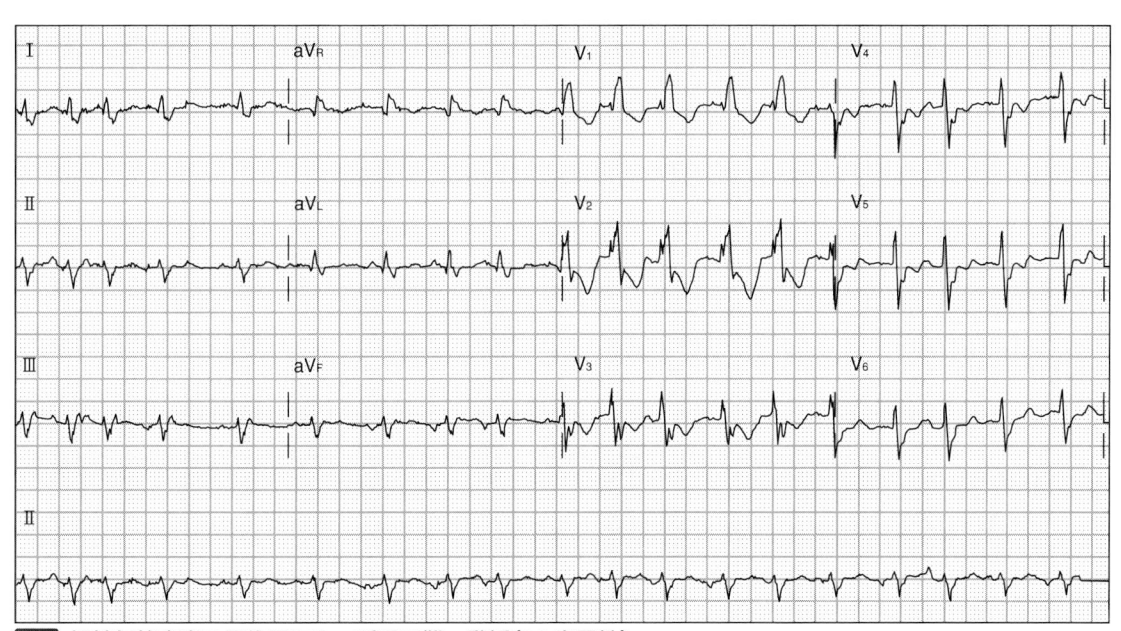

180 慢性気管支炎の既往歴あり，呼吸困難，動悸（60歳男性）

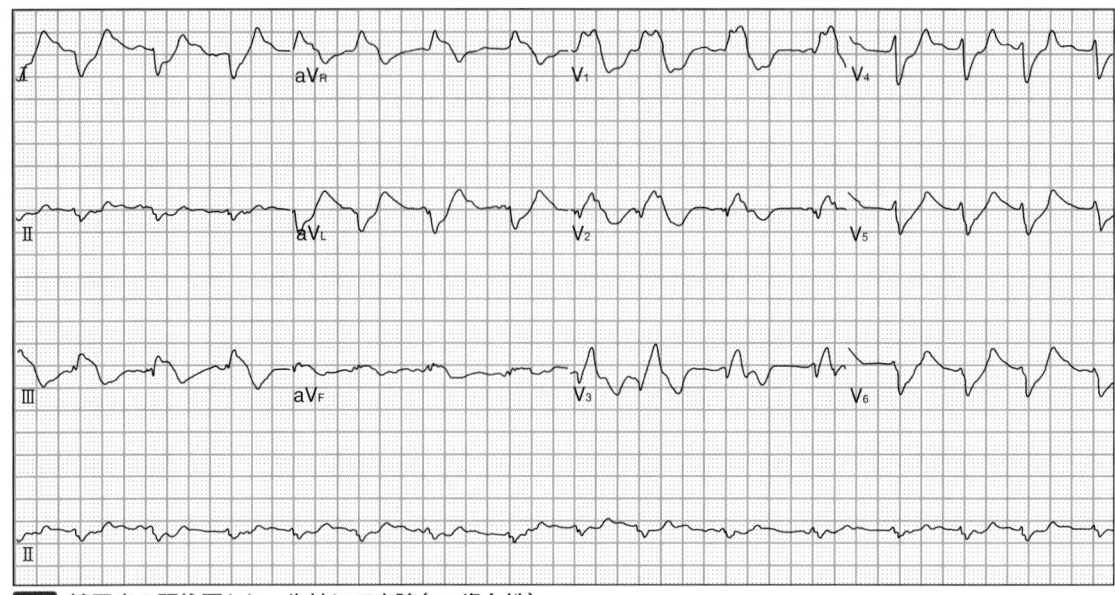

181 糖尿病の既往歴あり，失神にて来院（63歳女性）
同患者は背部外傷のため，1カ月間非ステロイド系抗炎症薬を服用していた

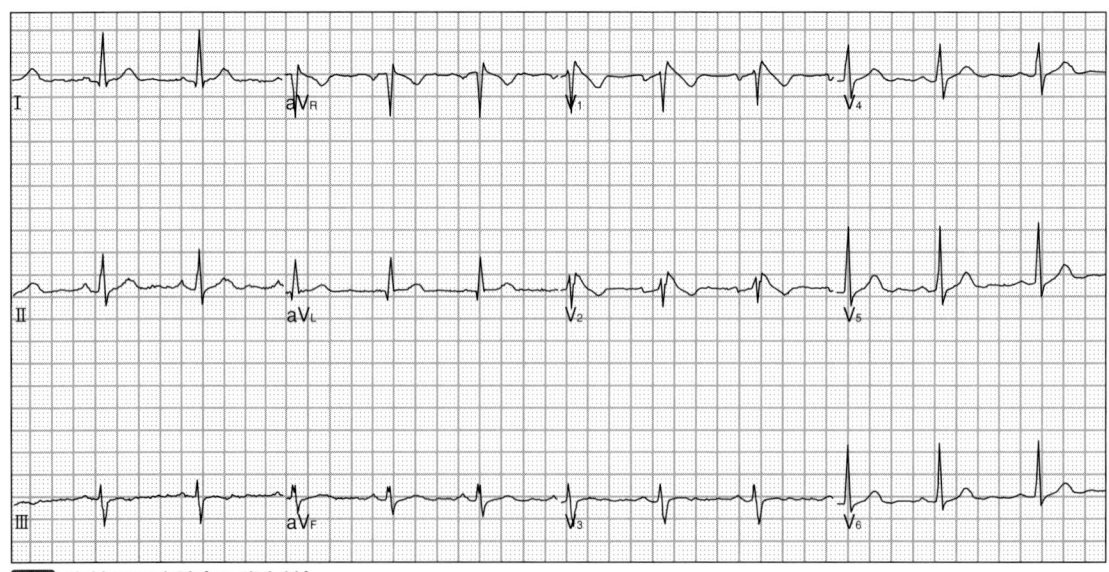

182 失神にて来院（54歳女性）

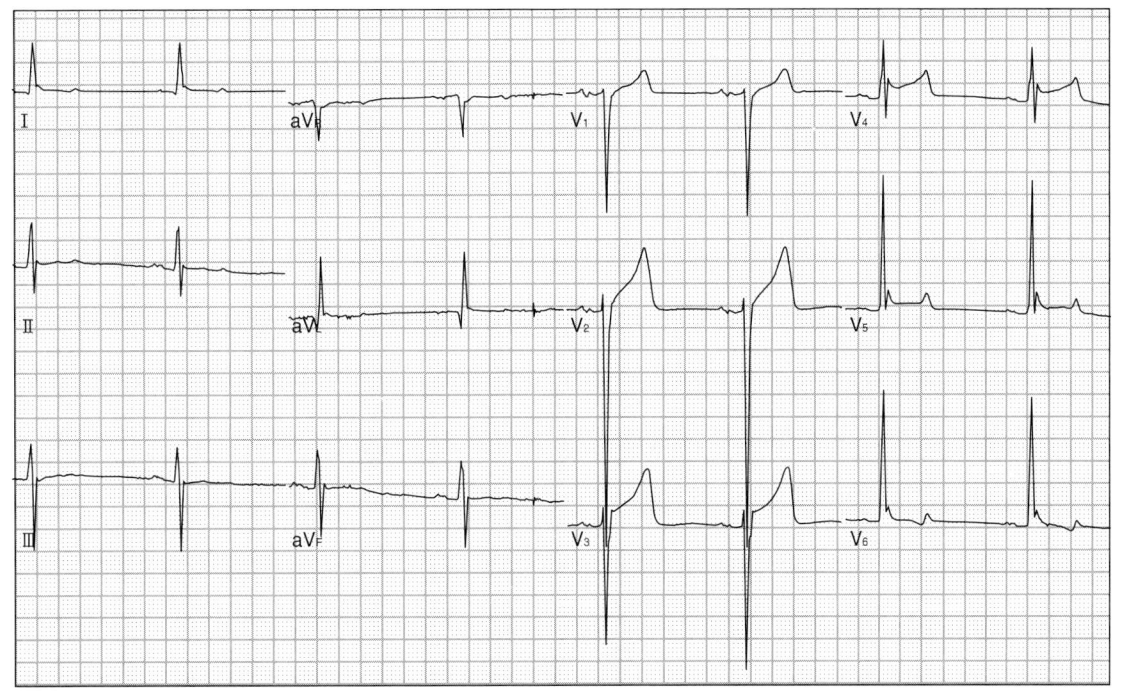

183 嗜眠傾向があり養護施設から救急外来へ移送（71歳男性）

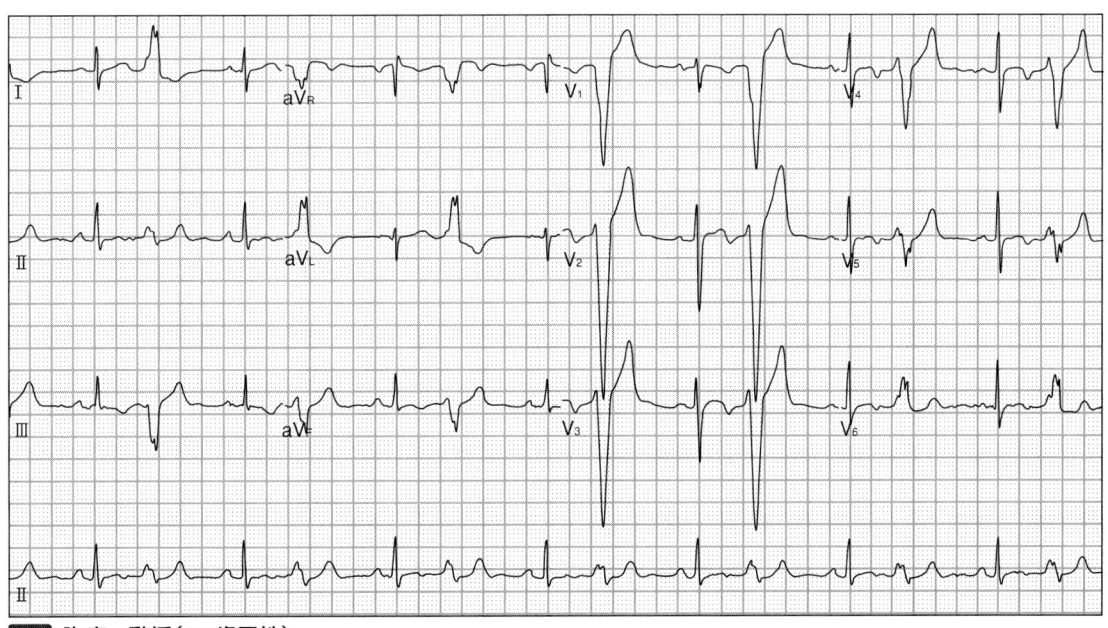

184 胸痛，動悸（35歳男性）

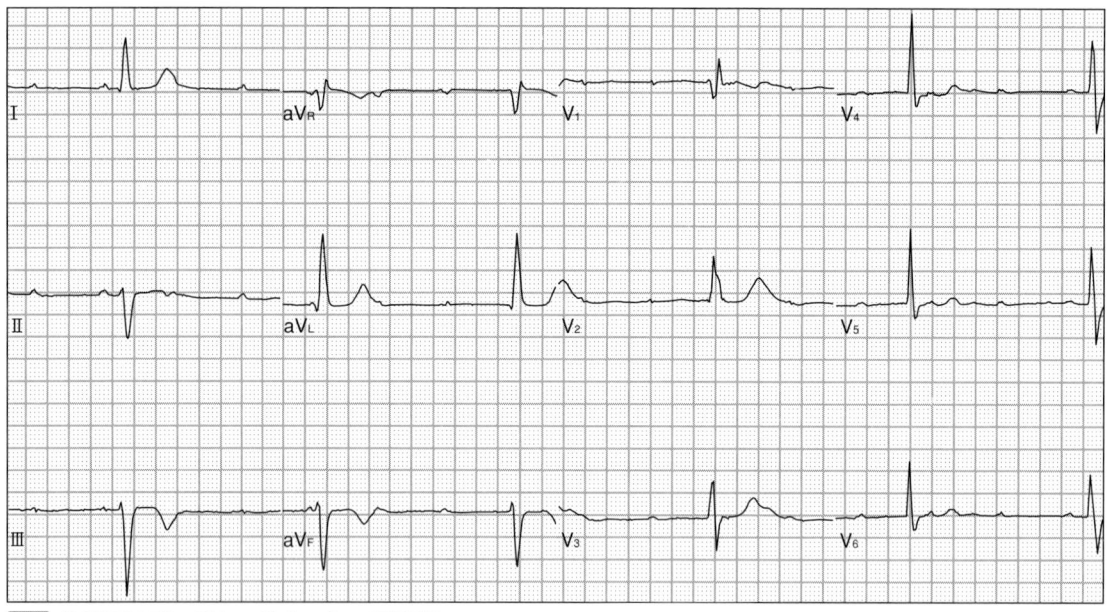

185 胸部圧迫感，激しいめまい（50歳男性）

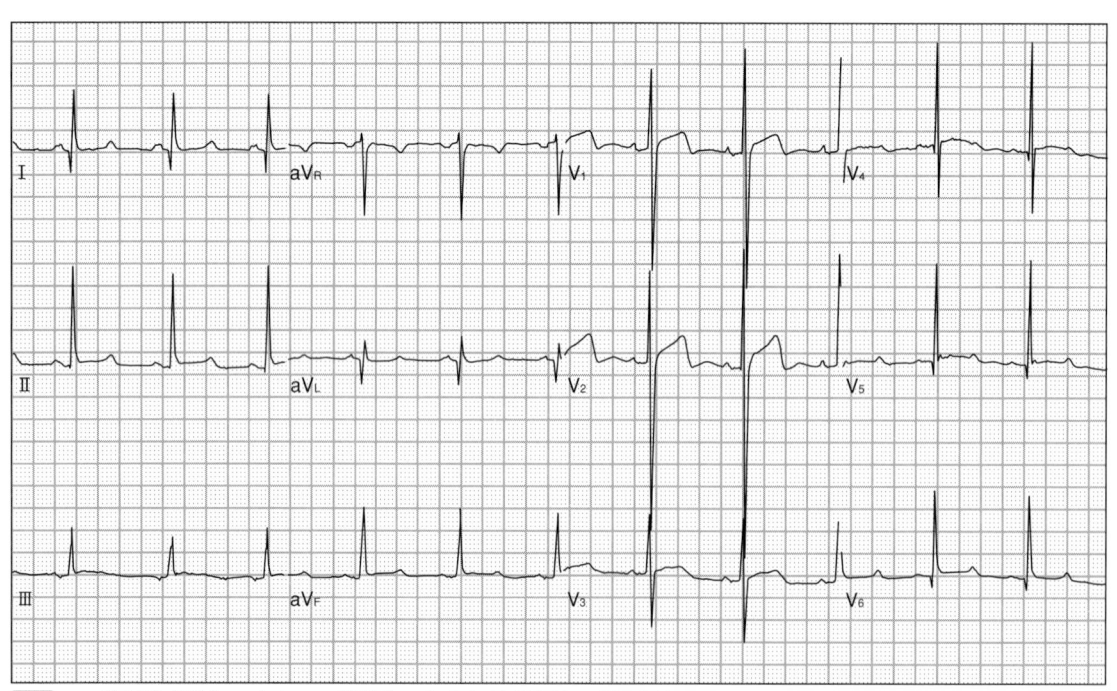

186 30分間続く激しいめまい，軽労作でも生じる動悸（29歳男性）

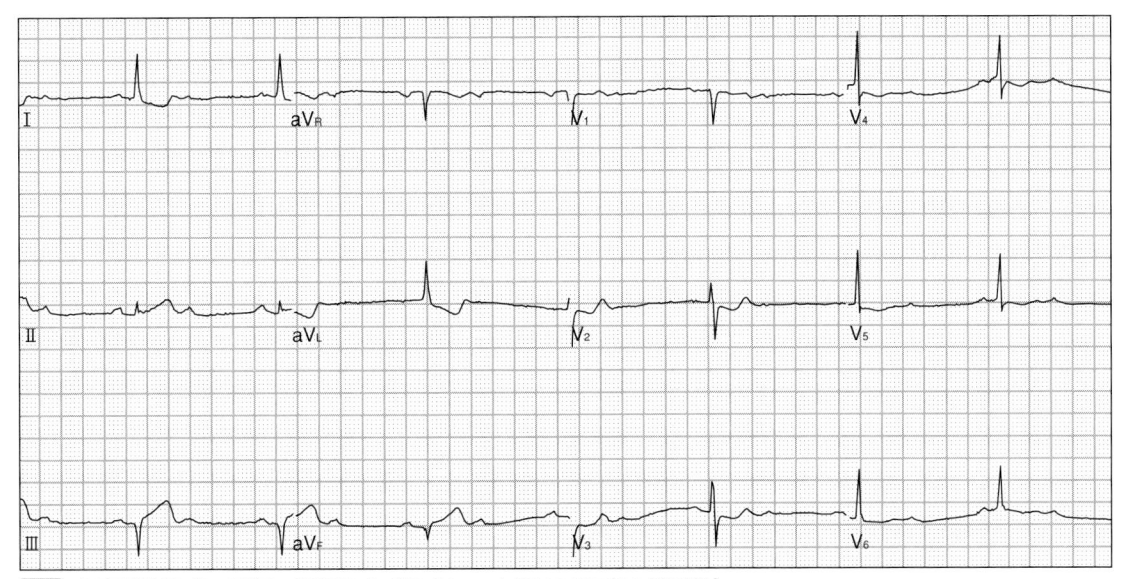

187 心窩部灼熱感，嘔気，発汗およびめまい―血圧 80/35（62 歳男性）

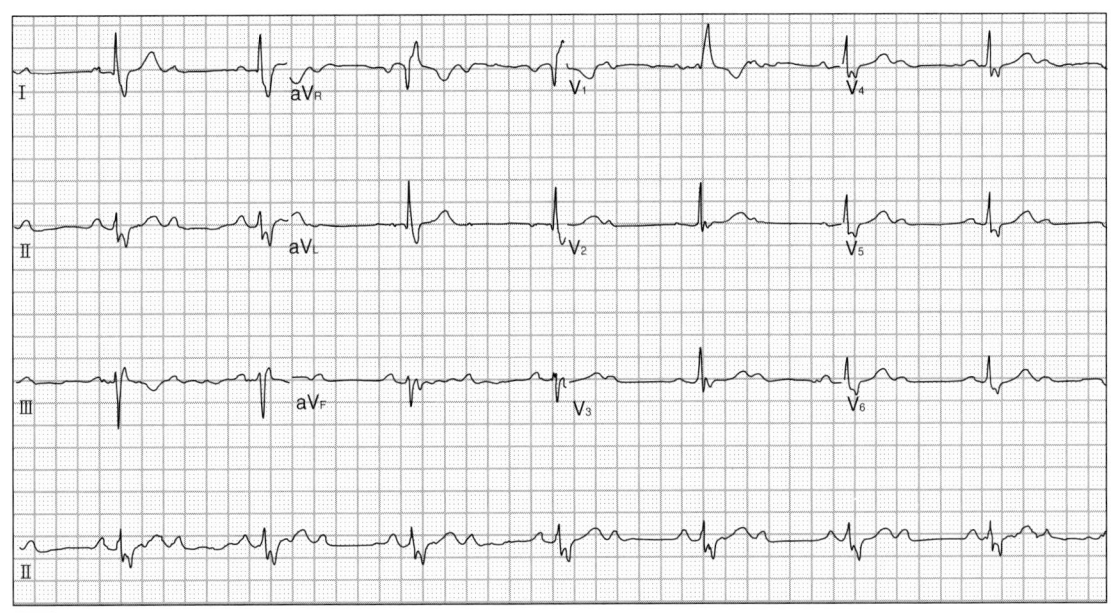

188 胸部・のどの不快感（68 歳女性）

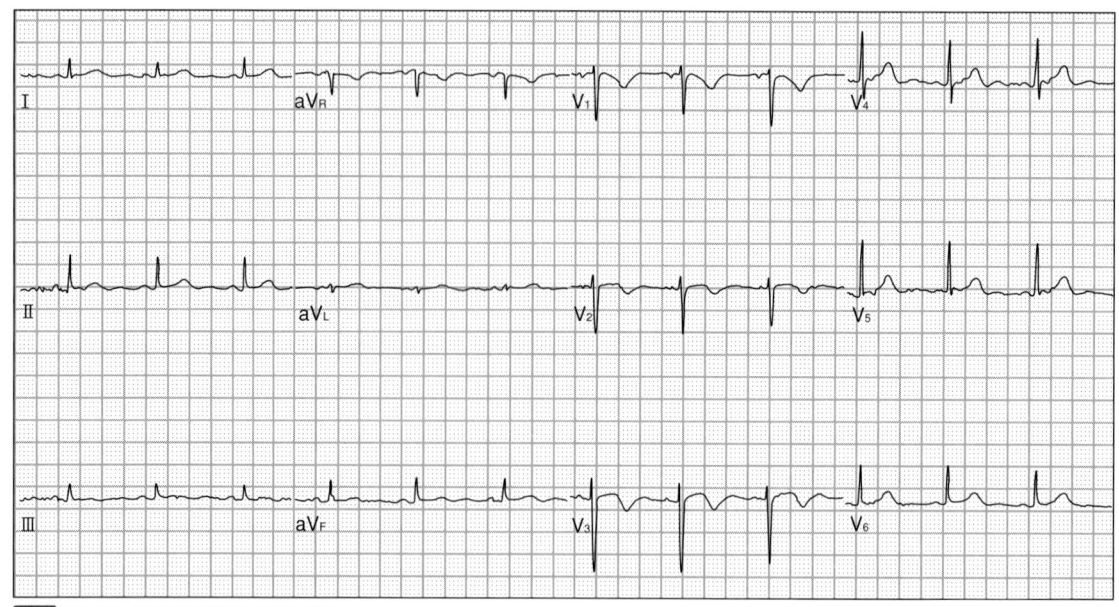

189 胸痛，呼吸困難（78歳女性）

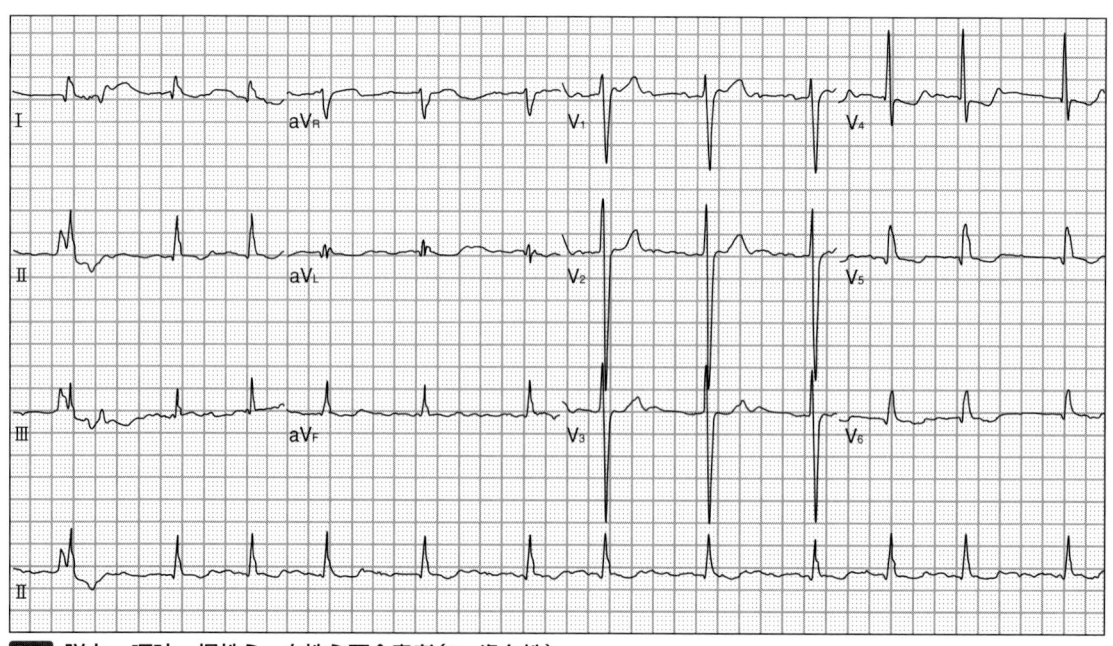

190 脱力，嘔吐，慢性うっ血性心不全患者（67歳女性）

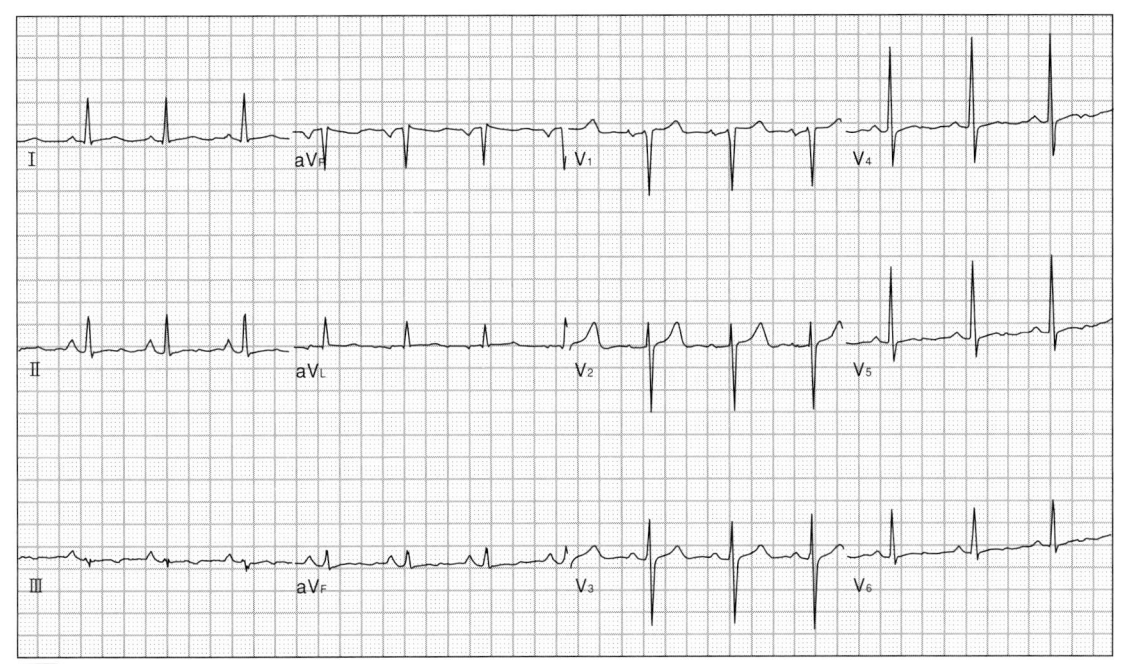

191 胸痛，上腹部痛（46 歳女性）

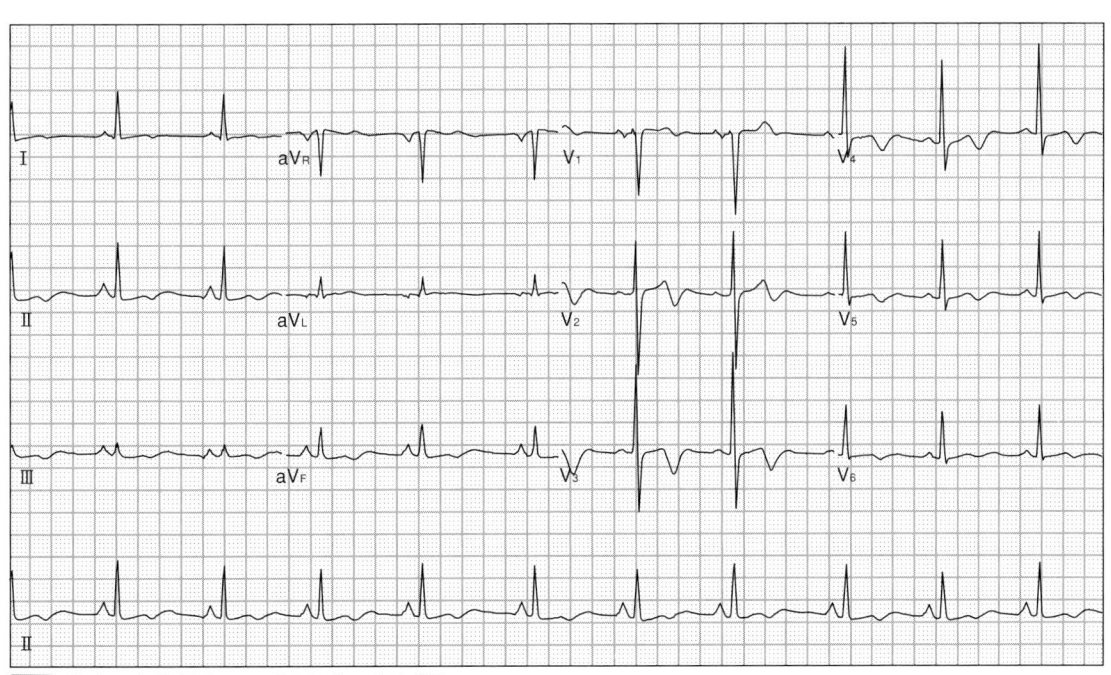

192 胸痛，上腹部痛および発汗（46 歳女性）

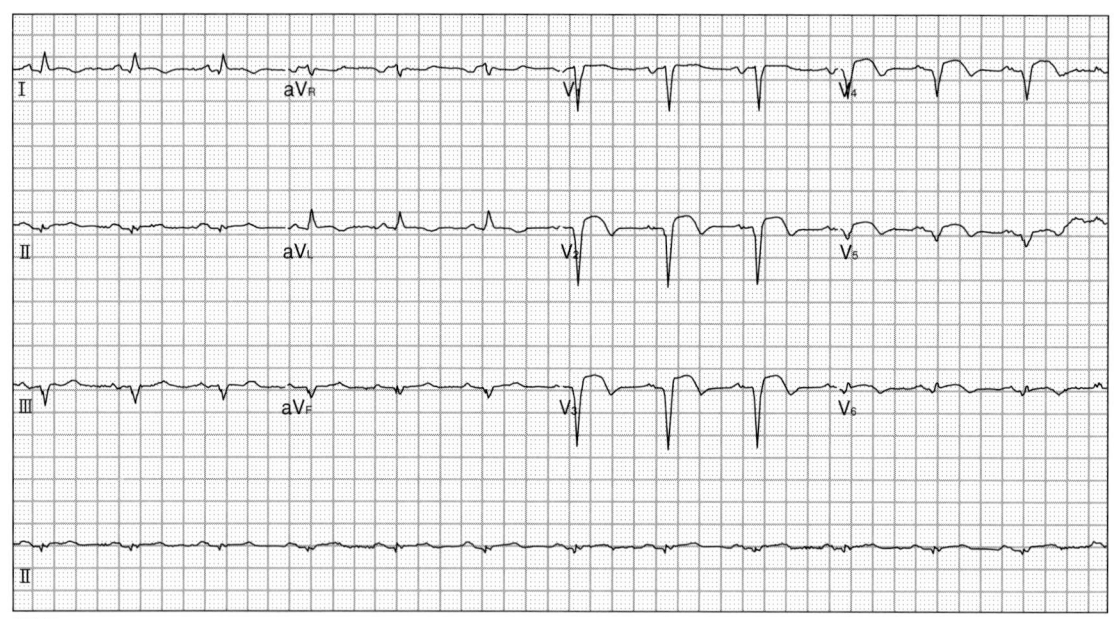

193 最近発症した心筋梗塞の既往歴あり，嘔吐，下痢（73歳男性）

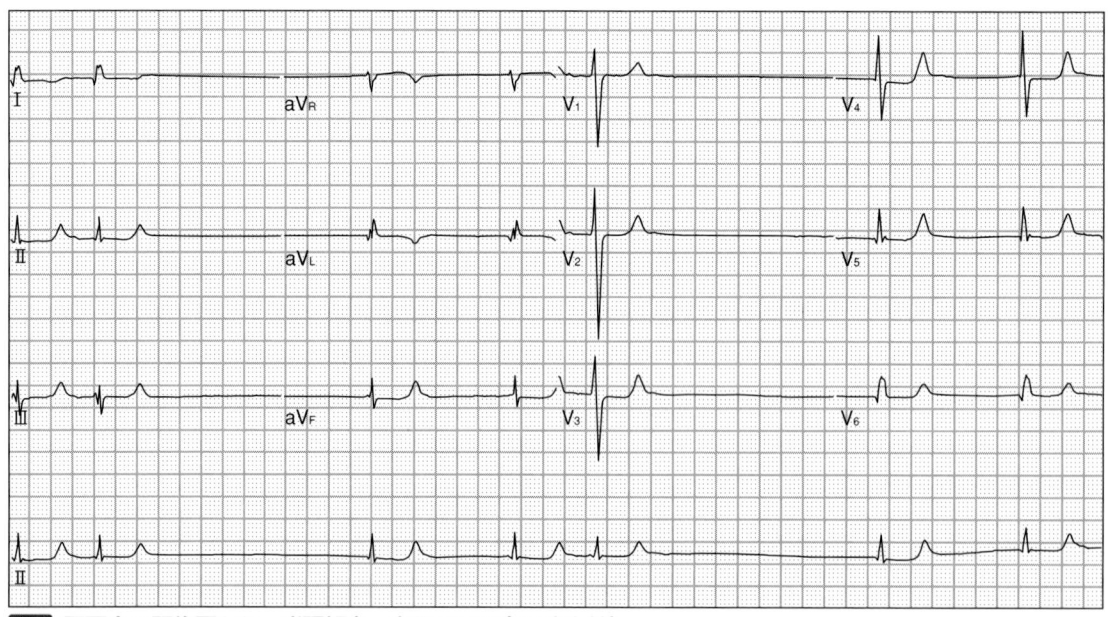

194 腎不全の既往歴あり，嗜眠傾向—血圧 75/35（67歳女性）

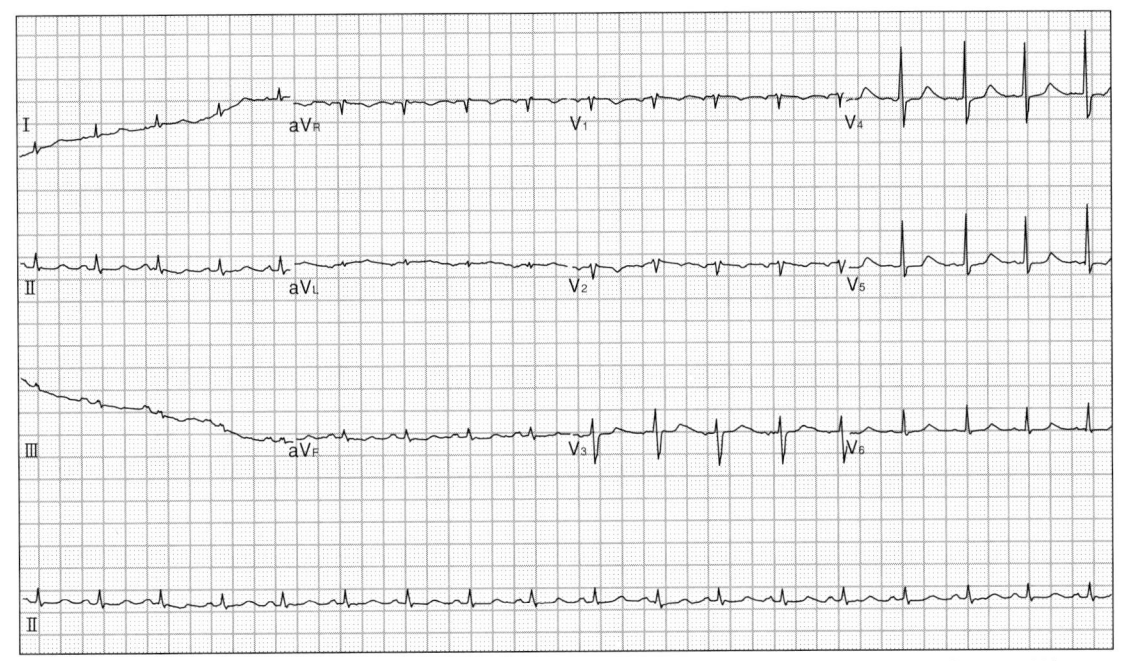

195 発熱，呼吸困難および胸部圧迫感—血圧 90/35，末期後天性免疫不全症候群（AIDS）患者（39 歳男性）

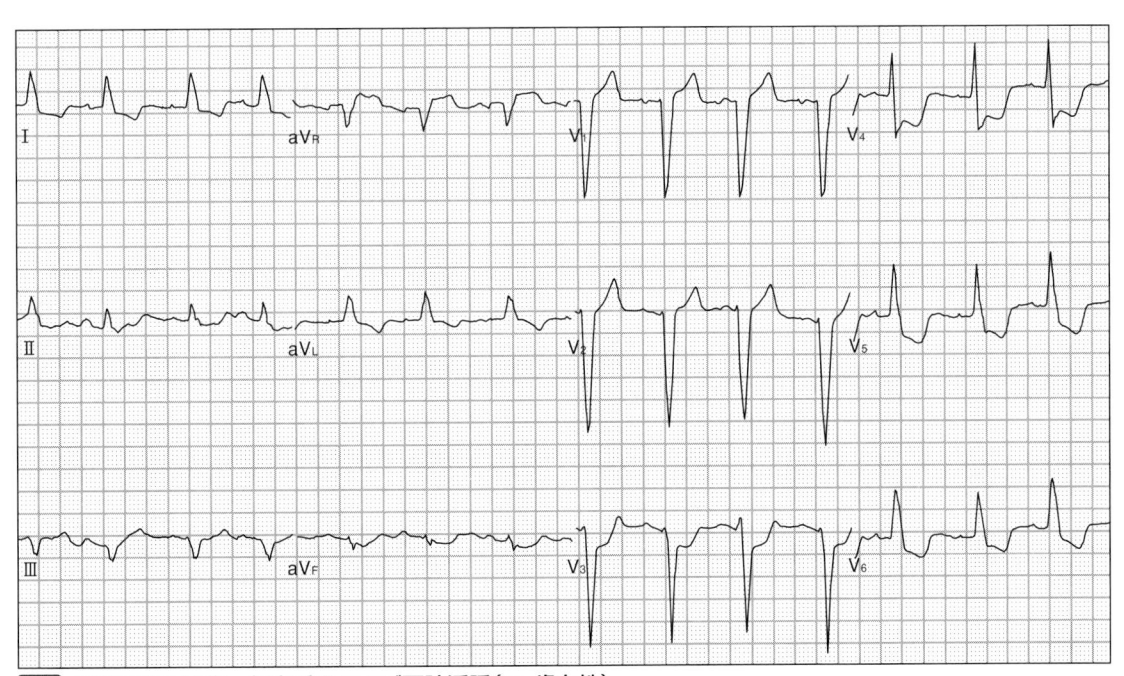

196 呼吸困難の悪化，起座呼吸および下肢浮腫（81 歳女性）

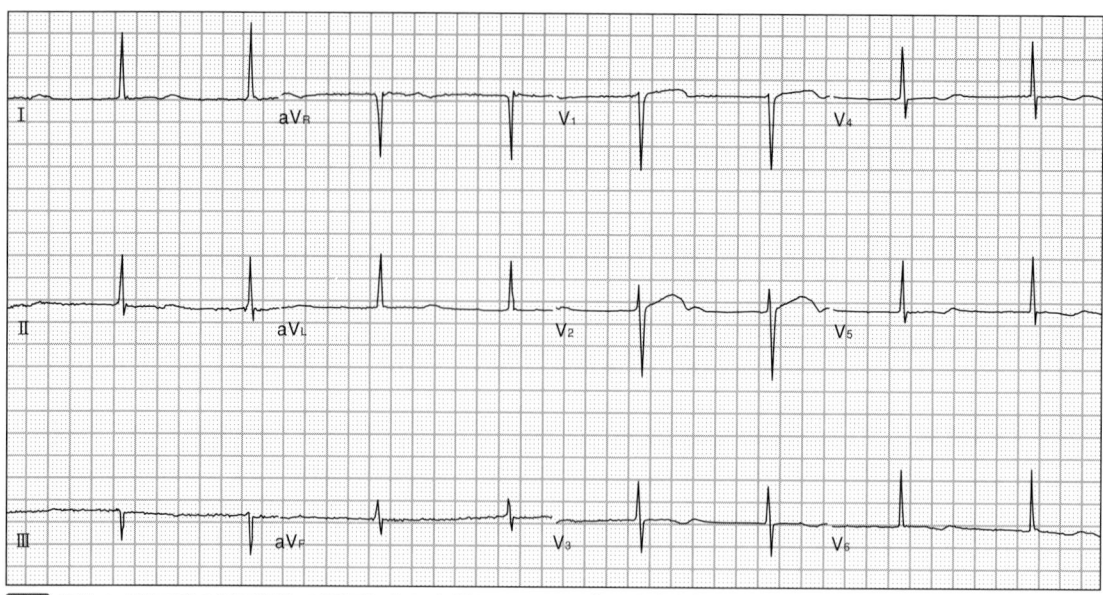

197 新しい降圧薬の服用開始の翌日に生じた激しいめまい（57歳女性）

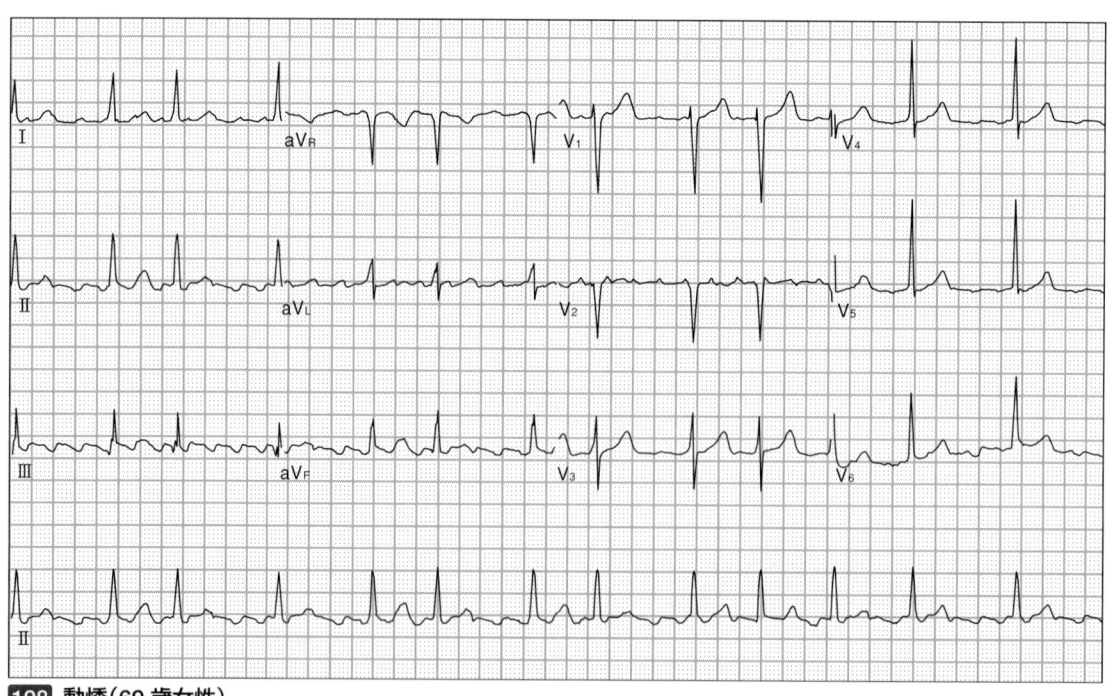

198 動悸（69歳女性）

症例（心電図と病歴）

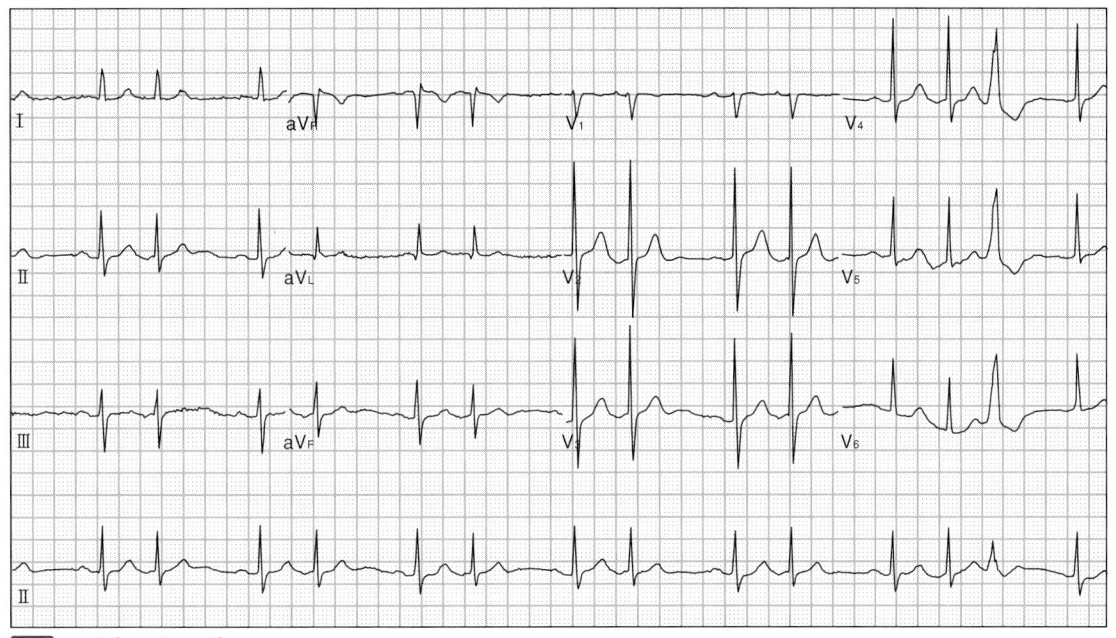

199 嘔吐（95歳女性）

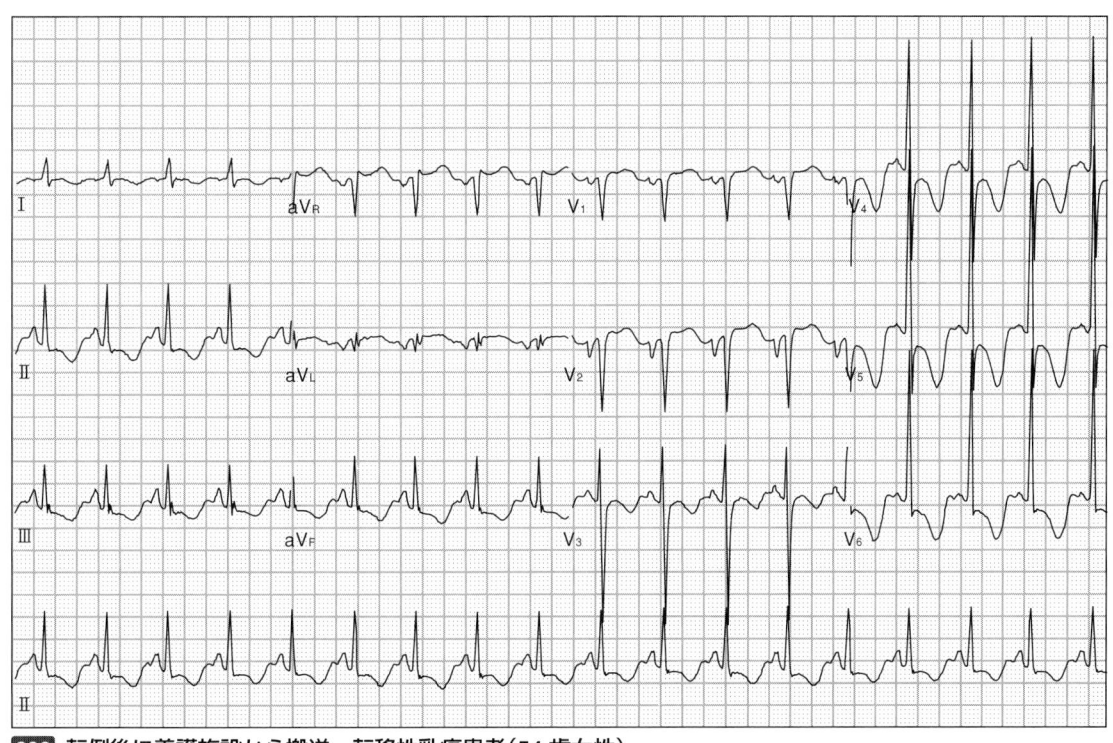

200 転倒後に養護施設から搬送，転移性乳癌患者（54歳女性）
意識不明

解釈とコメント

（心拍数は，心房などの指定のないかぎりは，心室レートを示す）

101 洞調律，急性下壁梗塞，右室梗塞，低電位

ST部分の上昇と明らかに幅の広い(超急性)T波は，急性下壁梗塞の初期段階を示している。Ⅰ誘導，aV_L誘導，右側前胸部誘導におけるST低下の鏡面像(ミラーイメージ)は，急性下壁梗塞において典型的である。しかし，本症例では，V_2誘導のST部分は低下しているが，V_1誘導のST部分は上昇している。この所見は，急性右室梗塞にきわめて特異的である。救急医が下壁梗塞の右室梗塞合併を考えるべき，12誘導心電図におけるその他の所見は以下のとおりである。

- ST上昇の程度が，V_2誘導よりV_1誘導において顕著なとき
- V_2誘導において明らかにST部分が低下しているにもかかわらず，V_1誘導においてSTが正常である場合
- ST上昇の程度が，Ⅱ誘導よりⅢ誘導において顕著なとき

右室梗塞は，右側前胸部誘導心電図(症例 30 31 参照)やベッドサイド心エコー検査の施行により確認できる。下壁梗塞に右室梗塞が合併した場合は，より重症となり，致死率も高くなる。右室梗塞の合併症例に対しては，前負荷を減少させる薬物(例：亜硝酸薬)の使用には慎重となるべきである。この症例における心電図上の低電位は，肥満に伴う変化であった。そのことは以前の心電図から知ることができた。次ページの図参照。

102 洞調律，心拍数69，左室肥大，間欠的WPW症候群

各誘導において，QRS部分の高さと形の変化が認められる。そのようなQRS部分の変化は，異常な心室内伝導が間欠的に起こっていること，およびそのタイプを知るうえで手がかりになる。詳しくみてみると，左から2，5，8，9番目のQRS部分は，WPW (Wolff-Parkinson-White)症候群の古典的な3徴(PR部分の短縮，少し広いQRS幅，デルタ波)を認める。

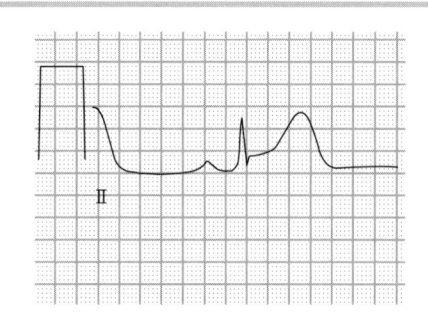

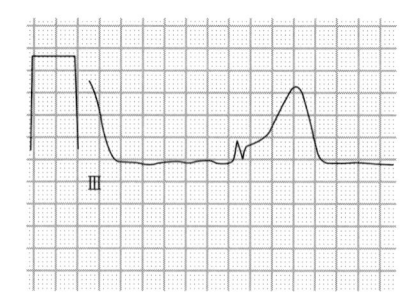

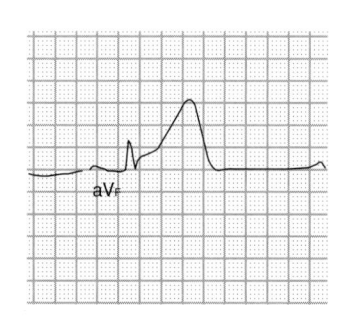

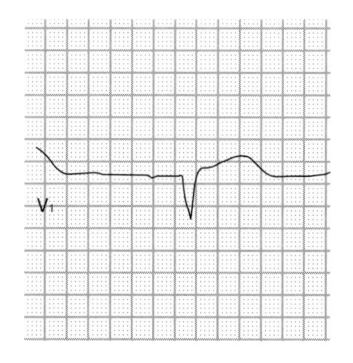

右室梗塞を合併した急性下壁梗塞

下壁誘導(Ⅱ，Ⅲ，aV_F)におけるST部分の上昇は，下壁部分の急性心筋梗塞に合致している。留意すべき点は，3誘導のすべてにおいて，ST上昇の程度がごくわずかな点である。この所見は，急性下壁梗塞においてはまれなことではない。Ⅱ誘導やaV_F誘導に比べてⅢ誘導でST部分の上昇がより顕著な場合，およびV_1誘導は通常の12誘導心電図のうち唯一右室の状況を直接反映しているが，そのV_1誘導においてST部分の上昇を認める場合は，右室梗塞の合併を示唆する

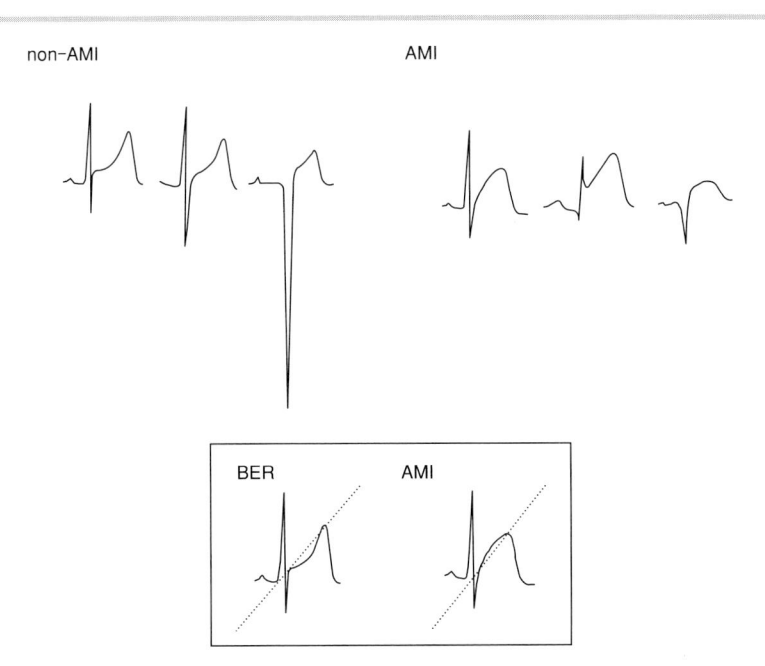

急性心筋梗塞における ST 部分の上昇

ST 部分から T 波までの部分（ST-T 部分）における最初の上行脚が凹面となる（下にたわんでいる）場合は，良性早期再分極（BER）などの急性心筋梗塞（AMI）によらない ST 上昇であることが多い。この形態的特徴は，急性心筋梗塞の際にみられる平坦あるいは凸面を形成する（上方に膨らんだ）ST 上昇と比較することが可能である。この形態的特徴は，ST 部分の上昇を伴う胸痛患者のなかから急性心筋梗塞症例を診断するうえで非常に有効な道具となる。この心電図上の特徴を利用した鑑別方法は，ガイドラインとして使用することは可能であるが，ガイドラインのみにとどめるべきである。なぜなら，臨床で使われるさまざまな道具全般にいえることであるが，多くのガイドラインと同様に完璧ではないからである。急性心筋梗塞により ST 上昇を伴う患者は，波形のこの部分が一過性に凹型となることがありうる。本症例の心電図もそのような一例である

上昇した ST 部分の形態は，J 点から T 波の頂点に線を引くことによって決定できる。凹型の形態は，ST 部分がその線から下方に落ちこみ，凸型の形態は ST 部分が線の上に認められる

この図は症例 101 に関するものである
ポイントを補強するために追加の心電図を示す。ST 部分の形態の決定

103 洞調律，心拍数 82，QT 延長

大きな「ラクダのコブ」様の T 波により，QT 間隔が延長している。このタイプの T 波からは，以下の 2 つの可能性を想起するべきである。

- P 波が隠れているために，T 波が変形している可能性
- 2 番目のコブが実際は U 波であり，U 波と T 波の後ろ半分が融合している可能性（T-U 融合と呼ぶ）

T-U 融合は，中等度から高度の低カリウム血症において一般的である。幅広にみえる T 波は，実際には T-U 融合の結果であるため，QT 間隔延長の原因として低カリウム血症と考えない研究者もいる。本症例の血清 K 値は 3.0mEq/L（基準値 3.5〜5.3mEq/L）であった。

104 洞調律，心拍数 97，不完全右脚ブロック，下壁および前壁中隔の虚血による T 波異常

前胸部の誘導において明らかに T 波が陰転化している場合，大きな左前下行枝（LAD）の中枢部分での閉塞性病変を想起するべきである。このような状態における T 波の陰転化は，しばしば「Wellens の波」や Wellens 徴候と呼ばれている。しかしながら，右軸偏位，不完全右脚ブロック（RBBB）や，下壁および前壁中隔誘導における T 波陰転化の合併は，それ以外の死に至る疾患（広範な肺塞栓症）を示している。広範な肺塞栓症の場合，V_1 誘導における上向きのとがった P 波も典型的に認められる所見である。本症例は，救急外来において経静脈的にヘパリン投与が行われたが，心肺停止状態となり，蘇生のかいなく死亡した。初期には経験的治療として血栓溶解療法の選択も考慮されたが，脳転移の存在から差し控えられた。剖検により，

中心部の閉塞を含む多発性の肺塞栓症が確認された。

105 洞性頻脈および三段脈を呈する頻発する心房性期外収縮，心拍数 115，R 波増高不良，右房負荷，側壁誘導における非特異的 T 波の平坦化

よく観察すると本心電図の調律は不整であるが，一定の規則がある。QRS 部分を，3 つずつグループにすることが可能である。各グループの第 1 および第 2 QRS 波の前方には，大きな P 波がある。しかし，第 3 QRS 波の前方には，通常より早期に出現している，より小さな P 波（心房性期外収縮〈PAC〉）がある。本症例の場合，すべての心房性期外収縮が心室に伝導しているため，QRS 波をすべて形成している。しかし，心房性期外収縮が，心周期においてさらに早期に出現した場合には，心室がリセットされていないため，心房の信号が心室には伝導されない。そのため心拍の欠如を生む。このことは，しばしば 2 度房室ブロックの誤診につながる。例を次に示す。

106 洞性頻脈と 2：1 伝導を伴う 2 度房室ブロック，心拍数 75，R 波増高不良

どの誘導においても非伝導性の P 波がわかりづらい。そのため初見では正常洞調律（SR）と誤診されていた。しかし，12 誘導をくわしく観察すると，非伝導性 P 波があることがわかる。特に V$_2$，V$_3$ 誘導でわかりやすい。P 波は，150/分で規則正しい。心電図上の調律を解釈する場合，II 誘導（リズム誘導として最もよく利用されている誘導）のみに過度に頼りすぎることは間違いである。12 誘導すべてを注意深く観察するべきである。本症例における R 波増高不良（PRWP）は陳旧性前壁梗塞に伴う所見である。

107 洞性頻脈，心拍数 128，左房負荷，非特異的心室内伝導遅延

三環系，四環系抗うつ薬の過量内服を強く示唆する心電図所見は以下のとおりである。
- 頻脈
- 右軸偏位
- aV$_R$ において R 波 3mm 以上
- QRS 幅が軽度に延長している（心室内伝導遅延）

三環系，四環系抗うつ薬を過量内服している症例によくみられる心電図所見としては，その他に QT 間隔の延長がある。しかし，本症例では QT 間隔は正常であった。これらの異常はすべて，治療により改善する。三環系および四環系抗うつ薬の内服に伴う毒性は，右軸偏位や QRS 幅の延長，QT 間隔の延長の鑑別診断をするうえで重要である。その後，本症例は三環系抗うつ薬であるアミトリプチリンを大量内服することにより自殺をはかり入院した。救急医は，一般的な薬剤であるが大量内服した場合頻脈となる薬剤について，熟知していなければならない。交感神経作用薬（アンフェタミン，コカイン，市販の鼻炎薬など），抗コリン薬（三環系，四環系抗うつ薬，抗ヒスタミン薬など），メチルキサンチン薬（テオフィリン，カフェインなど）がこれにあたる。

108 洞調律，心拍数 79，不完全右脚ブロック，前壁中隔の虚血と思われる T 波異常，下壁誘導における非特異的 T 波異常

この心電図からは，肺塞栓症が疑われる。右脚ブロックが存在し，右室の拡張（肥大）が疑われる。肺塞栓症では T 波の異常がよくみられる。下壁および前壁中隔誘導において T 波の陰転化が右脚ブロックに合併している所見は，前述したように肺塞栓症に特異的である。前壁中隔誘導のみに同様の所見を認める場合は，さらに感度が高い。本症例では頻脈を伴っていないことに注目してほしい。頻脈となるのは，肺塞栓症を発症した患者のうち半数以下である。

109 種々の房室ブロックを伴う心房性頻拍症，心拍数 70，ジギタリス中毒を思わせる調律

心房レートは 200/分であり，一般的に心房性頻拍症（あるいは発作性心房性頻拍症〈PAT〉）といわれている不整脈である。心房粗動は，心房レートが 250〜300/分となる場合に診断される。房室伝導の程度がさまざまであるため，心室レートは約 70/分となっている。さまざまなブロックを伴う発作性心房性頻拍症は，ジギタリス中毒の際によくみられる不整脈である。本症例の血中ジギタリス濃度は 4.4ng/mL（基準値 0.5〜2.2ng/mL）であった。

110 洞性頻脈，心拍数 130，低電位

低電位とは，QRS 部分の電位がすべての四肢誘導において 5mm 以下の場合，あるいはすべての胸部誘導において 10mm 以下の場合に診断される所見である。低電位の鑑別診断は多岐にわたる。粘液水腫，多量の心嚢液，多量の胸水，末期の心筋症，重症慢性閉塞性肺疾患，高度肥満，浸潤性心筋疾患（例：アミロイドーシス），拘束性心膜炎，広範囲にわたる陳旧性心筋梗塞などが含まれる。しかし，低電位と頻脈を認める場合は，ただちに大量の心嚢液，心タンポナーデを想起するべきである。本症例も心エコーが行われ，心タンポナーデ（右室が拡張期に虚脱する像）を認めた。緊急心膜切開術が行われ，改善を認めた。

111 洞調律，心拍数 75，左室肥大，右側前胸部誘導における ST 部分の上昇を伴う不完全右脚ブロック，Brugada 症候群と考えられる

Brugada 症候群は器質的心疾患を持たない患者に突然死をきたす原因として，1992 年に Brugada によりはじめて報告された[1]。この症候群は，V_1〜V_3誘導における心電図異常と多形性あるいは単形性心室性頻拍症を引き起こすことが特徴的である。心室性頻拍症（VT）は，持続した場合は突然死の，自然停止した場合は失神の原因となる。V_1〜V_3誘導における心電図異常は，完全あるいは不完全右脚ブロックおよび ST 部分の上昇からなる。ST 部分の上昇は上に凸形を示すことが多いが，本症例では珍しく下に凸の形を示していた。本症例でもそうであったように，確定診断は電気生理学的検査により行われる。救急医は Brugada 症候群についてよく理解し，疑わしい症例はただちに電気生理学的検査をコンサルトすべきである。唯一の効果的治療は，植込み型除細動器（ICD）を植込むことである。植込み型除細動器の植込みを行わない場合の死亡率は年間約 10％である[2]。

112 2 度房室ブロック（Mobitz I 型，Wenckeback 型）を伴う洞調律，頻発する心室性期外収縮，心室性三段脈，心拍数 73，下壁誘導における非特異的 T 波の平坦化

調律は不整であるが，一定の規則性があり，QRS 部分は 3 つずつのグループからなる。各グループの 1 番目および 2 番目の QRS 波の前方には P 波が存在する。3 番目の QRS 波は心室性期外収縮（PVC）であり，心室性三段脈と診断できる。各サイクルにおいて，規則正しい P 波に続き，第 1 拍に比べて第 2 拍で PR 間隔が延長している。このことから，Mobitz I 型房室伝導と診断できる。心室性期外収縮により，非伝導の P 波は不明瞭となっている。

113 洞性頻脈，心拍数 110，急性後壁梗塞

右側前胸部誘導における ST 部分の低下を認めた場合，以下の 3 つの病態が考えられる。
- 急性前壁中隔の虚血
- 急性下壁梗塞に伴う鏡面像
- 急性後壁梗塞

同誘導において，明らかな R 波を認める，上向きの T 波を認めるなどの所見は，後壁梗塞（PMI）であることを示している。後壁梗塞は下壁梗塞を伴っている症例が多く，側壁梗塞に伴う症例はより少ない。本症例のように後壁梗塞が単独で発生する確率は 5％以下である。後方に誘導を移動する（V_5，V_6誘導を下側方や下内側の肩甲骨の下縁に移動する）ことにより，急性心筋梗塞（AMI）の際に通常認める所見（ST 上昇，陰性 T 波，Q 波）を認め，後壁梗塞を確認することができる。

114 洞性不整脈を伴う洞調律，心拍数 77，急性中隔梗塞

V_1誘導における ST 上昇はさまざまな状態で認められる。
- 急性前壁中隔梗塞
- 急性右室梗塞
- Brugada 症候群
- 左室肥大
- 左脚ブロック（LBBB）
- 肺塞栓症

他の誘導において ST 低下（鏡面像）を認める所見は，急性心筋梗塞に特異的である。通常，急性右室梗塞は急性下壁梗塞に合併するため，急性下壁梗塞の所見を伴わない急性右室梗塞はまず考えられない。aV_R誘導における ST 上昇もみられる。急性心筋梗塞の場合，aV_R誘導における ST 上昇は左前下行枝近位部の閉塞か左主幹部の閉塞を示している。aV_R誘導における ST 上昇の程度が 1.5mm 以上である場合，予後は不良であり，死亡率は 75％に達する[3]。

115 洞性不整脈を伴う洞調律，心拍数 73，急性下壁梗塞，右室梗塞

12 誘導心電図において以下の所見がある場合には右室梗塞が示唆される。
- V_1誘導において ST 上昇を，V_2誘導において ST 低下を認める
- V_1誘導，V_2誘導ともに ST 上昇を認めるが，V_1誘導における ST 上昇の程度が V_2誘導のそれよりも優位である
- V_1誘導の ST 部分は基線上にあるが，V_2誘導の ST 部分は明らかに低下している
- III 誘導における ST 上昇の程度が II 誘導の ST 上昇よりも優位である

本症例では，上記条件のうち 3 番目および 4 番目の所見から右室梗塞が示唆される。

116 洞調律，心拍数 75，陳旧性下壁梗塞，V_1と V_3誘導の誤装着

V_1誘導における顕著に高い R 波（R：S 比が 1 以上と定義される）を認めるのは，健常者のなかでは 1％以下である[4]。そのため，救急医はこの心電図所見をきたす可能性のある原因について熟知していなければならない。WPW 症候群，後壁梗塞，右脚ブロック（不

完全右脚ブロック），異所性心室興奮，右室肥大（RVH），急性右室拡張（例：広範な肺塞栓症などの右室負荷），肥大型心筋症，進行性筋ジストロフィー，右胸心などがあげられる。それに加えて電極の付け間違いも考えなければならない。本症例では，V_1誘導とV_3誘導を付け間違う不注意があり，V_1誘導に明瞭なR波を認めた。正常の心電図では，前胸部誘導は左にいくにしたがいR波が徐々に増高し，逆にS波は徐々に減高する。このようにR波，S波の連続的な変化を認めない場合は，電極の付け間違いを疑う。それ以外の手がかりとしては，P波の形態もあげられる。V_1誘導のP波は，一般的に陰性，平坦あるいは二相性であり，V_2からV_6誘導のP波は陽性である。本症例では，V_3誘導のP波は平坦であるが，V_1誘導のP波は陽性である。

117 1度房室ブロックと三段脈を呈する頻発する非伝導性心房性期外収縮を伴う洞性徐脈，心拍数37，二束ブロック（右脚ブロックおよび左脚前枝ブロック），左房拡大，左室肥大

本症例のような調律は，しばしば2度房室ブロック（MobitzⅡ型）と誤診される。非伝導性のP波があり，伝導しているP波はすべて一定のPR間隔を持っているためである。MobitzⅡ型房室ブロックと誤診しないためのキーポイントは，非伝導性P波が，通常の予想される位置（2度房室ブロックにおいてもPP間隔は一定である）よりも早期に認められること，すなわち単純に心房性期外収縮であることである。非伝導性の心房性期外収縮は，心電図リズム波形においてポーズを認める場合の原因の1つである。心房性期外収縮があまりにも早いタイミングで出現し，心室がリセットする時間が不十分な場合，心房の刺激は心室の興奮を生みだすことができない。心房性期外収縮は洞調律をリセットするため，次の洞性P波が出現するまでには間隔ができる。その結果，心電図リズム波形においてポーズが生じる。2度房室ブロックに出会った場合は，常にコンパスを持ち，非伝導性の心房性期外収縮である可能性を常に考えることが大切である。その鑑別は重要である。なぜなら，2度房室ブロックはペースメーカー治療を選択する場合もあるが，非伝導性心房性期外収縮はほとんどの場合，治療は不要である。本症例の場合，電解質異常を認めたため，補正した。その後，心房性期外収縮は改善し，心室レートも調律も正常となった。心房性二段脈は，2番目の心房波がすべて心房性期外収縮である場合，心房性三段脈は3番目の心房波がすべて心房性期外収縮である場合に診断される。

118 房室接合部調律による頻脈，心拍数115，不完全右脚ブロック，急性前壁梗塞，発症時期不明の下壁梗塞

心房の正常電気活動は認められず，房室接合部からの調律と診断できる。ⅠおよびaV_L誘導では，小さな逆行性P波がQRS部分の後ろにみられる。不完全あるいは完全右脚ブロックを合併しているが，前胸部誘導におけるST部分の上昇は急性の心筋障害が起こっている証拠であると考えてもよいであろう。下壁および前壁誘導でのQ波は，貫壁性の梗塞を示している。しかし，下壁誘導は急性のST変化や，T波の異常を伴っていない。そのため，下壁梗塞が最近発症したものか，陳旧性のものかを鑑別することは困難である。以前の心電図を見直したところ，下壁梗塞は数年前に生じたものであることが確認できた。

119 心室応答の遅い心房細動，心拍数40

心房の調律は細かな細動波から形成され，本症例が心房細動の既往があることに合致している。心房細動は，普通120〜170/分の心室応答を伴う。心室応答が遅いときは，房室結節の高度な疾患を持つ場合，低体温の場合，薬物の影響がある場合などが考えられる。本症例の既往歴からは，薬物の過量投与が疑われ，ジゴキシン，Ca拮抗薬，β遮断薬などの影響が考えられる。慢性心房細動を持つ徐脈患者の場合，原因がCa拮抗薬であるのか，β遮断薬であるのかを心電図から判定することは困難である。しかし，ジゴキシンの毒性は，常に有効な手がかりがある。心室性期外収縮を伴うこと，R波の終末部分が「ホッケーのスティック」様（「サルバドール・ダリの口ひげ」様と称されることもある）になること，完全房室ブロックとなり房室接合部や心室の規則的な補充調律を伴うこと，などである。本例の心電図では，それらの手がかりはまったく認められない。本症例は，最近Ca拮抗薬をより高用量の新しい薬剤に変更されていたが，それだけでなく以前処方された薬剤も同時に内服していた。経静脈的にCaを補給することにより，改善した。

120 心房粗動，心拍数113，右脚ブロック

幅の広いQRS波からなり，かつ不規則な調律を呈する疾患については，その重要な原因を前述した。心室内変行伝導を伴う心房細動（例：右脚ブロックなど），WPW症候群を伴う心房細動，多形性心室性頻拍症（PVT）がこれにあたる。しかし，よりまれな（致死的ではないが）2つの病態についても述べておかなければならない。さまざまなブロックや変行伝導を伴う心房粗動，変行伝導を伴う多源性心房性頻拍症（MAT）

がこれにあたる．幅の狭い QRS 波の不規則な調律を考える場合と同様に，心房の電気活動について詳細に検討する必要がある．本症例では，答えは V_1 誘導にあり，粗動であることが理解できる．心電計のリズム誘導として，通常最も汎用されている II 誘導では判断できないことに注目してほしい．V_1 誘導は，しばしば心房の電気活動を観察する最もよい誘導となる．

121 2 度房室ブロック（Mobitz I 型，Wenckebach 型）を伴った洞性徐脈，心拍数 58，再分極異常を伴う左室肥大および非特異的心室内伝導遅延，R 波増高不良

これは，Mobitz I 型伝導の緩徐な進行を認めた症例である．P 波の多くは T 波内に隠蔽されるか埋没しており，そのため解釈が困難になっている．PP 間隔が一定であり，それは 2 度房室ブロックに特有な所見である．側壁誘導における T 波の陰転化は左室肥大においては珍しいことではなく，それは再分極異常に起因している．左室肥大に関連した陰性 T 波は，通常非対称であり，右側前胸部誘導では認めない．左室肥大では時々，本症例でみられるような心室内伝導遅延による軽度の QRS 幅の延長を呈する．

122 洞調律，心拍数 60，肥大型心筋症を思わせる左室高電位および側壁誘導における異常 Q 波

肥大型心筋症（HCM）は，特発性肥大性大動脈弁下部狭窄症（IHSS），閉塞性肥大型心筋症（HOCM）および非対称性中隔肥厚（ASH）としても知られており，しばしば 10 代の若者や若年成人期における突然死の原因となる．下記に心電図所見の特徴を示す．

- QRS 波の振幅が大きい
- 下壁または側壁梗塞に似た，下壁・側壁誘導における深くて幅の狭い Q 波
- 後壁梗塞または右室肥大に似た $V_1 \sim V_2$ 誘導における高い R 波

これらの心電図異常すべてが認められることが多く，それは心室中隔肥厚に起因する．おそらく，最も特異的な所見は深くて幅の狭い Q 波であると思われる．それらはしばしば心筋梗塞による Q 波と誤診されるが，肥大型心筋症はより深く，狭い傾向がある．肥大型心筋症における最終的な診断は，ドプラ心エコーで行われる．本症例は通常の左室肥大の基準を満たしているが，「左室高電位」（HLVV）という呼び方は振幅の大きな QRS 波を有する 40 歳未満の症例に適用したほうがよい場合がしばしばである．「左室肥大」は異常な状態の存在を暗に意味するのだが，その一方で，健常な若者の心電図上で振幅の大きな QRS 波を認めることはまれではない．若年症例においては，左室高電位と心エコー上の左室肥大との相関は乏しい．

123 洞調律，心拍数 69，右房負荷，左室肥大，低カリウム血症に対して前壁中隔の虚血に一致した T 波異常および QT 延長

右房負荷は，下壁誘導における P 波高＞ 2.5mm を基準に診断される．著明に延長した QT 間隔（QT 間隔 0.624 秒，QTc 間隔 0.613 秒）のみならず，最初陰性でその後陽転している T 波の形態は，T-U 融合収縮の存在を示唆する．本症例は当初，Wellens 徴候（前胸部中央の誘導における二相性 T 波：大きな左前下行枝の近位部における閉塞性病変に特異的である）を呈する急性前壁虚血と考えられていた．しかしながら，Wellens の二相性 T 波では最初に上向きの T 波成分があり，その後に陰性 T 波成分が続く．本症例の血清 K 値は 2.3mEq/L（基準値 3.5～5.3mEq/L）であった．

124 散発性の心室性期外収縮を伴う多源性心房性頻拍症，心拍数 110，R 波増高不良

幅の狭い QRS 波による不規則な頻脈の鑑別診断としては，心房細動，さまざまなブロックを伴う心房粗動，そして多源性心房性頻拍症がある．異なった P 波の存在は，心房細動の診断を除外する．最低 3 種類以上の不規則な間隔の形態的に異なる P 波が存在し，多源性心房性頻拍症の確定診断に至り，心房粗動は診断から除外された．多源性心房性頻拍症は，しばしば肺疾患との関連が認められる．本症例は，増悪傾向の肺気腫に罹患していた．本症例で認められた左軸偏位は，重症肺気腫の症例では一般的な所見である．

125 洞調律，心拍数 70，左房負荷，急性前側壁梗塞，下壁誘導における非特異的 T 波の平担化

既往歴および過去の心電図の情報が入手困難である状況で上記の診断に至った．しかしながら，本症例は心肺症状の訴えはなく，心電図も単に入院時のプロトコールにしたがって施行された．本症例は，過去に心筋梗塞の既往がある．心電図所見は左室瘤（LVA）の存在を強く示唆する．その後得られた過去の心電図も同様の所見を示していた．左室瘤は，Q 波および急性虚血から回復しても持続する ST 上昇と関連している．その心電図異常は，明確なものではない．すべてではないが，多くの左室瘤は左室の前壁に生じ，前胸部誘導で持続する ST 上昇を呈する．左室瘤を急性心筋梗塞と判別する際に役立つ（といっても完全なものではない）手がかりは，左室瘤では他誘導において ST 低下で示される鏡面像を認めないことである．

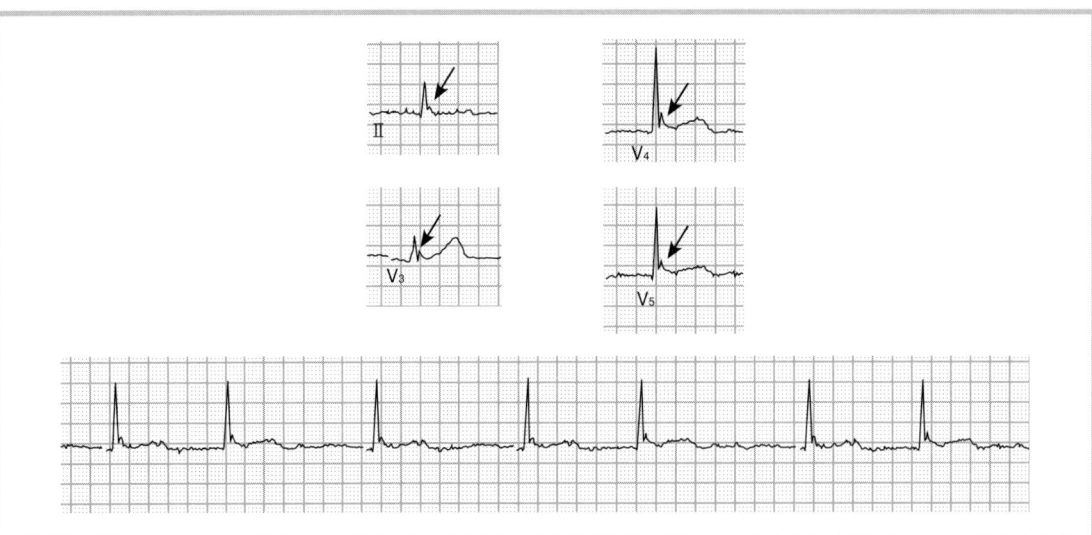

低体温の症例における最も一般的な心電図所見はJ波である。この異常所見は「Osborne波」とも呼ばれている。QRS複合終末部の上方への振れおよびJ点の上昇がこの所見(→)の特徴である。J波は前および側胸部誘導とⅡ誘導で最もよくみられるが，単一の誘導にしか存在しないことも多い。J波は通常深部体温32℃(90°F)未満で出現し，30℃(86°F)未満ではより頻度は高くなる。J波の大きさは通常体温と逆相関する，すなわち体温が上昇するにしたがいJ波は徐々に小さくなっていく。本症例において低体温を示唆する他の所見としては，モーション(振戦)アーチファクトおよび低い心室レートがあげられる

126 散発性の上室性期外収縮を伴う洞調律，心拍数96，左室肥大，右脚ブロック，急性前側壁梗塞，発症時期不明の下壁梗塞

心電図の前半部分では調律は規則正しいが，後半では期外収縮により調律は不整である。11番目および15番目のQRS波は早期に発生し，それは小さなP波が先行する(心房性期外収縮)。しかしながら，12番目のQRS波は先行するP波が明らかではなく，したがって心房性期外収縮(P波は先行するT波のなかに埋没)または房室接合部性期外収縮(PJC)であると思われる。QRS波の形態が他のQRS波と類似であるため，心室性期外収縮である可能性は低い。

急性前側壁梗塞は，V₃〜V₆誘導のST上昇の存在が診断の基準である。右脚ブロックの前胸部誘導におけるST上昇は常に異常所見と判断される。Q波は下壁誘導で認めるが関連したST部分やT波異常はなく，下壁梗塞は陳旧性であることを示唆している。2年前の心電図所見から，下壁梗塞は陳旧性であるが前側壁梗塞は急性の発症であることが明らかとなった。

127 種々のブロックを伴う心房粗動，心拍数90，二束ブロック(右脚ブロックおよび左脚前枝ブロック)

本症例は，不整な調律およびⅡ誘導上明らかな心房活動の欠損から，当初心房細動と誤診された。しかしながら，12誘導心電図を注意深く観察すると，V₁誘導で特徴的な粗動波を認める。

128 間欠的1度房室ブロックと左脚ブロックを伴う洞調律，下壁および側壁の虚血に一致したT波異常

基本調律は脈拍数73/分の洞調律であり，それは心電図の最初と最後の部分でみられる。心電図記録の中央部には，1度房室ブロックと左脚ブロックを伴う洞調律がみられる。1度房室ブロックおよび左脚ブロックはおそらく促進依存性である(心拍依存性)。脚ブロックはまた減速依存性でもある可能性がある(徐脈の存在下でも生じる)。

129 房室接合部調律を伴う洞性徐脈，心拍数51，QT延長，低体温に一致したJ波，下壁誘導における非特異的T波の平坦化

アーチファクト(患者の震えによる)によりすべての心房波が不明瞭であり，洞性徐脈(SB)と房室接合部調律の鑑別が困難である。QT間隔が延長(QT間隔0.608秒，QTc間隔0.560秒)しており，その原因の解明が急務である。その原因として低カリウム血症，低マグネシウム血症，低カルシウム血症，急性心筋虚血，頭蓋内圧亢進，Naチャネル阻害作用を有する薬剤(例：環系抗うつ薬，キニジンなど)，低体温，そして先天性QT延長症候群などがあげられる。前および側胸部誘導でJ波が認められる(「Osborne波」)。低体温にとってJ波は決して特徴的な所見とはいえないが，J波の存在は低体温に対して非常に鋭敏でかつ特異的である。本症例の直腸温は28.5℃(83.3°F)であ

粗動波：▲

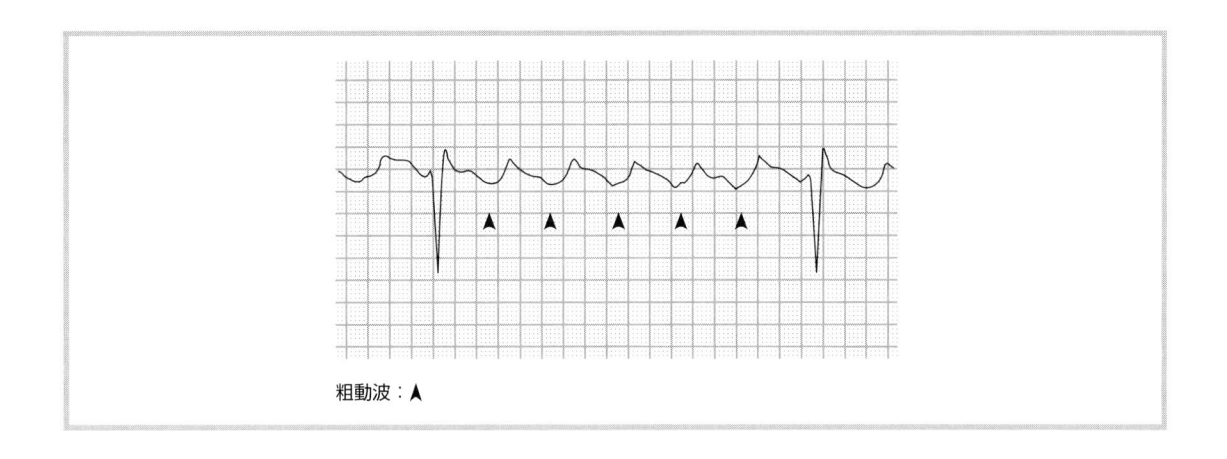

った。

130 種々の房室ブロックを伴う心房性頻拍症，心拍数 40，陳旧性下壁梗塞，ジゴキシン中毒を示唆する心拍リズム

この調律はしばしばブロックを伴う発作性心房性頻拍症と呼ばれる。ほとんどの誘導で，214/分の心房レートが明瞭に認められる。心房調律は粗動あるいは「鋸歯」状パターンであるが，この「粗動」という言葉は通常心房レートが 250/分より大きい状況で用いられる。ブロックを伴う発作性心房性頻拍症は一般的に，高度房室ブロックや比較的徐脈をもたらす房室結節の伝導障害のみならず心房における自動能亢進が原因で起こると考えられている。ジゴキシン中毒はブロックを伴う発作性心房性頻拍症の最も多い原因であり，これが本症例の訴える症状の原因でもあった。

131 洞性不整脈を伴う洞調律，心拍数 74，右側前胸部誘導の ST 部分の上昇を伴う不完全右脚ブロックは Brugada 症候群に一致する

症例 111 で述べたように，Brugada 症候群は，不完全あるいは完全右脚ブロックと V₁〜V₃ 誘導での ST 部分の上昇からなる心電図異常と関連している（V₁，V₂ 誘導でのみ明らかな場合もあるが）。Brugada 症候群の患者は，突然死もありうる。多形性心室性頻拍（より一般的）や単形性心室性頻拍をきたす素因を有する。不整脈が自然に頓挫すると，患者は失神を訴えることになる。唯一の効果的な治療は植込み型除細動器の植込みである。無治療の場合，死亡率は年間 10% であり，早期発見と電気生理学者への紹介の重要性を際立たせている。次ページの図参照。

132 2 度房室ブロック（Mobitz II 型）を伴う洞調律，心拍数 48，左脚ブロック

心電図リズムの大部分で，2：1 伝導の 2 度房室ブロックが示されている。これらの 2：1 伝導が Mobitz I 型か II 型かを鑑別するのは，とても難しい。しかしながら，本症例では心電図記録の中央部において 3：2 伝導が記録されている部分があり，この部分においても PR 間隔は一定である。この一定の PR 間隔から Mobitz II 型と判断が可能である。

133 房室伝導の解離と 3 度房室ブロックを伴う洞調律，房室接合部調律，心拍数 50，左脚ブロック

前述したように，この心電図において心房の活動の同定に最適な誘導は V₁ である。独立した心房と心室の活動（房室解離）は変化する PR 間隔の存在により確認される。P 波が心室に伝導されたことを示す所見はみられない。その結果，3 度房室ブロックと診断される。QRS 部分は幅広い。これは心室の補充調律によるものかもしれないし，あるいは変行伝導（例：脚ブロック）を伴う房室接合部性の補充調律かもしれない。この心拍数（50/分）は房室接合部調律を示唆しており，QRS 部分の形態は左脚ブロック型と一致する。以前の心電図と比較すれば，この患者が同様の QRS 波形を示す左脚ブロックを以前から認めていたかどうかが判断可能である。

134 2 度房室ブロック（Mobitz I 型，Wenckebach 型）を伴う洞性徐脈，心拍数 47

大部分の誘導でアーチファクトにより調律の解釈が困難となっているが，II 誘導で P 波はよくみえる。伝導されない P 波の前に，わずかに進行する PR 間隔の延長が起きている。この PR 間隔の変化は，非伝導の P 波に先行する PR 間隔と，非伝導の P 波の次の PR 間隔とを比較することで最もよく認識できる。

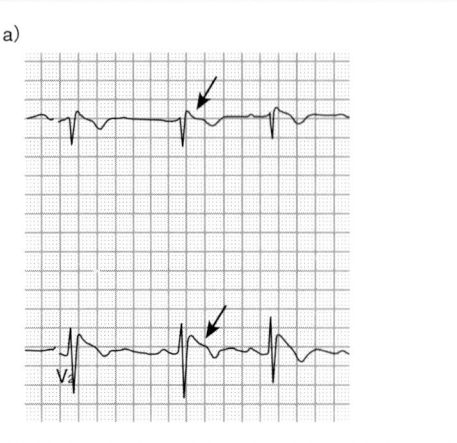

a) "coved"型のST部分の上昇（→）——症例より：凸状の形態に着目

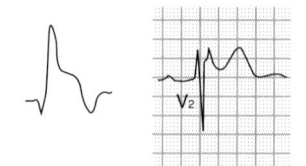

b) Brugada症候群におけるST部分の形態の2種類の比較
左 "coved"型のST部分の上昇：凸状の形態に着目
右 "saddle"型のST部分の上昇：凹状の形態に着目

この図は 131 に関連するものである。
Brugada症候群

135 種々の房室ブロックを伴う心房粗動，心拍数116，非特異的心室内伝導遅延と再分極異常を伴う左室肥大

　この調律は，当初は調律が不整であることから，心房細動と誤って診断された。しかしながら，RR間隔は数拍のグループのなかで一定であり，心房細動に典型的ではない。さらに，全誘導をよくみてみると，V_1とV_2において心房波（心拍数300/分）が認められ，心房粗動と診断できる。QRS波は，しばしば左室肥大に伴ってみられる非特異的な心室内伝導遅延により，わずかに幅広くなっている（0.112秒）。側壁誘導でのT波の陰転も同様に，しばしば左室肥大に伴ってみられ，再分極異常によるものである。

136 WPW症候群を伴う心房細動，心拍数152

　幅広の不整な調律をみたら，変行伝導（一般に脚ブロック）を伴う心房細動，WPW症候群を伴う心房細動，多形性心室性頻拍症をまっ先に考えなければならない。QRS波の形態は著明な変化を示しており，原則的に脚ブロックを伴う心房細動は除外される。WPW症候群を伴う心房細動は，QRS波の形態の著明な変化を特徴とし，心拍数は心電図の一部では250～300/分に達することもあるが，他の部分では通常は200/分以下である。対照的に，多形性心室性頻拍症例においては，心拍数は持続的に速く，しばしば300/分を超える傾向にある（症例 89 参照）。この患者の血行動態は安定していたため，プロカインアミドで治療され，洞調律に復帰した。次ページの図参照。

137 房室接合部調律，心拍数53，右脚ブロック，急性下壁梗塞

　P波の欠如とQRS幅の延長を観察したならば，房室接合部調律と心室調律をただちに考えなければならない。しかしながら，このQRS波の形態（V_1誘導でrsR'型，I，V_6誘導でわずかに幅広のS波）と心室レートが40～60/分であることから房室接合部調律が強く支持される。最後のQRS波は幅が狭く，P波が先行しており，正常に心室へと伝導される心房活動を示している。下壁誘導におけるQ波とST部分の上昇は持続性虚血を伴う急性の心筋梗塞を示している。III誘導におけるST部分の上昇の程度が，II誘導におけるST部分の上昇の程度より大きいことは，心筋梗塞の右室への進展を示唆している。

138 促進性心室固有調律，心拍数105

　この患者は症例 137 と同一症例である。心室調律の診断は，洞性P波の欠損と幅広のQRS波形，右軸偏位，V_1誘導におけるQRS形態（V_1誘導において右脚ブロック型では通常rsR'型であり，一方，左室から発生する心室調律であれば通常Rsr'型となる）によりなされる。心室補充調律の通常のレートは20～40/分である。レートが40～110/分である場合には促進性心室固有調律（AIVR）と呼ばれる。心室レートが110～120/分より大きい場合には心室性頻拍症の診断がなされる。促進性心室固有調律は急性心筋梗塞の患

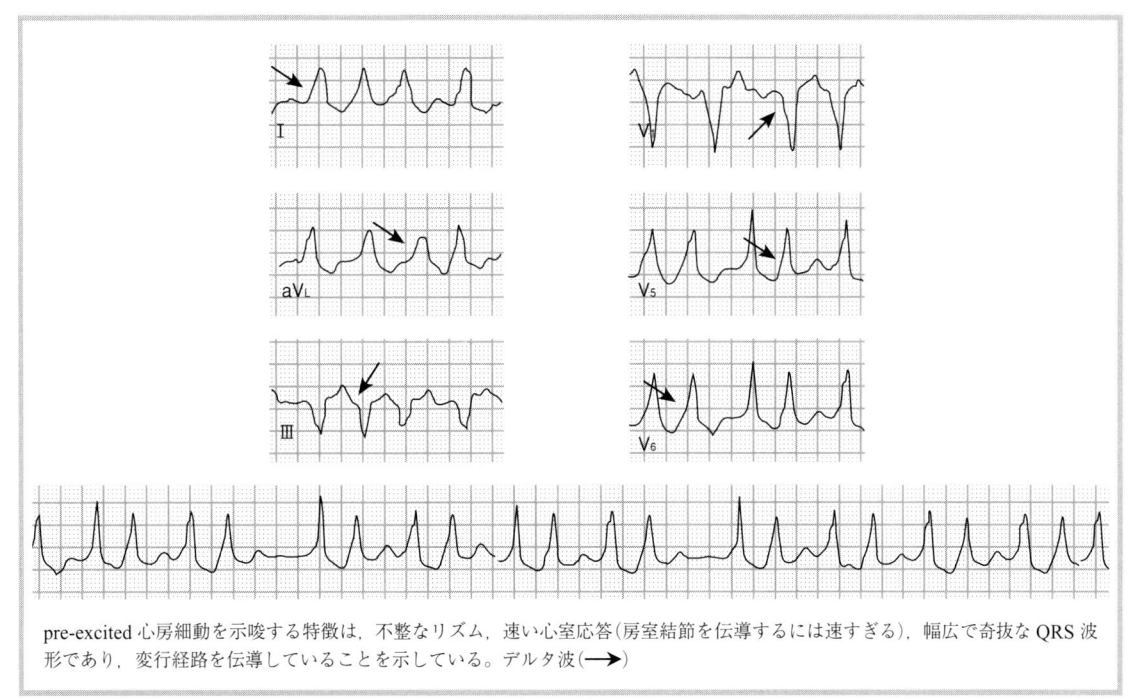

pre-excited 心房細動を示唆する特徴は，不整なリズム，速い心室応答（房室結節を伝導するには速すぎる），幅広で奇抜な QRS 波形であり，変行経路を伝導していることを示している．デルタ波（→）

この図は **136** に関連するものである
WPW 症候群を伴う心房細動

者でしばしばみられる波形であり，特に血栓溶解療法後にはよくみられ，冠動脈再灌流の指標ともされている（しばしば「再灌流不整脈」と呼ばれる）．この波形は通常，すみやかに自然停止し，これ自体は治療を要しない．心室性頻拍症の治療とは対照的に，心室調律を抑制する薬剤（例：リドカインやアミオダロン）を用いて促進性心室固有調律の治療を行うと，心静止を惹起する可能性がある．このため，促進性心室固有調律と心室性頻拍症を区別することはきわめて重要である．

139 房室解離と3度房室ブロックを伴う洞調律，房室接合部調律，心拍数 54，両心房拡大

97/分の洞結節の電気的活動がみられる．いくつかの心房成分は，QRS 部分や T 波に隠れているためみえない．PR 間隔が変化することや，心房レートと心室レートが異なり，心房と心室の活動は互いに独立していることがわかり，房室解離の診断がなされる．心房の収縮が心室に伝導されたことを示唆する所見はみられないことから，3度（完全）房室ブロックと診断される．右房拡大は下壁誘導での P 波の振幅が 2.5 mm より高いことより診断される．また左房拡大は，下壁誘導で幅広い（0.12 秒以上）のノッチのある P 波があること，V₁ 誘導において振幅が 1 mm 以上で間隔が 0.04 秒以上の P 波の下方偏位があることより診断される．

140 2：1 伝導の心房粗動，心拍数 130，低電位，広範な非特異的 T 波の平坦化

このリズムは当初，洞性頻脈（ST）と誤って診断された．しかしながら，全誘導を詳細に観察すると，V₁ 誘導における 260/分の心房性の電気活動が存在する．四肢誘導での低電位は本患者の心筋症に起因するものと考えられた．

141 洞性頻脈，心拍数 168，陳旧性下壁梗塞，前側壁梗塞

前胸部誘導で T 波の「ラクダのコブ」様の波形を観察した場合には，ただちに 2 つの可能性を考慮しなければならない．
● 低カリウム血症でみられる T-U 融合
● T 波のなかに P 波が隠れている

本症例における T 波の異常形態は隠れている P 波によるものであった．洞性頻脈は肺炎による高熱と重篤な脱水によるものであった．

142 可変長房室ブロックを伴う心房粗動，心拍数 125，二束ブロック（右脚ブロックおよび左脚前枝ブロック）

本症例は QRS 幅の延長と不規則な調律が観察される。この種の不整脈で最も問題になるのは，変行伝導を伴う心房細動，WPW 症候群を伴う心房細動，多形性心室性頻拍症の場合である。より危険度の低い可能性として，可変長ブロックを伴う心房粗動と変行伝導を伴う多源性心房性頻拍症の場合がありうる。QRS 波形の形態変化を認めないので，WPW 症候群を伴う心房細動と多形性心室性頻拍症は鑑別診断から外れる。注意深くみると，心拍の塊ごとのなかでは RR 間隔は一定であることがわかる。すると，変行伝導を伴う多源性心房性頻拍症の可能性は否定され，可変長ブロックを伴う心房粗動の可能性のみが残る。

143 洞調律，心拍数 84，QT 延長，ST-T 異常に関する広範な心筋虚血あるいは頭蓋内出血

QT 間隔延長と幅の広い T 波の陰転をみたら，ただちに頭蓋内圧（ICP）の上昇を伴う頭蓋内出血を考える必要がある。急性心筋虚血と誤診すると，抗凝固薬の不適切投与を招くおそれがある。心筋虚血も時には QT 間隔延長を伴う劇的な T 波の陰転化を惹起することがある。頭蓋内出血と心筋虚血の臨床的鑑別の鍵は，患者の精神状態にある——頭蓋内圧の上昇を伴う頭蓋内出血では，必ずや著しく異常な精神状態を呈する。本症例は脳動脈瘤からのクモ膜下出血だった。

144 洞調律，2 度房室ブロック（Mobitz Ⅰ型，Wenckeback 型）

本症例は緩徐に進行する Mobitz Ⅰ型房室ブロックであって，P 波が伝導されなかったのは本心電図上 1 拍のみであった。PP 間隔は一定で，PR 間隔はごく軽度に延長していくのが認められている。この PR 間隔の延長は伝導されない P 波の直前で明瞭になり，Mobitz Ⅰ型であることが確認できる。

145 洞調律，心房性三段脈のパターンを呈する頻発する心房性期外収縮，心拍数 82，右脚ブロック

リズムストリップでは QRS 波が 3 拍ごとの塊として記録されている。このパターンは 2 度房室ブロックとしばしば誤診される。本症例では PP 間隔は一定せず，3 番目の P 波は早期に出現し形態も若干異なる。これらの心房性期外収縮の後，短い間隔があいて次の P-QRS 波が連なる。一般にグループ化された心拍群の存在は，2 度房室ブロックもしくは心房性期外収縮（心房性二段脈，心房性三段脈など）が原因である。

146 洞性頻脈，心拍数 105，急性前壁中隔梗塞，左脚後枝ブロック

V_1〜V_4 誘導の ST 上昇は急性心筋梗塞を示している。下壁誘導で ST 低下の鏡面像がある。aV_R 誘導でも ST 上昇を認めるが，これは左前下行枝近位部もしくは左主幹部の閉塞にきわめて特異度の高い所見である。かかる aV_R 誘導の ST 上昇が 1.5mm 以上の場合には，予後は不良であり死亡率は 75％に及ぶ[3]。左脚後枝ブロック（LPFB）はまれであるが，右軸偏位とⅢ誘導の qR 波およびⅠ，aV_L 誘導の rS 波の存在で診断される。一般に右軸偏位の鑑別診断には，左脚後枝ブロック，側壁梗塞，右室肥大，急性肺疾患（例：肺塞栓症），慢性肺疾患（例：肺気腫），心室性期外収縮，高カリウム血症，Na チャネル遮断薬過剰（例：抗うつ薬）があげられる。若年もしくはやせた成人の垂直心が上記と同様な右軸偏位を呈する。

147 洞性不整脈，心拍数 75，QT 延長

本心電図における異常所見は顕著な QT 間隔延長である（QT 間隔 0.520 秒，QTc 間隔 0.581 秒）。QT 間隔延長は，低カリウム血症，低マグネシウム血症，低カルシウム血症，急性心筋虚血，頭蓋内圧亢進，Na チャネル遮断薬（例：環系抗うつ薬，キニジンなど），低体温，先天性 QT 延長症候群で認められる。本症例は抗精神病薬の過剰服用による異常だった。これらの抗精神病薬は QT 間隔の延長を惹起することが知られており，場合によっては torsade de pointes（TdP）が生じる。

148 間欠的な多形性心室性頻拍症（torsade de pointes）を伴う房室接合部調律

本心電図は症例 147 と同一症例のものである。今回は間欠的な多形性心室性頻拍症が生じている。心室性頻拍症の持続が途切れる間には P 波が先行する QRS 幅の狭い波形が認められる。Ⅱ，Ⅲ誘導での P 波は逆転していて異所性 P 波を示す。PR 間隔が 0.12 秒未満であることとあわせると，P 波は房室結節より発生した逆行性のものと思われる（逆行性 P 波を伴う房室接合部調律）。もともと QT 間隔延長が認められていたので，本心電図の多形性心室性頻拍症は torsade de pointes と診断してよいだろう。本心電図記録後まもなく，患者は持続性多形性心室性頻拍症を発症した。そこで電気的除細動の後，Mg の静注，そして抗精神病薬過剰投与に対する治療が行われた。

149 房室解離と3度房室ブロックと房室接合部調律を伴う洞性頻脈，心拍数41，非特異的T波異常

それぞれ独立した心房（洞結節レートは130）と心室活動が認められ，房室解離である。P波が心室に伝導した形跡がなく，3度（完全）房室ブロックである。広いQRS波は心室起源の調律もしくは左脚ブロックを伴った房室接合部調律を示す。心拍数41というのは心室調律か房室接合部調律のどちらかと符合する。通常，その両者の鑑別は困難である。本症例では以前の心電図が左脚ブロックの存在を示しており，本心電図と同様のQRS波形だった。

150 多源性心房性頻拍症，心拍数124，左室肥大，下壁および側壁誘導における非特異的T波の平坦化

QRS波が狭く不規則な調律の場合，心房細動，可変長房室ブロックを伴う心房粗動，多源性心房性頻拍症を考える。これら3者の鑑別は心房電気活動の精査による。心房細動であれば心房波は不明瞭である。心房粗動であれば規則的な速い心房波を認めるが，少なくとも半分は心室に伝導されない。多源性心房性頻拍症は少なくとも3つの異なる形状の不規則な心房波を呈し，通常1：1ですべての心房波が心室に伝導されQRS波を形成する。本心電図は多源性心房性頻拍症の特徴をすべて認める。

151 房室解離と3度房室ブロックを伴う洞性頻脈，心室補充調律，心拍数25，前壁の虚血に一致したT波異常，下壁誘導における非特異的T波の平坦化

本心電図は3度（完全）房室ブロックの基準を満たしている。すなわち独立した心房と心室の電気的活動（心房レート100，心室レート25），PR間隔が不規則に変化，P波は心室にまったく伝導されない。時には完全房室ブロックではないのに房室解離（独立した心房と心室の電気的活動）を認めることがある。その場合にはP波のなかに心室に伝導されるものも認める。

152 2：1伝導を伴う心房粗動，心拍数125，左脚ブロック

本心電図では幅の広い規則正しいQRS波が認められ，心室性頻拍症，変行伝導を伴う上室性頻拍症，変行伝導を伴う洞性頻脈が考えられる。まれではあるが変行伝導を伴う心房粗動も考慮される。洞性頻脈と心房粗動はともに規則正しい明瞭な心房波を呈するが，心室性頻拍症と上室性頻拍症は規則正しい明瞭な心房波を呈することはまれである。本症例ではV_1誘導に明瞭な心房波を認めるため，洞性頻脈と誤診しがちである。しかし，このV_1誘導のT波が不規則な波形——「ラクダのコブ」様の波形——であることに気づくだろうか。前述したように，このタイプのT波の不規則な波形をみたら，ただちに低カリウム血症（T-U融合を起こす）と隠れたP波を考える必要がある。本症例ではT波の不規則な波形は後者に起因し，（ラクダの2つのコブのうち）最初のコブが隠れたP波あるいは粗動波である。心電図キャリパーを当てると粗動波の規則性がはっきりする。

153 心室補充調律（心室固有調律），心拍数37，高カリウム血症によるT波の尖鋭化

本症例の血清K値は10.2 mEq/L（基準値3.5〜5.3 mEq/L）だった。高カリウム血症は尖鋭化したT波，PR間隔の延長，最終的にはP波の消失（洞結節が正常に機能していても），幅の広いQRS波，束および脚ブロック，心室停止時間の延長，頻脈性心室性不整脈といった多くの心電図異常を惹起する。高カリウム血症と心電図変化との関係は，患者ごとに大きく異なることに注意することが重要である。

154 洞性頻脈，心拍数170

QRS幅の狭い規則正しい頻脈を観察した場合には，まず洞性頻脈，上室性頻拍症，心房粗動を考える。本心電図の調律はともすると上室性頻拍症と誤診されるかもしれないが，V_3〜V_5誘導のT波の形状をみれば洞性頻脈であることがわかる。「ラクダのコブ」様の不規則な形態は，T波のなかにP波が隠れていることを示している。どの誘導をみても粗動波は見あたらない。本症例は子宮外妊娠破裂による大出血により洞性頻脈が惹起された。

155 洞調律，心拍数62，急性側壁梗塞あるいは心室瘤

Q波を伴った持続的ST上昇は虚血が進行中の心筋梗塞を示唆する。本心電図で示す急性心筋梗塞の通常と異なる形状はST低下の鏡面像がどの誘導にも認められないことである。ST低下の鏡面像がないからといって急性心筋梗塞の診断を必ずしも否定するわけではないが，ST上昇を呈する患者において，それ以外の鑑別診断（心室瘤，急性心膜炎，良性早期再分極など）の根拠にはなる。その場合，以前の心電図との対比が必要である。このような場合，側壁誘導の大きなQ波と凹型を呈するST部分の上方シフトをみれば，急性心筋梗塞以外には心室瘤が唯一の説得力のある鑑別診断となる。以前の心電図では，同様のQ波とST所

156 洞調律，心拍数81，低電位，左脚後枝ブロック，肢誘導における非特異的T波の平坦化

本心電図で注目すべきは，以前に心電図にはなく今回新たに生じた低電位である。低電位の定義は，すべての肢誘導にてQRS高が5mm未満あるいはすべての前胸部誘導で10mm未満である。低電位の鑑別診断としては，粘液水腫，心嚢液大量貯留，大量胸水，末期拡張型心筋症，重篤な慢性閉塞性肺疾患，重症肥満，浸潤性心筋疾患，拘束性心膜炎，陳旧性の広範な心筋梗塞があげられる。本症例は肺癌による左側大量胸水のために低電位が惹起された。胸腔穿刺の後にQRS高が増高した。

157 洞調律，房室解離，促進性房室接合部調律，心拍数90，下壁誘導における非特異的T波の平坦化

心房と心室が独立して電気的活動をし，PR間隔が一定しない，すなわち房室解離が存在する。洞結節レートは75/分である。心房波はT波と同じ大きさであり，同定するのが時折困難である。しかし，心電図キャリパーを使えば容易に同定できる。P波の一部はT波に隠れており，T波を先の「とがった」形に変えている。QRS幅は狭く，これが房室接合部由来であることを示している。心室レートは房室接合部固有のレート（通常40〜60/分）より速いため，この調律は「促進性」房室接合部調律と呼ばれる。QRS波がたとえば8拍目や14泊目のように早期に生成しているために不規則になっていることに注意されたい。この心室の早期興奮は洞結節から生じたP波が心室に伝達されているものである。「捕捉」された心拍と呼ばれるこのP波の存在によって，3度（完全）房室ブロックの存在は否定される。完全房室ブロックであれば，P波は一つも伝導されず（捕捉された心拍はない）QRS波が規則的になることを思い出してほしい。

158 洞調律，心拍数60，肥大型心筋症を思わせる左室高電位および側壁誘導の異常Q波

肥大型心筋症はしばしば特徴的な心電図所見を呈する。振幅の大きなQRS波，下壁あるいは側壁梗塞に類似する下壁あるいは側壁誘導での深く幅の狭いQ波，後壁梗塞あるいは右室肥大に似たV_1〜V_2での高いR波，これらの心電図異常は心室中隔肥大によると推定される。深く幅の狭いQ波はこれらの心電図異常中，最も特徴的でしばしば心筋梗塞を誤診させるものである。しかし心筋梗塞に伴うQ波は通常幅広い（0.04秒以上）。「左室高電位」とは40歳以下で振幅の大きなQRS波を呈する患者に用いる。「左室肥大」は異常な病態ではあるが，多くの思春期および若年成人（訳注：やせた患者）では正常でも振幅の大きなQRS波を呈する。

159 2：1伝導を伴う心房粗動，心拍数150，左室肥大

本心電図の調律は幅の狭い規則正しいQRS波より構成され，主な鑑別診断は洞性頻脈，上室性頻拍症，心房粗動である。心室レートが150±20/分のときは常に心房粗動を想定すべきであり，12誘導すべてにわたって粗動波の存在を精査すべきである。本症例では通常お決まりのII誘導記録では粗動波の有無がわからない。しかしながら，III，aV_F誘導をみると150/分の粗動波と2：1伝導が明瞭である。左室肥大（高電位）は，V_5あるいはV_6誘導のR波が26mm以上であれば診断される。

160 房室解離と3度房室ブロックを伴う洞性頻脈，不完全右脚ブロックを伴う房室接合部調律，心拍数40，前壁の虚血に一致したST部分の低下

本心電図は房室解離（心房レート110/分と心室レート40/分のそれぞれ独立した心房と心室の電気活動）と一定しないPR間隔が認められる。P波はまったく心室に伝導していないので，3度房室ブロックである。QRS幅が0.12秒より短いことから心室補充調律は考えにくく，むしろ房室接合部調律を考えるべきである。QRS波は右脚ブロックの形状を呈するものの，QRS幅が0.12秒より短いので不完全右脚ブロックである。

161 頻発する心房性期外収縮を伴う洞調律，心拍数89，低電位

この調律は，当初2度房室ブロックと誤診されていた。というのは，調律中に間欠的一時的停止があるからである。2度房室ブロックと診断するためには，PP間隔が一定でなければならない。しかしながら，この症例の場合では4, 6, 13番目のQRS波に対しP波が先行し，それは周期の早期に起こっており，各々の心房性期外収縮に続いて一時的停止がある。前胸部誘導すべてでその電位が10mm未満であることから低電位と診断され，これは肥満によるものであった。

162 洞性頻脈の可能性，心拍数121，左脚ブロック

幅の広いQRS波の規則正しい調律の鑑別診断とし

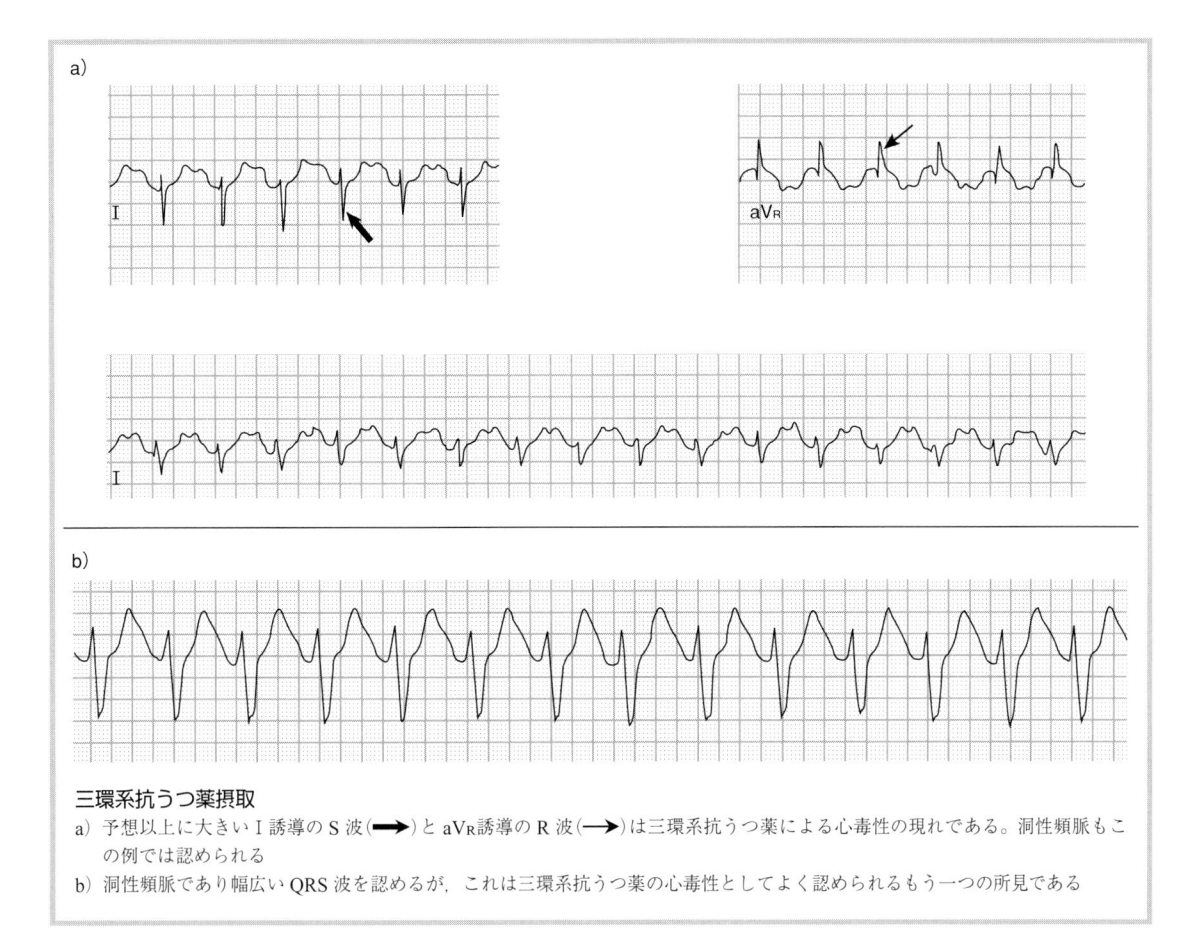

三環系抗うつ薬摂取
a) 予想以上に大きいⅠ誘導のS波（→）とaV_R誘導のR波（→）は三環系抗うつ薬による心毒性の現れである。洞性頻脈もこの例では認められる
b) 洞性頻脈であり幅広いQRS波を認めるが，これは三環系抗うつ薬の心毒性としてよく認められるもう一つの所見である

て，心室性頻拍症，変行伝導を伴う洞性頻脈，変行伝導を伴う上室性頻拍症，そして変行伝導を伴う心房性頻拍症が列挙される。12誘導心電図を検討すればV₁誘導にP波が存在することがわかり，QRSに1対1に対応している。したがって心房性頻拍症と診断される。これが洞調律であることを確かめるには，Ⅰ誘導と下壁誘導で上向きのP波を認めなければならない。

163 洞性頻脈，心拍数159，三環系抗うつ薬過量服薬を示唆する右軸偏位，QT延長

三環系抗うつ薬過量服薬が特徴的な心電図変化を惹起することは，すべての救急医が知っているべきである。頻脈，右軸偏位，aV_R誘導での高いR波，QT間隔あるいはQTc延長，QRS幅の増大である。この心電図は，QRS幅の増大以外のすべての所見を認める。重炭酸ナトリウム静注の治療により，すべての心電図異常が改善した。そして，この患者はアミトリプチリンの薬物中毒にて入院した。

164 洞調律，心拍数134，発症時期不明の下壁梗塞，下壁および前壁の虚血に一致したT波異常

T波の陰転化を伴う下壁誘導のQ波から最近発症した心筋梗塞か，新規虚血を伴う陳旧性心筋梗塞が疑われる。以前の心電図を比較すると，Q波は以前から存在し，T波の陰転化は新規であることが明らかになった。前述したように，下壁と前壁誘導に同時にみられるT波の陰転化は，肺塞栓症をまず考慮すべきである。この症例では，T波異常を考慮することなく急性心筋虚血として加療された。患者は緊急冠動脈造影検査が施行されたが急性冠閉塞は認められなかった。最終的に肺塞栓症が示唆され，肺CT検査を施行され，巨大肺塞栓と診断された。

165 洞調律，心拍数67，左室高電位，QT延長およびT波異常が示唆する電解質異常

QT間隔は0.548秒，QTc間隔は0.579秒である。T波は，いくつかの誘導で「ラクダのコブ」様を呈する。明らかなQT間隔の延長とT波の異常はT-U融合によるものであり，典型的な低カリウム血症の所見である。この患者の血清K値は3.0mEq/L（基準値

a)

b)

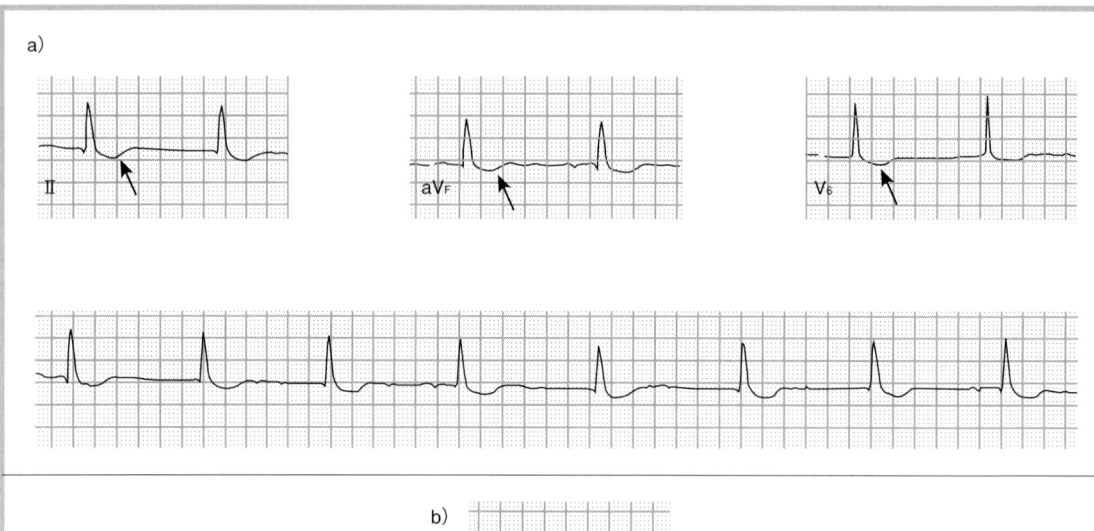

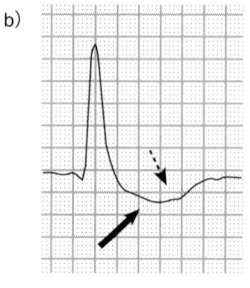

ジゴキシン効果と中毒

a) 広い範囲の ST 低下(→)はジゴキシン効果の現れと考えられ,「心臓の適切なジゴキシン治療」の印であり,中毒を示すものではない.ジゴキシン中毒唯一の根拠は,(12 誘導心電図にみられる)房室解離を伴う徐脈性不整脈(接合部調律)である

b) ST 低下はジゴキシン効果と考えられ,非中毒性の心電図所見である.この ST 低下の形態はジゴキシン効果の特徴的なものである.この例では,ST 部分が下降型低下(--→)を示し,徐々に低下し,その後比較的急速に基線に復している(→)

3.5〜5.3mEq/L)であった.

166 房室解離と 3 度房室ブロックを伴う心房細動,房室接合部補充調律,心拍数 49,ジゴキシン効果,ジゴキシン中毒の可能性

　心電図は多くの特徴を示し,ジゴキシン中毒の特有所見である.基本となる心房調律は心房細動で,いくつかの誘導で細かい低電位の細動波を認める.これは,慢性心房細動の既往に合致する.心房細動は通常不定期に不規則な心室応答を呈するが,これは心室の興奮が無作為に心室に伝導するからである.しかしながら,この症例は心室応答が規則的であり,これは細動波の心室への伝導が完全にブロックされている場合のみに観察される所見であり(3 度房室ブロック,ジゴキシン中毒による),それに代わって房室接合部あるいは心室が新規ペースメーカーとなっている.調律は幅の狭い QRS 波である(QRS 波の幅は測定困難の場合があり,これは R 波から T 波につながる不明瞭な下行脚による.この症例の QRS 幅の測定に最適な誘導は,V4 あるいは V5 である).幅の狭い QRS 波と心拍数(49/分)から房室接合部調律が示唆される.R 波から T 波につながる不明瞭な下行脚を「ホッケースティック」様という(これを「サルバドール・ダリの口ひげ」様と称する人もいる).この所見はジゴキシン投与に関係し,ジゴキシン効果といわれる.一般的に心房細動に遅く規則正しい心室応答を伴うときは,常にジゴキシン中毒を考慮すべきである.この患者の血中ジゴキシン濃度は 5.1ng/mL(基準値 0.5〜2.2ng/mL)であった.

167 洞性頻脈,心拍数 123,低電位,電気的交互脈,大量の心嚢液貯留の診断所見

　心電図は頻脈,低電位,電気的交互脈といった大量の心嚢液貯留と診断される所見を有している.低電位は,大量の心嚢液貯留,粘液水腫,大量胸水,末期心筋症,慢性閉塞性肺疾患,重度肥満,浸潤性心筋疾患,収縮性心膜炎,陳旧性広範囲梗塞と関連する.新規に診断された低電位で特に頻脈を呈する症例は,大量の

心囊液貯留をまず考えるべきである．電気的交互脈，QRS 電位の変動は，心囊液貯留に特異的なものではない．しかしながら，低電位に伴う場合は，心囊液貯留にかなり特異的である．電気的交互脈は，心囊液が充満した心囊内で心臓が振り子様に動いているためであると考えられる．この患者は大量の心囊液貯留により心タンポナーデになった．

168 洞調律に頻発する早期接合部性期外収縮を伴う接合部性三段脈，心拍数 79，QT 延長

リズムストリップは，「グループ化した心拍」を示している．QRS は 3 つの群で短い一時的停止により分けられている．グループ化した心拍では，常にまず 2 度房室ブロックと期外収縮を考慮する．2 度房室ブロックは規則正しい PP 間隔が特徴であり，期外収縮では基本周期よりも早期に生じる．この心電図では，陰性 P 波が早期に生じた QRS 波に先行している．これらの P-QRS 複合の PR 間隔は 0.12 秒未満であることから，これらの期外収縮は心房（心房性期外収縮）よりもむしろ房室接合部（接合部性期外収縮）が起源と考えられる．QT 間隔延長は軽度の低マグネシウム血症によるものであった．QT 間隔延長と接合部性期外収縮は Mg を補充することで改善した．

169 房室解離を伴う洞調律，房室接合部調律，捕捉収縮を含む，心拍数 42，下壁の虚血を示唆する T 波異常

基本となる心房調律は洞性不整脈を伴う洞調律であり，心房レートは 68/分である．PP 間隔はほぼ一定で，PR 間隔は不定で非伝導性の P 波もあり，これらは房室解離があることを示唆する．1, 3, 4, 6, 7 番目の QRS 波は房室接合部調律で，QRS 幅は狭く，心拍数は 40/分である．しかしながら，基本となる調律は 2 つの幅の狭い QRS 波が入り込んでいる（2, 5 番目の心拍）．これらは早期に起こり，各々 P 波が先行している．これらの QRS 波は先行 P 波による心室興奮あるいは「捕捉収縮」のようである．なぜならば，これらの心房刺激が伝導しているからであり，3 度（完全）房室ブロックではない．すなわち，これは 3 度房室ブロックではない房室解離の例である．これらの伝導した心拍は洞結節をリセットし，次の P 波を早期に生じる結果となっている．房室解離があり，補充調律が早期の幅の狭い QRS 波により中断された場合は，常にこれらが捕捉収縮である可能性を考慮すべきである（ゆえに 3 度房室ブロックではない）．

170 促進性心室固有調律，心拍数 90

正常の洞性 P 波がこの調律には認められない．実際，逆行性 P 波がいくつかの誘導で認められる．洞性 P 波がなく右軸偏位の幅の広い QRS 波による調律から，心室調律と診断される．40/分と 110〜150/分で心室調律は，「促進性」心室調律または「促進性心室固有調律」と命名される．促進性心室固有調律は急性心筋梗塞で血栓溶解薬治療を受けた患者にしばしば生じる調律である．この調律は再灌流の指標とも考えられている．促進性心室固有調律は通常数分以内に自然停止する．抗不整脈薬による治療は心静止を惹起する可能性がある．

171 徐脈性心室応答を伴う心房細動あるいは房室接合部性徐脈，心拍数 20，高カリウム血症による T 波の尖鋭化

多くの誘導で T 波の増高を認める．T 波増高は，急性心筋虚血，高カリウム血症，急性心膜炎，左室肥大，良性早期再分極，脚ブロック，早期興奮症候群で認められる．高カリウム血症の T 波は，この症例にみられるように通常は幅が狭く，それ以外の上記疾患では幅が広いことが多い．高カリウム血症は徐脈性不整脈（洞性徐脈，房室接合部および心室調律）を伴うことがある．本症例にみられるような長い一時的停止も起こる．高カリウム血症は通常心房細動を起こさないが，このような不規則な調律の場合は心房細動を考慮する．この患者は，重度の脱水と敗血症による新規発症の腎不全に陥った．血清 K 値は 7.4 mEq/L（基準値 3.5〜5.3 mEq/L）であった．Ca，重炭酸ナトリウム，インスリンの静脈内投与によりすみやかに洞調律に復した．顕著な徐脈と P 波を認めない患者では，常に高カリウム血症を考慮する．

172 洞性頻脈，心拍数 124，急性下壁梗塞，右室梗塞

下壁誘導の Q 波と ST 部分の上昇は，急性下壁梗塞を示唆する．心筋梗塞の右室への波及は，V₁ 誘導の ST 上昇と V₂ 誘導の ST 低下を同時に認めることより診断される．右室梗塞は右側胸部誘導と心エコーで確認された．ST 低下の鏡面像が側壁誘導で認められる．

173 2：1 伝導の心房粗動，心拍数 130

古典的な「鋸歯」状のパターンは認めないが，心房粗動は下壁誘導で 260/分の心房波があることで診断される．興味深いことに心電図自動診断は，この調律を急性下壁梗塞と誤診した．その理由は，下壁誘導で ST 上昇にみえたからである．この ST 上昇に観察さ

174 洞調律，心拍数 66，急性下壁虚血あるいは梗塞早期を示唆する aVL の T 波異常

aVL 誘導は，おそらく急性下壁虚血や梗塞の鏡面像が観察される最も多い誘導である．鏡面像は T 波の陰転化や ST 低下である．これらの変化は，実際下壁誘導の虚血性所見に先行する[5]．aVL 誘導の T 波陰転や ST 低下は，したがって無視すべきではない．この場合，患者を観察し，心電図を繰り返し記録し，下壁誘導の ST 部分や T 波の異常を監視すべきである．

175 洞性徐脈，心拍数 55，右室に波及していると思われる急性下壁梗塞

この心電図は症例 174 の約 2 時間後のものである．急性心筋梗塞は ST の上昇により明らかになった．ST 低下の鏡面像や T 波の陰転化を I，aVL 誘導で認めるのは，急性下壁梗塞の典型例である．症例 174 の心電図と比較して，aVL 誘導により明らかな異常が認められる．心筋梗塞の右室への進展は III 誘導の ST 上昇が II 誘導より著明である場合に示唆される．

176 洞性頻脈，心拍数 114，大量の心嚢液貯留の可能性を伴う急性心膜炎

心電図は当初，急性下壁梗塞と誤診されていたが，他の診断を考慮すべきいくつかの根拠があった．
- 下壁誘導の ST 上昇と PR 部分の軽度低下で，これは急性心膜炎においてかなり特異的な所見である
- aVR 誘導にみられる軽度な PR 上昇も急性心膜炎を考慮すべき所見である（特異的ではないが）
- 低電位傾向（正式な診断基準には合致しないが）
- 電気的交互脈が V1 を含むいくつかの誘導で認められる
- 急性心筋梗塞によく認められる ST 低下の鏡面像の欠如

抗凝固薬の静注が心筋虚血に対して行われたが，心タンポナーデを起こした．ただちに抗凝固薬に対する中和を要し，緊急心嚢穿刺を施行し改善した．

177 心室性二段脈を呈する頻発する心室性期外収縮を伴う著明な洞性徐脈，心拍数 56

急性虚血あるいは出血性脳卒中では心電図異常を伴うことがあり，心室性期外収縮，頻脈あるいは徐脈性不整脈，房室ブロック，ST 上昇あるいは低下，QT 延長，深い陰性 T 波と多彩である．これらの異常に関して，単一ではなく種々の機序が考えられる．頭蓋内圧上昇をきたす中枢神経系イベントは，特にこれらの異常を惹起しうる．

178 非持続性心室性頻拍症を間欠的に伴う洞調律，心拍数 150，心室性頻拍症

I，II，III 誘導で 1 番目の QRS 波の幅は狭く，上向きの P 波が先行しているので，基本は洞調律である．続く調律は心室性頻拍症であり（P 波を T 波のなかに認める部分もあり，房室解離が示唆される），8 連発の心室性頻拍の後に，2 拍は洞調律に復し，その後心室性頻拍が再発している．心室性頻拍症は，3 連発以上かつ心拍数 110〜120/分を超えるものと定義されている．調律の持続が 30 秒以下の場合，一般的に非持続性心室性頻拍症であり，30 秒を超える場合，持続性心室性頻拍症である．

179 頻発する早期接合部性期外収縮を伴い接合部性三段脈を呈する洞性頻脈，心拍数 110，R 波増高不良

三段脈を繰り返している．群発している場合は，常に 2 度房室ブロックと期外収縮をまず考慮すべきである．各三段脈の 3 番目の QRS 波は，早期でしかも形態の異なる P 波が先行している．このことより，2 度房室ブロックは除外され，期外収縮が妥当である．期外収縮は PR 間隔が 0.12 秒未満であることより，異所性心房性よりも房室接合部から生じている可能性が高い．この患者の検査所見は，軽度低カリウム血症と低マグネシウム血症であった．K と Mg の補充とともに期外収縮は消失した．

180 多源性心房性頻拍症，心拍数 115，右脚ブロック

幅の広い QRS 波からなる不規則な頻脈の場合にまず考慮すべき不整脈として，変行伝導を伴う心房細動（例：脚ブロック），さまざまなブロックや変行伝導を伴う心房粗動，変行伝導を伴う多源性心房性頻拍症，WPW 症候群を伴う心房細動，多形性心室性頻拍症を含む不規則な頻脈がある．P 波がリズムストリップに認められ，それらは不規則で，QRS 波が続き，非伝導性心拍の所見は認められず，多彩な形態を呈している．これらの所見が多源性心房性頻拍症の典型的なものである．右脚ブロックがあるため，幅の広い QRS 波となっている．

181 心房細動の可能性，心拍数 90，非特異的心室内伝導遅延

調律は不規則であり，QRS 幅は著明に広く，奇妙な形をしている。奇妙な波形からなるきわめてレートの速い幅の広い QRS 波の頻脈は，WPW 症候群を伴う心房細動を示唆する。しかし，調律がよりゆっくりな場合は，高カリウム血症が強く示唆される。高カリウム血症は心室性の頻拍性および徐脈性不整脈を含む，種々の心電図異常を惹起しうる。著しく幅の広い，異常な形をした QRS 波は高度の高カリウム血症に特徴的であり，サインカーブ波形の出現あるいは心停止の前段階が示唆される。この患者は，おそらく糖尿病と最近の非ステロイド系抗炎症薬の遷延性の使用により新規の腎不全を発症していた。この患者の血清 K 値は 8.3mEq/L（基準値 3.5〜5.3mEq/L）であった。右軸偏位はしばしば高度の高カリウム血症に伴い，治療により正常化する。

182 洞調律，心拍数 70，Brugada 症候群を示唆する右側前胸部誘導の ST 部分の上昇を伴う不完全右脚ブロック

症例 111 131 で考察したように，Brugada 症候群の特徴は右側前胸部誘導の ST 上昇を伴う不完全，あるいは完全右脚ブロックパターンである。同症候群では心室性頻拍症，特に多形性心室性頻拍症を発症する素因がある。心電図に基づいて Brugada 症候群と推定診断された患者は，確定診断のために電気生理学的検査についてコンサルトされるべきであり，もし陽性所見ならば，植込み型除細動器が留置される。この患者は，救急外来を退室した直後に倒れ，心電図診断がなされた。医師が呼ばれたが，脈拍は触れず，多形性心室性頻拍症であった。蘇生処置が行われたが，不成功であった。

183 洞性徐脈，心拍数 46，左室肥大，低体温を示唆する J 波

この患者は敗血症で，急性副腎不全，低血糖，低体温を伴った。直腸温は 30.9℃（87.6°F）であった。側壁前胸部誘導で J 波（「Osborne 波」）が認められ，ST 上昇の様相を呈する。洞性徐脈は軽症ないし中等症の低体温によくみられる。

184 洞性徐脈，二段脈のパターンを呈する頻発する心室性期外収縮，心拍数 90，下壁および前壁の虚血に一致した T 波異常

洞頻度は 45/分。心室性二段脈が存在する。正常の QRS 波に続く T 波をよく観察すると，下壁および前壁誘導で T 波の陰転が認められる。これらの T 波異常は，ニトログリセリン療法後に消失した。後日施行された負荷検査により心筋虚血が証明された。

185 房室解離と房室接合部調律を伴う洞調律，心拍数 35，時折心室捕捉あり，二束ブロック（右脚ブロックおよび左脚前枝ブロック），左室肥大，下壁の虚血に一致した T 波異常

洞頻度は 97/分だが，心室頻度は 35/分。PR 間隔はさまざまであり，房室解離に一致する所見である。QRS 波は，早期に現れ，形の異なる最後の QRS 波を除いて規則的に現れ，正常 PR 間隔を伴う P 波が先行する。これは，最後の QRS 波が心室捕捉であることを示す。心室捕捉の存在は，3 度（完全）房室ブロックが存在しないことを示す。

186 異所性心房調律，心拍数 69，左室高電位，肥大型心筋症を示唆する側壁誘導の異常 Q 波

Ⅲ 誘導の陰性 P 波は，洞結節以外の起源を示唆する。PR 間隔は 0.12 秒より長く，P 波が房室接合部よりもむしろ異所性心房起源であることを示唆する。高電位の QRS 波は，側胸部誘導の深い幅の狭い Q 波と同様に，肥大型心筋症に特徴的な所見である。本症例における異常 Q 波は I，aV_L 誘導で最も顕著である。肥大型心筋症の Q 波は，通常 0.04 秒以上の幅を有する心筋梗塞の Q 波より幅が狭い傾向がある。この患者は，過去 2 度にわたる労作時の失神の際に検査を受けた。いずれの受診の際も心電図が記録され，同様の所見が得られた。しかし，心電図異常は今回の受診まで認識されてなかった。

187 2 度房室ブロックと 2：1 伝導を伴う洞調律，心拍数 46，急性下壁梗塞

レート 92/分の規則的な P 波が下壁誘導で容易に認められる。P 波：QRS 波の比率は 2：1 であり，PR 間隔は一定であり，2 度房室ブロックに一致する所見である。2 度房室ブロックが 2：1 伝導を伴って現れた場合は，Mobitz Ⅰ型かⅡ型かの診断は困難である。幅の狭い QRS 波は Mobitz Ⅰ型を支持する所見ではあるが，ST 上昇を伴う Q 波が下壁誘導でみられる。ST 低下の鏡面像が I，aV_L，V_2〜V_4 誘導で認められる。

188 洞性徐脈，心房性二段脈のパターンを呈する頻発する非伝導性心房性期外収縮，心拍数45，二束ブロック（右脚ブロックおよび左脚前枝ブロック）

前症例（187）と同様に，各QRS波に対して2つのP波があるため，調律は当初2：1伝導を伴う2度房室ブロックと誤診された。しかし前症例と違って，P波は規則的に現れていない。したがって，基本的に2度房室ブロックは除外される。各心周期の最初のP波は洞性のP波である。これに続いてQRS波が現れ，その後に非伝導性P波が現れる（非伝導性心房性期外収縮）。心房性期外収縮は洞性のP波と形が若干異なるのに気づくであろう。心周期の極早期（心室が「リセット」される前）に現れた心房性期外収縮は心室脱分極を惹起しない。代わりに，次の洞性心拍の前にポーズが生じる。これは2度房室ブロックの誤診につながりやすい。

189 洞調律，心拍数75，前壁中隔の虚血に一致したT波異常

心筋虚血はT波異常のありふれた原因だが，持続性の若年性T波パターン，左室肥大，急性心筋炎，WPW症候群，脳血管障害，脚ブロック，心膜炎の晩期，急性肺塞栓症といった他の疾患でもT波異常がみられる。右側前胸部誘導のT波陰転は肺塞栓症に特によくみられ，この所見の感度は50％にものぼる。本症例では，医師は急性心筋虚血の治療を開始した。しかし，ニトログリセリンやヘパリンの投与によってもT波の陰転や胸痛は消失しなかった。その時点で，造影剤の静脈内投与を用いた肺の造影CTが施行され，3つの肺塞栓子が見つけられた。心電図で特に右側前胸部誘導でT波異常が新たに出現したときは，急性肺塞栓症を常に考慮すべきである。

190 種々の房室ブロックを伴う心房性頻拍症，心拍数72，発症時期不明の側壁梗塞，非特異的心室内伝導遅延，ジゴキシン中毒を示唆する調律

心房レートはV_1誘導で最もよく観察され，200/分である。種々の房室ブロック（「ブロックを伴う発作性心房性頻拍症」）を伴う心房性頻拍症は，ジゴキシン中毒に非常に特異的である。本症例における血中ジゴキシン濃度は4.7ng/mL（基準値0.5～2.2ng/mL）であった。

191 洞調律，心拍数82，右房負荷，下壁誘導における非特異的T波の平坦化，胸部誘導のT波バランスの異常

正常心電図ではV_1誘導のT波は，陰性，平坦，またはわずかに上向きである。V_2誘導のT波は通常上向きであり，正常心電図では他の胸部誘導においてより大きくなる。しかし本症例では，V_1誘導のT波は上向きであるだけでなく，側壁誘導のT波より大きい。Mariottはこのような異常所見を「T波バランスの異常」と呼んだ[5]。Mariottら[6,7]はV_1誘導のT波が上向きで大きいとき（具体的には，V_1誘導のT波がV_6誘導のT波より大きいとき）には，基礎心疾患の存在が示唆されることを提唱した。この患者では左前下行枝の90％狭窄の病変が証明された。

192 洞調律，心拍数64，右房負荷，下壁誘導における非特異的T波の平坦化，急性前壁の虚血に一致した前壁誘導におけるT波異常

この心電図は症例191と同一症例で，12時間後に症状が再発したときに記録された。心電図は前胸部中央の誘導でWellens徴候（二相性T波）を示す。T波異常は，しばしば胸痛がなくても起こる。この患者は緊急冠動脈造影が施行され，左前下行枝近位部の90％狭窄病変が証明された。T波異常は血管形成術後，消失した。

193 洞調律，心拍数74，発症時期不明の下壁梗塞，急性前壁梗塞か心室瘤か低電位

前壁誘導での持続性のST上昇を伴うQ波の存在は，進行性の心筋虚血を伴う心筋梗塞による可能性が高い。しかし，他の誘導におけるST低下の鏡面像が存在しないので，もう一つの診断として心室瘤を考慮すべきである。Q波やST上昇が新規発症か陳旧性かを確定するために，以前の心電図を入手する努力をして比較すべきである。本症例では，以前の心電図が見つかり，同様の異常が認められた。緊急心エコー検査が行われ，大きな左室瘤の存在が明らかとなった。低電位は陳旧性の広汎な心筋梗塞によるものである。

194 房室接合部調律，接合部性三段脈のパターンを呈する散発性の接合部性期外収縮，心拍数40，高カリウム血症を示唆するT波の尖鋭化

心電図を注意深く判読すると，調律が規則的に不規則であることが明らかである。QRS幅の狭い3拍ずつのグループで出現している。各グループの最初の2つのQRS波はレートが46/分であり，先行P波は伴わないため，接合部性調律であることが示される。各

グループの3番目のQRS波は早期に生じており，先行するP波は欠如し，期外収縮であることが示唆される．各グループの心拍は著しく遷延したポーズによって隔てられている．遷延性のポーズ，P波の欠如，T波の尖鋭化はすべて高カリウム血症を示唆する．この患者の血清カリウム値は7.9mEq/L（基準値3.5～5.3mEq/L）であった．

195 洞性頻脈，心拍数105，低電位

低電位の定義は，QRS振幅がすべての四肢誘導における5mm（0.5mV）未満またはすべての胸部誘導における10mm（1.0mV）未満である．低電位の鑑別診断には，粘液水腫，大量の心膜液貯留，大量の胸水貯留，末期心筋症，重症の慢性閉塞性肺疾患，高度の肥満，浸潤性心筋疾患，拘束性心膜炎，陳旧性の大きな心筋梗塞があげられる．低電位と頻脈の合併例では，大量の心膜液貯留の有無を早急に検討すべきである．本症例は緊急心エコー検査を受け，大量の心膜液貯留と心タンポナーデが証明され，心膜液の培養により細菌が検出された．心膜切開術と抗生物質の静脈内投与による治療にも反応せず，この患者は敗血症により死亡した．

196 洞調律，心拍数85，左脚ブロック，急性心筋虚血あるいは心筋梗塞に一致したST異常

V_3誘導のST低下は急性心筋梗塞に関するSgarbossa基準[8]（症例 95 参照）を満たす．側壁前胸部誘導における著明なST低下は左脚ブロックでは珍しく，急性心筋虚血を示唆する．この患者では急性心筋梗塞は除外されたが，負荷試験により急性心筋虚血が証明された．

197 房室接合部調律，心拍数50，左室肥大，広範な非特異的T波の平坦化

洞結節や他の心房活動の証拠はみられないので，心房調律は除外される．QRS幅は狭いので，心室調律よりもむしろ房室接合部調律が示唆される．また，心拍数50/分は房室接合部調律に特徴的である．この患者がβ遮断薬を処方されたときには，すでにCa拮抗薬を規則的に服用していた．この患者のめまいは，2番目の薬（β遮断薬）の服用を開始した翌日に生じた．

198 種々の房室ブロックを伴う心房粗動，心拍数80，V_1とV_2誘導の誤装着

不規則な調律のため，当初は心房細動と誤診された．調律記録では明白な規則的な心房活動は記録されない．しかし，Ⅲ誘導では古典的な粗動波が認められる．胸部誘導のT波バランスの異常（すなわち，V_1誘導で他の胸部誘導に比べて異常に大きなT波が認められる）とR波増高異常（V_1～V_3誘導のR波が徐々に増高するパターンの欠如）に注目されたい．これらの異常は，いずれもV_1とV_2の電極の付け間違いで説明される．粗動波は正しいV_1誘導において認められる．

199 洞調律，心房性二段脈のパターンを呈する頻発する心房性期外収縮，時折みられる心室性期外収縮，心拍数88

（2拍ずつの）心拍のグループが存在する．前述したように，心拍のグループ化が出現する場合，常に2度房室ブロックまたは期外収縮をまず考えるべきである．2度房室ブロックでは心房活動は規則的である（PP間隔が一定）．しかし，本症例では，P波（V_1誘導で最もよく認められる）は不規則である．各グループの2番目の心拍は心房性期外収縮である．

200 洞性頻脈，心拍数108，QT延長，広範な心筋虚血あるいは頭蓋内出血に一致したST-T異常

QT間隔延長と深くて幅の広い陰性T波の合併例では，頭蓋内圧の上昇を伴う大きな頭蓋内出血をまず考える．急性心筋虚血でも時に大きな幅の広い陰性T波を生じるが，これらの患者の精神状態は正常のはずである．頭蓋内圧の上昇と関連したT波異常の正確な原因は明らかではない．頭蓋内圧の上昇を伴う頭蓋内出血では迷走神経の緊張が亢進し再分極の異常が生じるという説もあるし，他方，大量のカテコールアミンが放出され，高度の冠動脈収縮と心筋虚血が惹起されるという説もある．急性脳血管イベントではまた頻脈性不整脈，徐脈性不整脈，房室ブロック，ST変化（上昇または低下）など多彩な不整脈が惹起される．この患者は，脳転移による頭蓋内大出血であった．

【参考文献】

1. Brugada P, Brugada J. Right bundle branch block, persistent ST-segment elevation and sudden cardiac death: A distinct clinical and electrocardiographic syndrome. *J Am Coll Cardiol* 1992; **20**: 1391-6.
2. Brugada P, Brugada R, Brugada J. The Brugada syndrome. *Curr Cardiol Rep* 2000; **2**: 507-14.
3. Yamaji H, Iwasaki K, Kusachi S *et al*. Prediction of acute left main coronary artery obstruction by 12-lead electrocardiography. *J Am Coll Cardiol* 2001; **38**: 1348-54.

4. Zema, MJ. Electrocardiographic tall R waves in the right precordial leads. *J Electrocardiol* 1990; **23**: 147-56.
5. Marriott HJ. *Emergency Electrocardiography*. Naples, FL: Trinity Press, 1997, pp. 28-36.
6. Barthwal SP, Agarwal R, Sarkari NB *et al*. Diagnostic significance of T I < T III and TV1 > TV6 signs in ischaemic heart disease. *J Assoc Phys India* 1993;**41**: 26-7.
7. Manno BV, Hakki AH, Iskandrian AS, Hare T. Significance of the upright T wave in precordial lead V1 in adults with coronary artery disease. *J Am Coll Cardiol* 1983; **1**: 1213-15.
8. Sgarbossa EB, Pinski SL, Barbagelata A *et al*. Electrocardiographic diagnosis of evolving acute myocardial infarction in the presence of left bundle-branch block. GUSTO-1 (Global Utilization of Streptokinase and Tissue Plasminogen Activator for Occluded Coronary Arteries) Investigators. *N Engl J Med* 1996; **334**: 481-7.

付録 A 鑑別診断

- **広範な ST 上昇**
広範な急性心筋梗塞，急性心膜炎，良性早期再分極，心室瘤，冠攣縮

- **左軸偏位**
左脚前枝ブロック，左脚ブロック，下壁梗塞，左室肥大，心室性期外収縮，心室ペーシング，WPW 症候群

- **低電位**
粘液水腫，大量心嚢液貯留，大量胸水貯留，末期の心筋症，重症の慢性閉塞性肺疾患，極端な肥満，浸潤性心筋疾患（アミロイドーシスなど），収縮性心膜炎，広範な陳旧性心筋梗塞

- **QRS 幅の延長**
低体温，高カリウム血症，WPW 症候群，心室内伝導障害（例：脚ブロック），心室ペーシング，薬物

- **QT 間隔（QTc 間隔）の延長**
低カリウム血症，低マグネシウム血症，低カルシウム血症，急性心筋虚血，頭蓋内圧上昇，Na チャネル遮断薬（三環系抗うつ薬，キニジンなど），低体温，先天的 QT 延長症候群
  - 低カリウム血症は鑑別診断に入れたが，実際の QT 間隔は正常である。平坦化した T 波と U 波の融合により QT 間隔が見かけ上延長しているようにみえるのである

- **R 波増高不良**
陳旧性前壁梗塞，左室肥大，前胸部中央の電極を高位に誤装着，正常亜型

- **V1 誘導における顕著に高い R 波**
WPW 症候群，後壁梗塞，右脚ブロック（完全および不完全），心室性期外収縮，右室肥大（広範な肺塞栓症による右室ストレイン），肥大型心筋症，進行性筋ジストロフィー，右胸心，電極の誤装着
  - V1 誘導における R：S ＞ 1 と定義した R 波増高は非常にまれではあるが，正常亜型も存在する

- **顕著に高い T 波**
急性心筋虚血，高カリウム血症，急性心膜炎，左室肥大，良性早期細分極，脚ブロック，WPW 症候群

- **右軸偏位**
左脚後枝ブロック，側壁梗塞，右室肥大，急性（肺塞栓症）・慢性（肺気腫）肺疾患，心室性期外収縮，高カリウム血症，過量の Na チャネル遮断薬（三環系抗うつ薬）
  - 若年成人や垂直心のやせ形の成人も ECG にて右軸偏位が認められることがある

- **V1 誘導における ST 部分の上昇**
左室肥大，左脚ブロック，急性前壁梗塞，Brugada 症候群，肺塞栓症

- **頻脈性不整脈**
  - 狭い QRS 幅で規則的な場合：洞性頻脈，上室性頻拍症，心房粗動
  - 狭い QRS 幅で不規則な場合：心房細動，さまざまな房室伝導を伴う心房粗動，多源性心房性頻拍症
  - 広い QRS 幅で規則的な場合：心室性頻拍症，変行伝導を伴う洞性頻脈，変行伝導を伴う上室性頻拍症
  - 広い QRS 幅で不規則な場合：変行伝導（脚ブロックも含む）を伴う心房細動，変行伝導とさまざまな房室伝導を伴う心房粗動，変行伝導を伴う多源性心房性頻拍症，WPW 症候群を伴う心房細動，多形性心室性頻拍症

付録 B 略語

AIVR	accelerated idioventricular rhythm	促進性心室固有調律
AMI	acute myocardial infarction	急性心筋梗塞
BER	benign early repolarization	良性早期再分極
HCM	hypertrophic cardiomyopathy	肥大型心筋症
LAD	left anterior descending artery	左前下行枝
LAE	left atrial enlargement	左房拡大/左房負荷
LAFB	left anterior fascicular block	左脚前枝ブロック
LBBB	left bundle branch block	左脚ブロック
LPFB	left posterior fascicular block	左脚後枝ブロック
LVH	left ventricular hypertrophy	左室肥大
MAT	multifocal atrial tachycardia	多源性心房性頻拍症
MI	myocardial infarction	心筋梗塞
PAC	premature atrial contraction	心房性期外収縮
PAT	paroxysmal atrial tachycardia	発作性心房性頻拍症
PMI	posterior myocardial infarction	後壁（心筋）梗塞
PRWP	poor R-wave progression	R波増高不良
PS	pacemaker "spike"	ペーシングスパイク
PVC	premature ventricular contraction	心室性期外収縮
RBBB	right bundle branch block	右脚ブロック
RVH	right ventricular hypertrophy	右室肥大
SB	sinus bradycardia	洞性徐脈
SR	sinus rhythm	洞調律
ST	sinus tachycardia	洞性頻脈
SVT	supraventricular tachycardia	上室性頻拍症
VT	ventricular tachycardia	心室性頻拍症
WPW	Wolff-Parkinson-White syndrome	WPW症候群

索 引

和文索引

● あ ●

アーチファクト　132
アルコール依存症　13, 31, 90, 105
アルコール性心筋症　95
異常 Q 波　131, 138, 143
異所性心房調律　52, 72, 143
植込み型除細動器（ICD）　129, 133
右脚ブロック（RBBB）　53, 54, 56, 65, 130, 132, 134, 136, 142
右軸偏位　55, 69
右室梗塞　57, 59, 72, 126, 129, 141
右室ストレイン　69
右室肥大（RVH）　56
右側前胸部誘導　58, 59, 72, 129
うっ血性心不全　14, 26, 80, 90
右房拡大　70

● か ●

過食症　108
下側壁梗塞　67
下壁梗塞　65, 132, 139, 144
可変長房室ブロック　136
急性右室梗塞　58, 72
急性下後壁梗塞　58, 70
急性下側壁梗塞　57, 58, 72
急性下壁梗塞　59, 60～62, 70, 72, 126, 129, 134, 142, 143
急性後壁梗塞　61, 129
急性心筋梗塞（AMI）　4, 18, 52, 67, 94, 110, 127, 145
急性心膜炎　55, 65, 69, 142
急性前側壁梗塞　69, 70, 72, 131, 132
急性前壁梗塞　53, 67, 68
急性前壁中隔梗塞　136
急性側壁梗塞　63, 137
急性中隔梗塞　129
鏡面像（ミラーイメージ）　52
クモ膜下出血　136
減速依存性　132
高位側壁梗塞　53
抗うつ薬　128
高カリウム血症　64, 67, 69, 73, 137, 141, 144
抗コリン薬　128
抗精神病薬　99
後天性免疫不全症候群（AIDS）　123
後壁梗塞（PMI）　59, 61, 62, 65
誤装着　145

● さ ●

左脚後枝ブロック（LPFB）　53, 136, 138
左脚前枝ブロック（LAFB）　53, 63, 70
左脚ブロック（LBBB）　53, 54, 62, 72, 132, 133, 137, 138
左室高電位（HLVV）　131, 138, 139, 143
左室肥大（LVH）　53～57, 59, 61, 65, 66, 68, 72, 126, 129～132, 134, 137, 138, 143, 145
左室瘤（LVA）　131
左房拡大（LAE）　65, 67, 70, 72, 130
三環系抗うつ薬　139
三段脈　59, 128, 130
ジギタリス（ジゴキシン）効果（中毒）　56, 128, 133, 140, 144
持続性多形性心室性頻拍症　136
失語症　17
失神　14, 22, 37, 76, 85, 91, 96, 101, 105, 116
若年型 T 波パターン　57, 72
上室性期外収縮　59, 132
上室性頻拍症（SVT）　54, 56, 57, 65, 68, 69, 71, 137
心筋梗塞　88, 103, 122
心筋症　104
心室性期外収縮　58, 65, 129, 131, 142, 143, 145
心室性三段脈　129
心室性二段脈　58, 142
心室性頻拍症（VT）　54, 61, 65, 69, 129, 142
心室内伝導遅延　64, 128, 131
心室補充調律　137
心室瘤　137, 144
心タンポナーデ　128
心嚢液貯留　140, 142
心拍依存性　132
腎不全　35, 51, 122

心房細動　55, 60, 63, 65, 85, 108, 130, 134, 135, 140, 141, 143
心房性期外収縮（PAC）　56, 61, 128, 130, 136, 138, 144, 145
心房性三段脈　130, 136
心房性二段脈　130, 144, 145
心房性頻拍症　128, 133, 144
心房粗動　55, 60, 63, 64, 66, 67, 69, 70, 130, 132, 134〜138, 141, 145
頭蓋内圧（ICP）　136
頭蓋内出血　145
接合部性期外収縮　141, 144
接合部性三段脈　141, 142, 144
前側壁梗塞　59, 65, 135
先天的QT延長症候群　56
前壁中隔梗塞　56
早期興奮症候群　52
促進依存性　132
促進性心室固有調律（AIVR）　53, 134, 141
促進性房室接合部調律　56, 69, 138
側壁梗塞　144
粗動波　55

● た ●
多形性心室性頻拍症（PVT）　60, 71, 130, 134, 136
多源性心房性頻拍症（MAT）　56, 60, 63, 131, 137, 142
脱力　97, 100, 102, 120
陳旧性下壁梗塞　63, 65, 70, 129, 133, 135
陳旧性高位側壁梗塞　56
陳旧性前壁中隔梗塞　63
陳旧性中隔梗塞　59, 66
低カリウム血症　65, 131, 139
低体温　56, 132, 143
低電位　68, 71, 126, 128, 135, 138, 140, 144, 145
適切な不一致　53
デルタ波　54, 126, 135
転移性乳癌　109, 125
転移性肺癌　77
電気的交互脈（EA）　60, 140
統合失調症　99
洞性徐脈（SB）　55, 62, 64, 66, 70, 130, 131, 133, 142, 143
洞性頻脈（ST）　54〜56, 68〜72, 128, 129, 135〜142, 145
洞性不整脈　52, 57, 67, 129, 133, 136

洞調律（SR）　52
糖尿病　24, 116

● な ●
二束ブロック　60, 130, 132, 136, 143
二段脈　143
「鋸歯」状のパターン　55, 64

● は ●
肺炎　23
肺癌　103
肺気腫　6, 87, 100
肺塞栓症　55, 68, 70, 128, 139
非持続性心室性頻拍症　142
肥大型心筋症（HCM）　131, 143
非伝導性心房性期外収縮　130, 144
非特異的心室内伝導遅延　64, 67, 128, 131, 134, 143, 144
肥満　10, 45, 76
不完全右脚ブロック　68, 70〜72, 127, 128, 129, 133, 138, 143
プロカインアミド　134
ペーシングスパイク（PS）　55, 56
変行伝導　133
房室解離　54, 61, 135, 137, 138, 140, 141, 143
房室順次電気的ペースメーカー　56
房室接合部性期外収縮（PJC）　132
房室接合部調律　53, 56, 59, 132〜138, 141, 143〜145
房室接合部補充調律　140
捕捉収縮　141
発作性心房性頻拍症（PAT）　128

● ま ●
慢性うっ血性心不全　120
慢性気管支炎　115
慢性腎臓病　102
慢性腎不全　23
ミラーイメージ（鏡面像）　52

● や ●
薬剤誘発性徐脈　64

● ら ●
良性早期再分極（BER）　52, 57, 72

欧文索引

数字
1度房室ブロック　52, 53, 57, 58, 63, 64, 67, 69～72, 130, 132
2度房室ブロック　54, 62, 68, 128, 129, 131, 133, 136, 143
3度房室ブロック　133, 135, 137, 138, 140

キリシャ文字
β遮断薬　5, 19

アルファベット
AIDS　123
AIVR　53
AMI　52
appropriate discordance　53
BER　52
Brugada症候群　129, 133, 134, 143
caputure beat　61
DDDペースメーカー　63
digoxin effect　56
EA　60
fusion beat　61
HCM　131
HLVV　131
hyperacute T波　67
ICD　129
ICP　136
J波　132, 143
LAE　65
LAFB　53
LBBB　53
LPFB　53
LVA　131
LVH　53
MAT　56
MobitzⅠ型　54, 68, 129, 131, 133, 136
MobitzⅡ型　62, 68, 133

Naチャネル阻害薬　136
Osborne波　56, 143
PAC　56, 128
PAT　128
PJC　132
PMI　61
PRWP　63
PR間隔　52
PS　56
PVT　60, 130
P波　52
QRS波の陰性な一致　61
QRS波の陽性な一致　61
QT延長　56, 63, 65, 72, 127, 131, 132, 136, 139, 141, 145
RBBB　53
RVH　56
R波増高不良（PRWP）　63, 68, 71, 128, 131, 142
S$_Ⅰ$Q$_Ⅲ$T$_Ⅲ$パターン　55, 68, 70
SB　66
SR　52
ST　54
ST-T異常　145
ST部分　54, 127
SVT　54
T-U融合　127
torsade de pointes（TdP）　71, 136
T波　54
T波異常　55, 56, 59, 63, 65, 66, 68, 70～72, 128, 131, 132, 137, 139, 141～144
U波　65
VT　54
Wellens徴候　59, 72, 127, 144
Wellensの二相性T波　60
Wenckebach型　54, 129, 131, 133, 136
WPW症候群　54, 66, 69, 126, 134

● 監訳者 ●
岩瀬三紀（いわせ・みつのり）

1983年名古屋大学医学部卒業。名古屋大学医学部 助教授を経て，2004年トヨタ記念病院に赴任。ERトヨタを創設し，救急の現場で毎日研修医やナースを愉しみながら指導した。現在，トヨタ記念病院 病院長，名古屋大学医学部 臨床教授／横浜市立大学 客員教授。主な監訳書に『オピーの心臓生理学 細胞から循環まで』（横田充弘との共監訳），『判読 ER心電図 実際の症例で鍛える Ⅱ応用編』（佐藤直樹，長谷部直幸との共監訳），『カラー ER心電図の超速診断 救急現場で初心者から役立つ』（以上，西村書店）などがある。

判読 ER心電図
実際の症例で鍛える Ⅰ基本編

2010年12月24日 初版第1刷発行
2022年 1月24日 初版第5刷発行

著 者　A. マトゥー，W. ブラディ
監訳者　岩瀬三紀
発行人　西村正徳
発行所　西村書店
東京出版編集部　〒102-0071 東京都千代田区富士見2-4-6
　　　　　　　　Tel.03-3239-7671 Fax.03-3239-7622
　　　　　　　　www.nishimurashoten.co.jp
印　刷　亜細亜印刷株式会社
製　本　株式会社難波製本

本書の内容を無断で複写・複製・転載すると，著作権および出版権の侵害となることがありますので，ご注意下さい。

ISBN978-4-89013-404-5